Männer und Frauen der Medizin

O. Helfer · R. Winau

Männer und Frauen der Medizin

Illustrierte Kurzbiographien zur Geschichte der Medizin

6., neubearbeitete Auflage

W DE G

Walter de Gruyter · Berlin · New York 1986

Dr. med. O. Helfer
Ltd. Med.-Dir. i. R.
Rhumeweg 19
1000 Berlin 37

Prof. Dr. Dr. R. Winau
Institut für Geschichte der Medizin
der FU Berlin
Augustastr. 37
1000 Berlin 45

Die 1.–5. Auflage erschien unter dem Titel ‚Männer der Medizin'.

Bildnachweis: Institut für Geschichte der Medizin der FU Berlin, S. 200 MPG-Archiv

CIP-Kurztitelaufnahme der Deutschen Bibliothek

Helfer, Otto:
Männer und Frauen der Medizin : ill. Kurzbiographien zur Geschichte d. Medizin / O. Helfer ; R. Winau. – 6., neubearb. Aufl. – Berlin ; New York : de Gruyter, 1986.
Bis 5. Aufl. u. d. T.: Helfer, Otto: Männer der Medizin
ISBN 3-11-010543-8
NE: Winau, Rolf:

Satz und Druck: Arthur Collignon GmbH, Berlin.
Bindung: Dieter Mikolai, Berlin.
Umschlagentwurf: Rudolf Hübler, Berlin.

Vorwort zur 6. Auflage

Vor mehr als 30 Jahren haben Otto Helfer und Berta Kaboth die 1. Auflage der „Männer der Medizin“ vorgelegt. Seit dieser Zeit hat sich das Büchlein allgemeiner Beliebtheit erfreut und weite Verbreitung gefunden.
Am damals gewählten Grundkonzept ist auch in der 6. Auflage festgehalten worden. Die Kurzbiographien sollen allen in der Ausbildung befindlichen Angehörigen der Heilhilfsberufe, Studenten der Medizin, aber auch Ärzten und sonstigen an der Geschichte der Medizin Interessierten die Möglichkeit bieten, erste Informationen über bedeutende Vertreter der medizinischen Wissenschaft und der ärztlichen Praxis zu erhalten. Die chronologische Anordnung bietet dabei auch einen groben Überblick über die Entwicklung der Medizin. Wer sich eingehender informieren will, sei auf das Literaturverzeichnis am Ende des Buches verwiesen.
Wenn auch der Umfang des Büchleins erweitert werden konnte, so mußte dennoch eine Auswahl getroffen werden, die zwangsläufig immer subjektiv sein muß. So wird mancher Leser eine bestimmte Person vermissen, während ihm eine andere als zu Unrecht aufgenommen erscheint. Für Kritik und Anregungen ist der Autor dankbar.
Die Änderung im Layout des Buches machte eine Neuanordnung des Textes und der Bilder möglich, die, so hoffen Autor und Verlag, zu einer größeren Übersichtlichkeit führt.
Es ist zu hoffen, daß das Buch auch in veränderter Gestalt seine Aufgabe erfüllen wird.

Berlin, im April 1986 *Rolf Winau*

Vorwort zur 1. Auflage

Das vorliegende Buch soll während der Ausbildungszeit allen Schwesternschülerinnen, dem Pflegepersonal und auch den Studenten der Medizin einen kurzgefaßten Überblick über die bedeutendsten Ärzte, Chemiker, Physiker und Naturheilkundler vermitteln, die sich um die Entwicklung der Medizin besonders verdient gemacht haben und die jedem, der sich mit dem Studium der Heilkunde befaßt, zu irgendeinem Zeitpunkt mal begegnen. Eine derartige Auswahl, die sich auf die wichtigsten Persönlichkeiten beschränken mußte, wird kaum völlig objektiv sein können, sie wird immer unter bestimmten subjektiven Gesichtspunkten getroffen werden. So soll das Büchlein keinen Anspruch auf Vollständigkeit erheben, wie auch die einzelnen Persönlichkeiten nur in großen Zügen erwähnt werden konnten, um die beabsichtigte Kurzfassung dieser biographischen Zusammenstellung zu gewährleisten. Zum evtl. eingehenderen Studium wird auf die Literaturangaben verwiesen.
Möge der Leser dieses Buches bewußt werden, was die Männer der Medizin – einer auf den Forschungen des anderen fußend – für gewaltige Leistungen im Kampf gegen die Krankheit und für die Gesundheit der Menschen vollbracht haben und immer noch vollbringen.

Berlin, Sommer 1955 *O. Helfer – B. Kaboth*

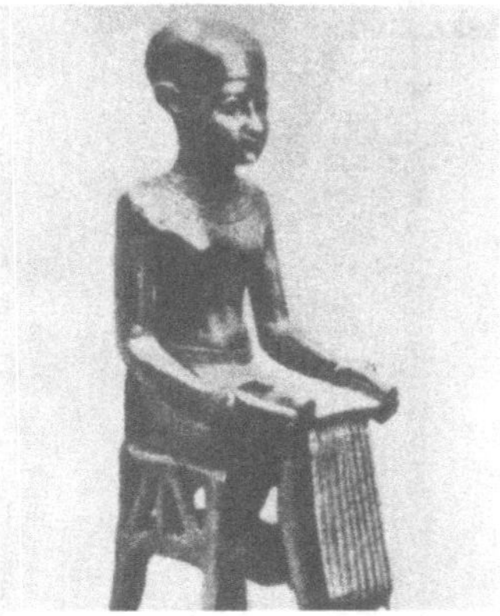

Imhotep
ca. 2600 v. Chr.

Mit dem Wesir des Pharao Djoser, Imhotep, begegnet uns der erste namentlich bekannte Arzt der Geschichte. Imhotep, der Sohn eines Baumeisters, war mehr als nur Arzt, er war Vorlesepriester des Pharao, Leiter des heiligen Rituals, Astronom. Als Imhotep starb, wurde er in der Nähe des Pharao in der Totenstadt von Memphis, Sakkara, begraben. Sein Ruhm aber lebte weiter. Auch nach dem Tode wurde er von hilfsbedürftigen Kranken aufgesucht, die zu seinem Grab pilgerten, um dort Heilung zu erfahren. Sein Ruhm wuchs, Tempel wurden ihm errichtet, ihm wurden göttliche Ehren zuteil, er wurde zum Heilgott der Ägypter. Als im Hellenismus der griechische Gott Asklepios zum obersten Heilgott wird, da verschmelzen beide zu einem: Imhotep wird zu Imouthes, sein Tempel zum Asklepieion. Davor aber hatte sich eine eigenständige ägyptische Medizin entwickelt, deren Gott Imhotep war. Sie ist gekennzeichnet durch eine rational-empirische Komponente, die sich vor allem in der medikamentösen Behandlung zeigt, durch einen beachtlichen Stand der Chirurgie, aber auch durch deutlich magisch-animistische Anteile, die Krankheit und Heilung bösen Geistern und Dämonen zuschreiben. Medizinausbildung und ständische Gliederung waren straff organisiert und haben in dieser Form zwei Jahrtausende überdauert.

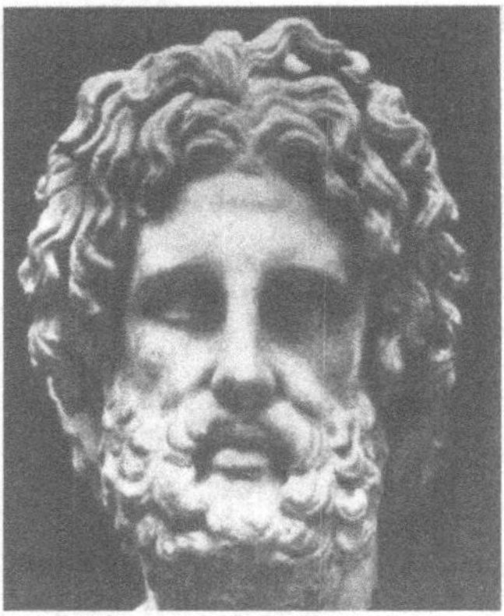

Asklepios

Asklepios, der Sohn des Apollon und einer sterblichen Mutter, war die wichtigste Heilgottheit des alten Griechenland. Der Asklepioskult, der seinen Ausgang vom Tempel in Epidauros nahm, verbreitete sich im gesamten Mittelmeerraum. Zentren des Kultes waren neben Epidauros Athen, Pergamon und Kos. Asklepios wird dargestellt als jüngerer oder älterer bärtiger Mann, der sich auf einen Schlangenstab stützt. Die Schlange, aber auch die weiteren Begleiter – Hund und der zwergwüchsige Telesphoros – deuten darauf hin, daß Asklepios zunächst eine Erdgottheit war. In den Asklepieien wurde eine Medizin betrieben, die die Krankheit als vom Gott geschickt und wieder wegnehmbar ansah. Deshalb gehörten zum Heilritus die Waschung, das Opfer und der Heilschlaf im Tempel (Inkubation). Im Schlaf erschien der Gott dem Kranken und heilte ihn oder gab Ratschläge zur Heilung. Die Tempelmedizin entwickelte sich gleichzeitig mit der wissenschaftlichen Medizin in Griechenland. Die einzige Verbindung zwischen beiden besteht darin, daß auch die Ärzte sich als Asklepiaden bezeichneten.

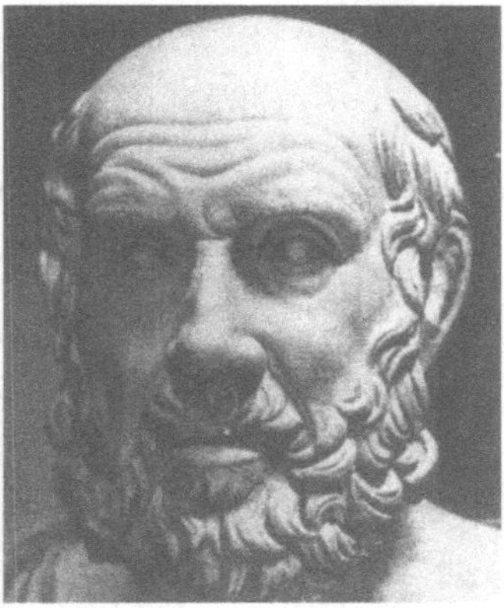

Hippokrates
ca. 460 – ca. 370 v. Chr.

Der Name des Hippokrates steht für die Medizin des klassischen Griechenland, wie sie sich im 5. vorchristlichen Jahrhundert herausbildete. Er gehörte einer Ärztefamilie an, die auf der Insel Kos beheimatet war; dort ist er um das Jahr 460 v. Chr. geboren. Seine ärztliche Kunst übte er als wandernder Arzt aus. Um 370 v. Chr. ist er in Larissa/Thessalien gestorben. Unter seinem Namen entstand eine Schriftensammlung, das Corpus Hippocraticum, in dem die Auffassungen der griechischen Medizin niedergelegt sind. Sie sind gekennzeichnet durch die natürliche Begründung der Medizin auf der Basis der von den Vorsokratikern vertretenen Elementenlehre, die jeden magischen oder göttlichen Ursprung der Krankheit ablehnt. Krankheit wird verstanden als Ausdruck einer Abweichung vom Gleichgewicht der Körpersäfte. Diese Abweichung kann der Arzt in den Krankheitserscheinungen erkennen, ihren Ausgang prognostizieren und die Therapie bestimmen. Deshalb ist die Beobachtung des Kranken eine der wichtigsten ärztlichen Tätigkeiten. Behandelt wird nicht die Krankheit, sondern stets der ganze Mensch, dessen natürliche Heilungskräfte durch Diät, die die gesamte Regelung des Lebens umfaßt, durch Medikamente und durch die Chirurgie gestärkt werden. Schon für die Ärzte der Antike wurde Hippokrates zum idealen Arzt, der wissenschaftliches Denken mit ärztlicher Erfahrung und hohem ärztlich-menschlichem Ethos verband.

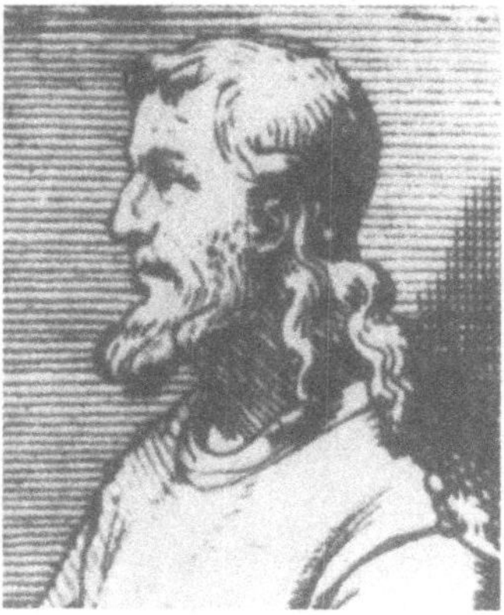

Galen
129 – 199

Galenika: aus Wirk-, Grund- und Hilfsstoffen hergestellte Arzneizubereitungen

Im zweiten nachchristlichen Jahrhundert wurde die griechische Medizin in Rom von Galen zusammengefaßt, systematisiert und erhielt in Form der Viersäftelehre ihre klassische Gestalt, die die Medizin für mehr als eineinhalb Jahrtausende bestimmen sollte. Danach sind für den menschlichen Körper vier Säfte konstituierend: Blut, Schleim, Galle und schwarze Galle. Sind diese Säfte in einer für jeden Menschen jeweils typischen Mischung im Gleichgewicht, herrscht Eukrasie, dann ist der Mensch gesund, sind sie im Ungleichgewicht, herrscht Dyskrasie, dann ist der Mensch krank. Aufgabe des Arztes ist es, die natürliche Heilkraft zur Überwindung der Krankheit anzuregen durch Diätetik, durch Pharmakotherapie und durch die Chirurgie. Galen ist 129 in Pergamon geboren, war dort Gladiatorenarzt und kam 163 nach Rom, wo er bald zu einem der gesuchtesten Ärzte wurde und zum kaiserlichen Leibarzt avancierte. In Rom entwickelte er auch eine ausgedehnte literarische Tätigkeit, deren Ergebnisse in einer modernen Ausgabe 20 Bände ausmachen. Galen ist im Jahre 199 in Rom gestorben.

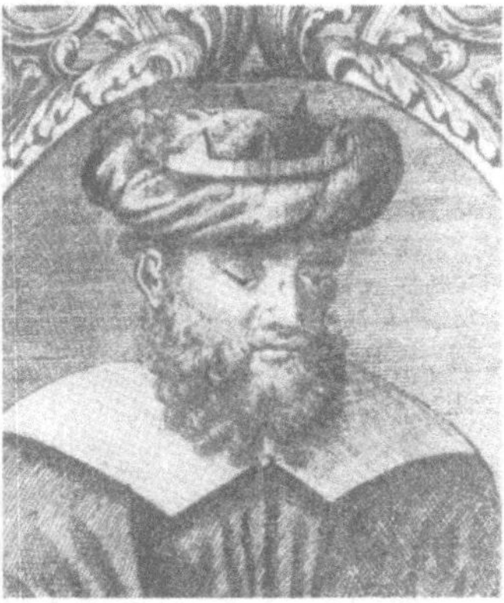

Avicenna
980 – 1037

Avicenna (Ibn Sina), geboren im Jahre 980 in Buchara, war der bedeutendste Arzt der mittelalterlichen arabischen Medizin, die das Erbe der griechischen Medizin angetreten hatte und durch deren Vermittlung diese erst dem mittelalterlichen Abendland bekannt wurde. Avicenna war nicht nur Arzt, sondern auch Philosoph, Naturwissenschaftler und Astronom. Sein medizinisches Hauptwerk, das an europäischen Universitäten bald gleichrangig neben den Schriften des Hippokrates und des Galen stehen sollte, ist der „Canon medicinae". In ihm wird in fünf Büchern die gesamte Medizin abgehandelt: Anatomie, Physiologie, Pathologie, Innere Medizin, Chirurgie, Geburtshilfe und Arzneimittellehre. Mit Avicenna wurde der Höhepunkt der arabischen Medizin erreicht. Sie ist durch ihn nicht nur systematisiert, sondern auch kanonisiert worden. Avicennas Leben ist durch eine unstete Wanderlust gekennzeichnet, die ihn nirgends zur Ruhe kommen ließ. Mit nur 58 Jahren ist er gestorben.

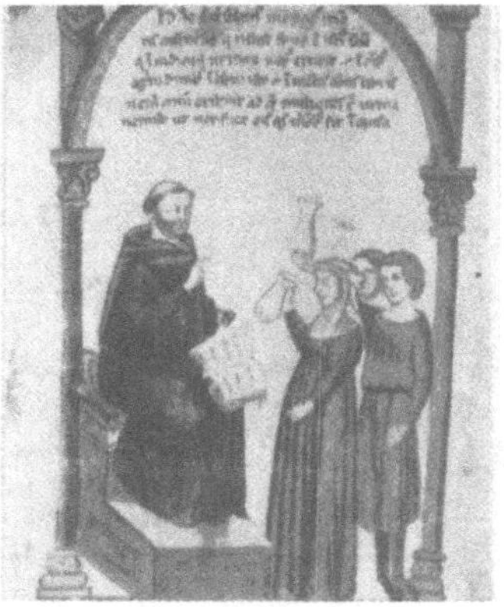

Constantin von Afrika
ca. 1020–1087

In Karthago als Sohn arabischer Eltern um das Jahr 1020 geboren, wandte sich Konstantin erst spät der Medizin zu, nachdem er zuvor als Händler gearbeitet hatte. Um 1065 stieß er zur schon seit einigen Jahrhunderten bestehenden Medizinischen Schule von Salerno und wurde zum frühesten bedeutenden Vermittler griechisch-arabischer Medizin in den süd- und mitteleuropäischen Raum. Wenig später trat er zum christlichen Glauben über und fand im Benediktinerkloster Monte Cassino eine Heimat. Dort ist er auch, vermutlich um das Jahr 1087, gestorben. Bis heute ist es unmöglich festzustellen, welche der zahlreichen ihm zugeschriebenen Schriften wirklich von ihm verfaßt und welche von ihm übersetzt wurden. Neben den Werken bedeutender arabischer Ärzte fanden so Schriften des Hippokrates und Galen Eingang in die abendländische Medizin des Mittelalters, um deren wissenschaftlichen Anspruch es bis dahin recht kümmerlich bestellt war. Constantins Pantechne, das Buch, in dem in 20 Abschnitten Theorie und Praxis der Medizin beschrieben werden, sollte zum wichtigsten und einflußreichsten Buch in Salerno werden. Mit Constantin fand die abendländische Medizin wieder Zugang zu ihren antiken Quellen.

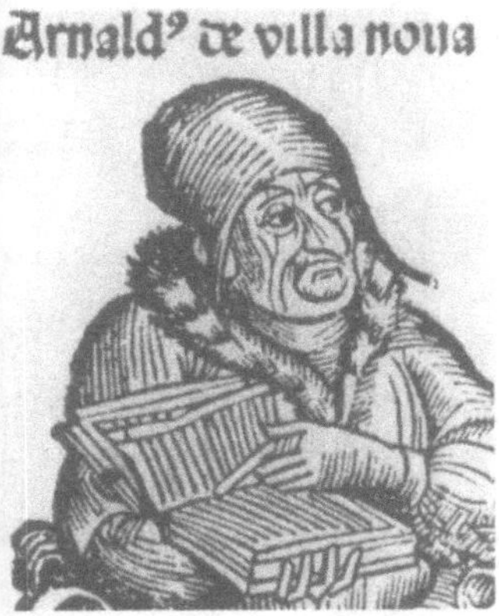

Arnald von Villanova
ca. 1235–1311

Arnald von Villanova gehört zu den bedeutendsten Ärzten des hohen Mittelalters. In Katalonien geboren, wurde er in einem Dominikanerkloster erzogen und studierte Medizin in Montpellier und Paris. Als Leibarzt Pedros III. von Aragonien begann seine große ärztliche Karriere, in deren Verlauf er Professor in Montpellier und Leibarzt dreier Päpste werden sollte. Arnald, der sich nicht nur zu medizinischen, sondern auch zu religiösen Fragen äußerte, geriet mehrere Male mit dem Inquisitionsgericht in Konflikt, das auch zwei Jahre nach seinem Tod, 1313, einen Teil seiner Bücher verbot. Die bedeutendsten medizinischen Werke sind das Breviarium practicae und die Parabeln der Heilkunst. Arnald fußt in seinem umfangreichen medizinischen Werk ganz auf antiken und arabischen Autoritäten, wagte jedoch durchaus im Einzelfall Kritik und führte die Alchemie in Form einer frühen Iatrochemie in die Medizin ein. Versuche einer Klassifikation der Krankheiten und die Betonung auch der psychischen Faktoren in der Krankheitsentstehung weisen über einen dogmatischen Galenismus hinaus.

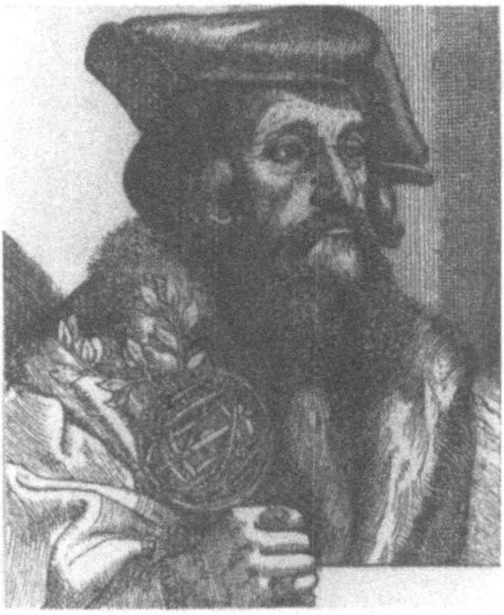

Girolamo Fracastoro
1478–1553

Fracastorosis: historische Bezeichnung für die Syphilis

Girolamo Fracastoro wurde im Jahre 1478 in Verona geboren, studierte in Padua Literatur, Mathematik, Astronomie, Philosophie und Medizin, wo er 1502 als Lehrer für Logik tätig wurde. Von 1509 an lebte er in Verona, wo er als Arzt eine ausgedehnte Praxis ausübte und mit Ehrenämtern überhäuft wurde. Fracastoro war zu seiner Zeit nicht nur als Arzt, sondern auch als Physiker und Dichter bekannt. Er starb am 6. August 1553 auf seinem Landsitz in Incaffi. Heute ist Fracastoro durch zwei Werke bekannt: sein Gedicht „Syphilis sive morbus Gallicus" und seine wissenschaftliche Abhandlung über die ansteckenden Krankheiten. In seinem Gedicht von 1521 in lateinischen Hexametern schildert er den mythologischen Ursprung der damals in Europa neuen Krankheit, die vom Helden der Erzählung Syphilus später ihren Namen erhielt. Der amerikanische Ursprung der Syphilis wird ebenso dargestellt wie die frühen Therapieversuche mit dem Gujakholz und dem Quecksilber. In seinem Buch „De Contagionibus" stellte Fracastoro zum ersten Mal eine Theorie der Infektionswege bei ansteckenden Krankheiten auf.

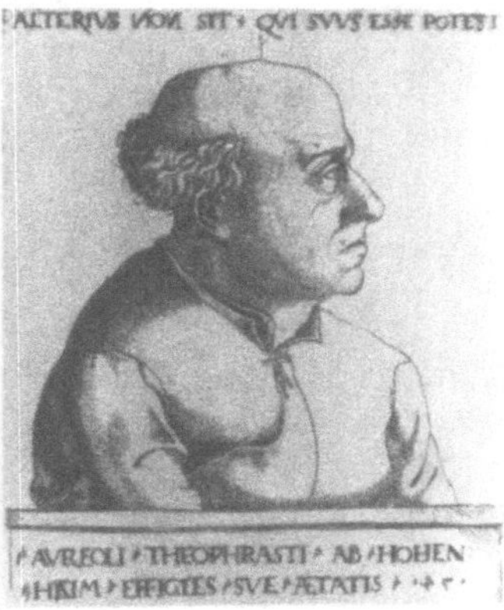

Paracelsus
1493 – 1541

Wie kaum ein anderer hat Theophrast von Hohenheim, der sich Paracelsus nannte, die dogmatische Medizin des Galenismus, wie sie an den Universitäten gelehrt wurde, bekämpft, verspottet und durch eine neue Anschauung zu ersetzen versucht. Paracelsus, geboren am 10. November 1493 in Einsiedeln, hatte in Wien und Ferrara diese Medizin kennengelernt, war Doktor geworden, hatte sich schon als Student dem dogmatischen Schematismus widersetzt. Sein Leben war unstet, nirgends hielt er es lange aus, weder in Salzburg, noch in Basel, wo er seine programmatische Vorlesung hielt und die Bücher der alten Autoritäten verbrannte, weder in Villach, noch in Klagenfurt. Gestorben ist er am 24. September 1541 in Salzburg. Er suchte eine neue Heilkunst, die nicht auf Bücher, sondern auf eigene Anschauung und Erfahrung gegründet war. Seine Auffassung von Gesundheit und Krankheit ist geprägt von der Alchemie, er sieht auch im Körper biologisch-chemische Vorgänge, die vom Archeus gesteuert werden. Krankheit kann deshalb durch chemische Mittel beeinflußt werden. Dem Arzt wird es, so meint Paracelsus, gelingen, gegen jede Erkrankung das spezielle Mittel, das Arcanum, zu finden. Neben dieser biologisch-dynamischen Auffassung gibt es bei Paracelsus jedoch auch eine ontologisch orientierte Sicht der Krankheit.

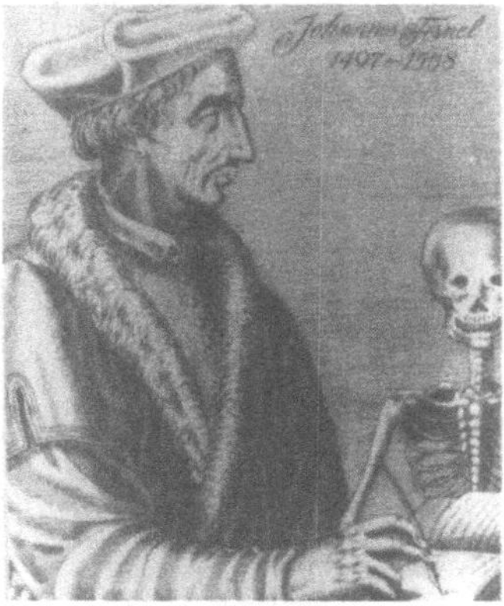

Jean Fernel
1497–1558

Fernel-Krankheit: Aortenaneurysma

An der Schwelle einer neuen Medizin in der ersten Hälfte des 16. Jahrhunderts steht Jean Fernel, der etwa 1497 in Mondidier geboren wurde und zunächst in Paris Philosophie, Mathematik und Astronomie studierte. Erst später wandte er sich der Medizin zu und 1530 erhielt er die Venia practicando. Innerhalb kürzester Frist baute er sich eine gutgehende Praxis auf, wurde zum königlichen Leibarzt und Professor der Medizin. Fernel war ganz im galenischen Denken erzogen und in seinen ersten Büchern vertritt er noch konsequent die dogmatische Medizin seiner Zeit. Aber die Beschäftigung mit den Grundlagenwissenschaften für sein Buch „De naturali parte medicinae“, in dem er den Begriff Physiologie prägte, brachten ihn immer mehr zur Überzeugung, daß die Medizin nur auf die „unwandelbaren Gesetze der Natur“ begründet sein könne und daß Erfahrung und Erkenntnis wichtiger seien als überkommene Lehrmeinung. Seine neue Auffassung, die er in seiner „Medicina“ niederlegte, machten ihn in den Augen seiner Schüler zum Reformer, in denen seiner Kollegen zum Häretiker. Fernel starb am 26. April 1558 in Fontainebleau.

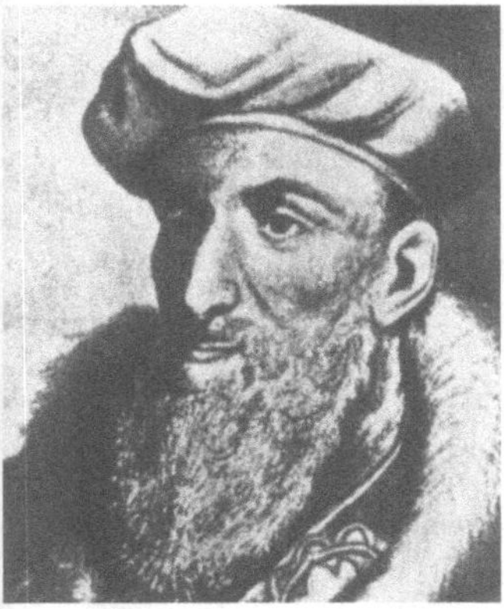

Bartolomeo Eustachius
ca. 1510–1574

Eustachius-Falte: Valvula venae cavae inferioris
Eustachius-Knorpel: Cartilago tubae auditivae
Eustachius-Röhre: Tuba auditiva

Über Geburtstag und -ort des großen Anatomen Bartolomeo Eustachius ist wenig bekannt. Er war Leibarzt des Herzogs von Urbino, ging dann mit Kardinal della Rovere nach Rom und war hier Stadtarzt und Professor der Anatomie. Nachdem er aus Krankheitsgründen seine Ämter niedergelegt hatte, starb er im August 1574 auf einer Reise nach Fossombrone. Eustachius war ein Anhänger der alten Anatomie des Galen, die er gegen die jüngeren Neuerer, vor allem gegen Vesal, zu verteidigen suchte. Aber im Gegensatz zu manchen anderen gründete er seine Auffassungen nicht auf die Autorität der Alten, sondern suchte die galenischen Lehren durch Sektionen und den Augenschein zu begründen. Unversehens war er so doch in die Reihe der modernen Anatomen hinübergewechselt und korrigierte seinerseits eine Reihe von Irrtümern Galens. Eustachius war der erste, der vergleichende Anatomie vor allem im Bereich der Embryologie, trieb. Sein Hauptwerk, die Tabulae anatomicae, sind erst zu Beginn des 18. Jahrhunderts im Druck erschienen.

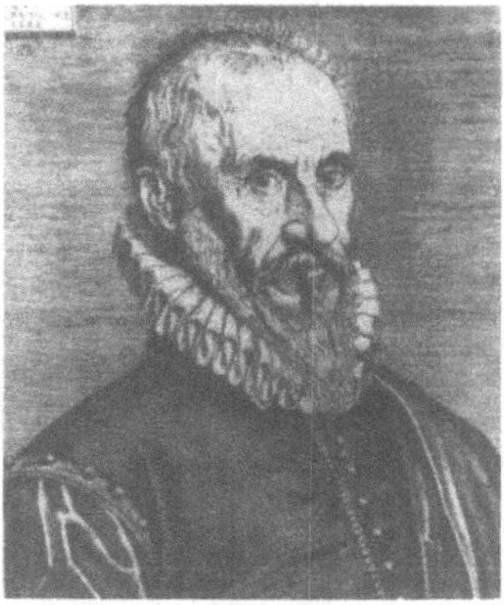

Ambroise Paré
1510–1590

Seit dem 12. Jahrhundert hatte sich die Chirurgie von der Medizin getrennt; während diese zum akademischen Fach aufgestiegen war, hatte jene ihren Status als Handwerk beibehalten. Zu welch großen Leistungen sie dennoch fähig war, zeigt das Beispiel des Ambroise Paré, der als der Vater der französischen Chirurgie gilt, und dem es zu verdanken ist, daß Frankreich während mehrerer Jahrhunderte auf diesem Gebiet führend blieb. Paré, 1510 in Bourg-Hersent geboren, hatte eine Lehre bei einem Barbierchirurgen gemacht, hatte im Hôtel-Dieu in Paris gearbeitet und war dann Feldscher im Krieg zwischen Franz I. und Karl V. Schließlich wurde er Premier Chirurgien, eine Stellung, die er auch unter den Nachfolgern des Königs bekleidete. Er starb im hohen Alter am 20. Dezember 1590. Zu Parés herausragenden Leistungen zählen die Erkenntnis, daß Schußwunden nicht eo ipso vergiftet sind und daß deshalb die barbarische Therapie des Ausgießens dieser Wunden mit siedendem Öl nicht nur unnötig, sondern sogar schädlich ist, und die Einführung der Arterienunterbindung bei der Amputation an Stelle der Behandlung mit dem Glüheisen. Daneben verbesserte er die Trepanation und die Behandlung von Frakturen und Verrenkungen. Die Veröffentlichung seiner Werke führte zu einem heftigen Streit mit der Medizinischen Fakultät, die sich in ihrer Autorität hintergangen fühlte.

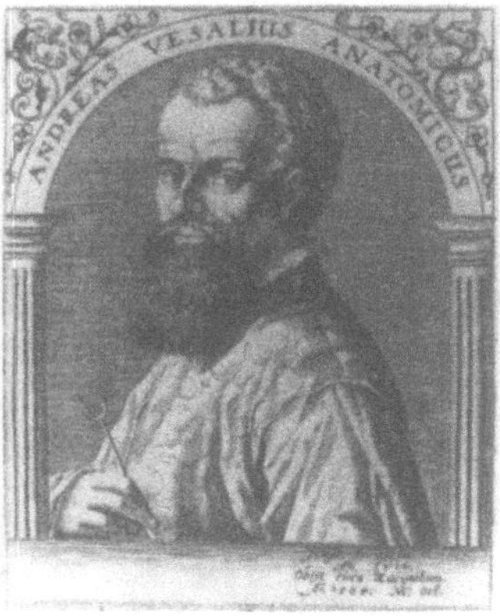

Andreas Vesal
1514–1564

Vesal-Band: Ligamentum inguinale
Vesal-Drüsen: Nodi lymphatici bronchopulmonales
Vesal-Muskel: 1. Musculus latissimus dorsi, 2. Musculus levator ani

Für fast eineinhalb Jahrtausende war die galenische Anatomie unumstritten gewesen. Selbst wenn bei gelegentlichen Sektionen Unterschiede zwischen Befund und galenischer Lehrmeinung auftraten, war man eher geneigt, an eine Veränderung des menschlichen Körpers als an einen Fehler des großen Galen zu glauben. Dies wurde mit einem Schlag anders, als ein junger Mann die galenische Anatomie als Affen- und Hundeanatomie erwies und ihr eine neue, durch die eigenhändige Sektion entwickelte Menschenanatomie entgegensetzte. Mit seinem 1543 erschienenen Werk „De humani corporis fabrica" hat Andreas Vesal die moderne Anatomie begründet. Vesal, in der Sylvesternacht 1514 in Brüssel geboren, hatte in Löwen und Paris studiert, war 1537 in Padua promoviert worden und hatte im selben Jahr seine Tätigkeit als Professor der Anatomie und Chirurgie begonnen. Während die neue Anatomie bei den Studenten begeisterte Zustimmung fand, regte sich der Widerstand in den Kreisen der dogmatischen Galenisten. Eine zweite Auflage der Fabrica im Jahr 1555 war Vesals letzte anatomische Leistung, er wurde Leibarzt Karls V. und Philipps II. und lebte in Spanien. Von einer Pilgerfahrt ins Heilige Land kehrte er nicht zurück. Er starb 1564 auf der Rückreise und wurde auf der Insel Korfu begraben.

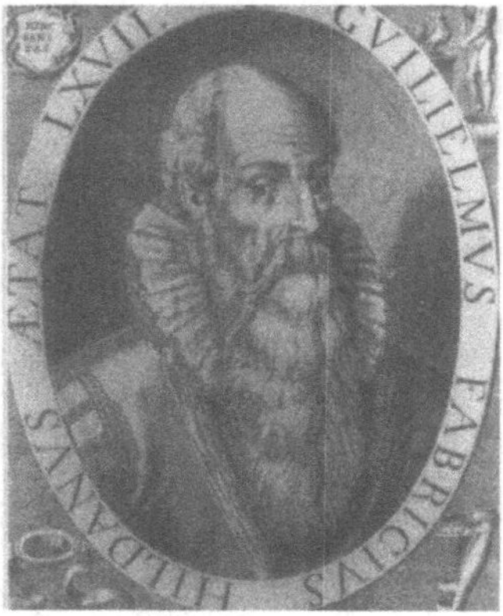

Wilhelm Fabry
1560–1634

Wilhelm Fabry von Hilden, Fabricius Hildanus in der latinisierten Form, ist am 25. Juni 1560 geboren. Als 16jähriger begann er eine Lehre bei einem Chirurgen in Neuß, war Gehilfe in Düsseldorf und Genf, ehe er sich in seiner Heimatstadt als Chirurg niederließ. Schon bald wechselte er jedoch nach Köln, um dort Vorlesungen an der Universität besuchen zu können. Danach hat er in Köln, in Lausanne und in Payerne praktiziert. Am 14. Februar 1634 ist er in Bern, wo er zuletzt praktizierte, gestorben. Fabrys unstetes Leben ist nicht nur auf seinen Charakter zurückzuführen, es spiegelt auch etwas vom Zustand der Chirurgie in jener Zeit, die noch nicht zu einem festen Berufsbild geführt hatte und durch das Bild des wandernden Chirurgen bestimmt war. Dabei war Fabry einer der bedeutendsten Chirurgen seiner Zeit, nicht nur handwerklich, sondern auch wissenschaftlich gebildet, der nach allen Richtungen zu Konsultationen und Operationen geholt wurde. Auf ihn geht die Entwicklung und Vervollkommnung einer Reihe von Instrumenten zurück. Es ist bemerkenswert, daß er nicht nur selbst die Geburtshilfe ausübte, sondern auch seine Frau als Hebamme ausbildete.

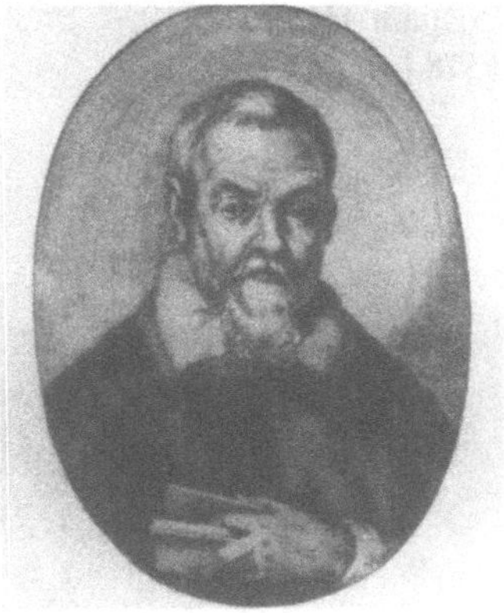

Santorio Santorio
1561 – 1636

Zu Beginn des 16. Jahrhunderts waren Zweifel an der Autorität der Alten in der Medizin immer deutlicher geworden. Nicht mehr die Berufung auf die Autoritäten, sondern die auf die eigene Beobachtung rechtfertigte mehr und mehr die vorgetragenen Thesen. Dabei kamen immer mehr Maß und Zahl ins Spiel. Der Mann, der am meisten zur Etablierung dieser Methode beigetragen hat, war Santorio Santorio. Geboren am 29. März 1561 in Capodistria hatte er in Padua studiert, war danach 14 Jahre in Polen und wurde 1611 Professor der theoretischen Medizin in Padua. 1624 gab er diese Stellung auf, um sich bis zu seinem Tod am 22. Februar 1636 ganz seiner Praxis und seinen Versuchen in Venedig zu widmen. In seiner Schrift „De statica medicina" beschrieb er die Ergebnisse seiner dreißigjährigen Versuche. Auf einer eigens konstruierten Waage, auf der er einen Teil seines Lebens zubrachte, entdeckte er die Perspiratio insensibilis. Das von Galilei entwickelte Thermometer baute er zum Fieberthermometer um, das zum ersten Mal eine exakte Angabe der Körpertemperatur ermöglichte, sein Pulsilogium ist ein ebenso einfaches wie sinnreiches Instrument, um die Pulsfrequenz zu messen. Santorio wurde durch diese Arbeiten zum Vorläufer der Iatrophysik.

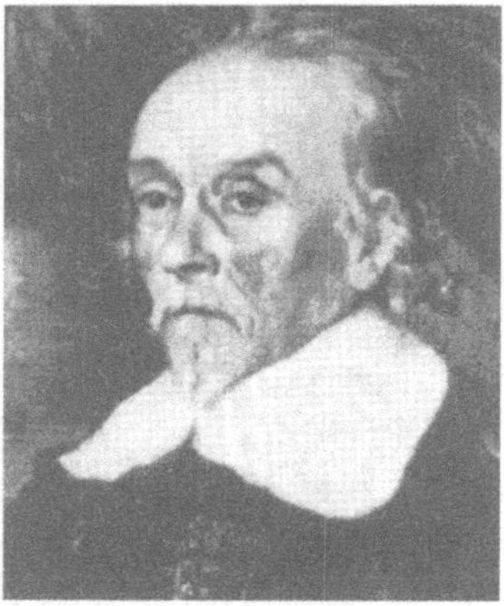

William Harvey
1578–1657

William Harvey, geboren am 1. April 1578 in Folkestone/Kent, hatte in Cambridge und Padua studiert, hatte dann in London seine ärztliche Tätigkeit aufgenommen und war 1607 in das Royal College of Physicians gewählt worden. Seit seiner Zeit in Italien hatte er sich mit dem Problem der Blutbewegung beschäftigt. Gestützt auf zahlreiche, jahrelang fortgeführte exakte Tierversuche, auf blutige und unblutige physiologische Experimente, durch einfache Versuche am Menschen, durch klinische Beobachtung, nicht zuletzt aber auch durch bilanzierende Berechnungen kam er zur Entdeckung des Blutkreislaufs. 1628 veröffentlichte er die kleine Schrift „Exercitatio anatomica de motu cordis et sanguinis in animalibus", mit der er eine Revolution in der Medizin einleiten sollte, und durch die die bis dahin gültige galenische Lehre von der Blutbewegung abgelöst wurde, die von einem ständigen Neuentstehen des Blutes aus der Nahrung und einem Verbrauch desselben in den Organen ausgegangen war. Harvey hat auch zur embryologischen Forschung Wesentliches beigetragen. Auch hier führten ihn exakte Versuche zu einer grundsätzlichen Erkenntnis, die er in dem Satz „Omne vivum ex ovo" zusammenfaßte. Harvey ist am 3. Juni 1657 in London gestorben.

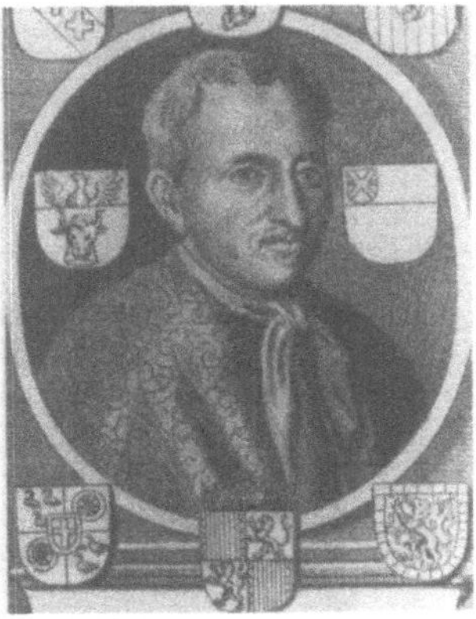

Johann Baptist van Helmont
1579–1644

Die von Paracelsus begründete Iatrochemie fand in der zweiten Hälfte des 16. und zu Beginn des 17. Jahrhunderts begeisterte Anhänger. Einer der bedeutenden unter ihnen war Johann Baptist van Helmont, der am 12. Januar 1579 in Brüssel geboren ist. Er studierte zunächst Philosophie, dann Medizin in Löwen, erhielt 1599 die medizinische Doktorwürde und schloß eine ausgedehnte Studienreise in die Schweiz, nach Italien und England an, ehe er sich in der Nähe von Brüssel als Arzt niederließ, wo er am 30. September 1644 starb. Van Helmont hat die Ideen des Paracelsus weiter ausgebaut. Mit ihm lehnt er die antike Säftelehre ab und setzt an ihre Stelle die Lehre vom chemischen Gleichgewicht, daß durch einen körpereigenen Alchemisten, den Archeus, gesteuert wird. Im Gegensatz zu Paracelsus nimmt er jedoch nicht nur einen, sondern daneben eine Vielzahl organspezifischer Archei an. Krankheiten sind für ihn eigene Wesen, die die Archei befallen können. Wie Paracelsus sucht er nach einem Arcanum, einem spezifischen Heilmittel. Obwohl diese Gedanken in ein kompliziertes mystisch-magisches Gedankengebäude eingebunden sind, haben sie van Helmont nicht daran gehindert, sehr konkrete klinische Forschung zu betreiben: so hat er das Asthma bronchiale beschrieben, hat wichtige Erkenntnisse zur Kenntnis der Lungentuberkulose beigesteuert und das Fieber als einen reaktiven Prozeß des Körpers beschrieben.

![portrait] 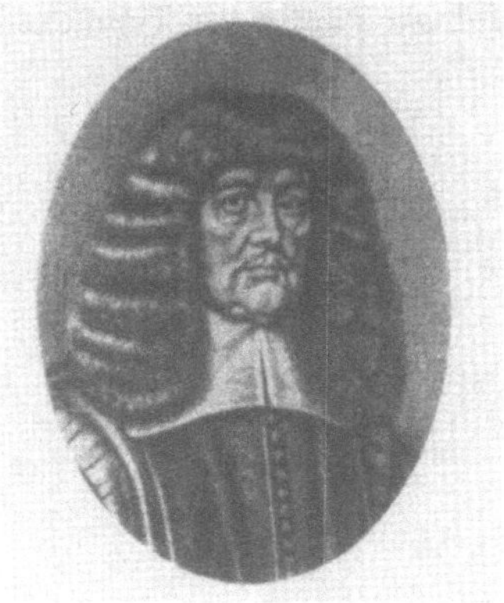

Francis Glisson
1597–1677

Glisson-Kapsel: Capsula fibrosa perivascularis hepatis
Glisson-Krankheit: Rachitis
Glisson-Schlinge: gepolsterter Leder- oder Gummiring als Hilfsgerät für eine am Kopf angreifende Extension
Glisson-Trias: Sammelbegriff für die drei im Glisson-Dreieck zusammenlaufenden Gefäße: Leberarterie, Pfortaderast, Gallengang

Francis Glisson, einer der glänzendsten Vertreter einer noch universellen Medizin, wurde 1597 geboren. Seine Studien absolvierte er in Cambridge, wo er 1636 Professor für Physik wurde, eine Stellung, die er bis zu seinem Lebensende beibehielt. Zur selben Zeit wurde er Fellow des College of Physicians, dessen Präsident er von 1667–69 war, und wo er anatomische Vorlesungen hielt. Als eines der ersten Mitglieder wurde er 1660 in die Royal Society aufgenommen. Am 16. Oktober 1677 ist er in London gestorben. Neben seinen ausgedehnten Forschungen über die Leber beschrieb er 1650 erstmals die Rachitis und erfand verschiedene orthopädische Apparate zur Behandlung von Deformitäten. Durch seine Lehre von der Irritabilität der belebten Faser erscheint er als ein früher Vorläufer der Hallerschen Physiologie. In der Auseinandersetzung zwischen dogmatischer und moderner Medizin bezog Glisson nicht eindeutig Stellung, versuchte aber die neuen Ergebnisse mit in sein scholastisches System einzubauen.

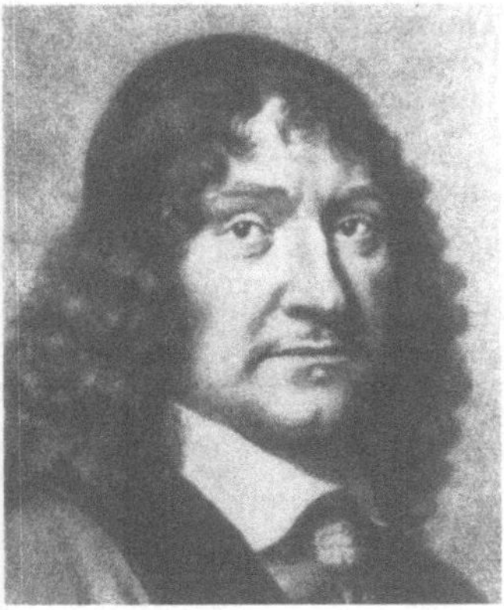

Franz de le Boe (Sylvius)
1614–1672

Franz de le Boe (Sylvius) ist einer der wichtigsten Vertreter der Chemieatrie, der Gruppierung jener Ärzte, die in der Nachfolge des Paracelsus vor allem chemische Vorgänge im Körper für Gesundheit und Krankheit verantwortlich machen. Sylvius stammte aus einer Hugenottenfamilie, die nach ihrer Flucht aus Frankreich schließlich in Hanau seßhaft geworden war. Dort ist er 1614 geboren. An deutschen und niederländischen Universitäten hatte er studiert, promoviert worden war er in Basel. Nach kurzer Tätigkeit als praktischer Arzt hielt er in Leiden Vorlesungen in Anatomie und Botanik, fand jedoch keine feste Anstellung und ließ sich als Praktiker in Amsterdam nieder, von wo er nach 17 Jahren 1658 als Ordinarius für praktische Medizin nach Leiden zurückkehrte. Die Leidener Universität war die erste nördlich der Alpen, die einen praktischen, klinischen Unterricht kannte. Sylvius trug nicht wenig dazu bei, ihren guten Ruf zu vermehren. Er, der viele begeisterte Anhänger fand, stellte Anatomie, Physiologie und Chemie in den Vordergrund seines medizinischen Systems, wobei er insbesondere die Chemie betonte, und wurde damit zu einem Wegbereiter einer rationalen Medizin. Sylvius starb am 14. November 1672 in Leiden.

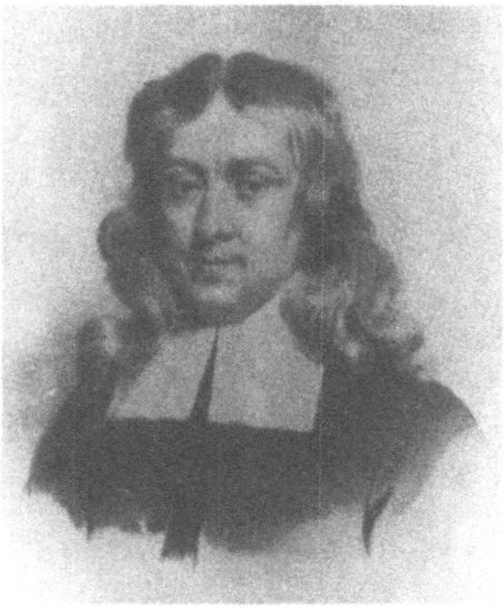

Thomas Sydenham
1624–1689

Sydenham-Chorea: Chorea minor
Sydenham-Syndrom: Chorea minor, entzündlich-toxische Erkrankung des Striatum mit generalisierter hyperkinetisch-hypotoner Bewegungsstörung

Thomas Sydenham wurde bald nach seinem Tod der Ehrenname eines englischen Hippokrates gegeben, weil man in ihm den Mann sah, der die Medizin wieder zu ihren Grundlagen zurückgeführt habe. Richtig daran ist, daß Sydenham sich bewußt von den vielfältigen Theorien seiner Zeit absetzte und die Beobachtung des Kranken in den Mittelpunkt seiner ärztlichen Tätigkeit stellte. Was die Zeitgenossen nicht sahen, war die Tatsache, daß er weit über Hippokrates hinausging: für diesen hatte es nur den jeweiligen Krankheitsfall gegeben, in dem eine Prognose zu stellen war, eine Diagnose, die den Einzelfall kategorisiert, kannte er nicht, für Sydenham aber war gerade das Typische das Wichtige, nicht der Einzelfall. Über die einzelne Krankenbeobachtung stößt er zur Krankheitsbeschreibung, zu Krankheitsbildern vor. Nicht mehr die Prognose, sondern die Diagnose steht im Zentrum. So hat er eine Reihe von Krankheiten beschrieben: Pocken, Masern, die Ruhr, die Syphilis, den Veitstanz. Sydenham war nie Professor, er war Praktiker in London, geboren am 10. September 1624 in Windford-Eagle, gestorben am 29. Dezember 1689 in London.

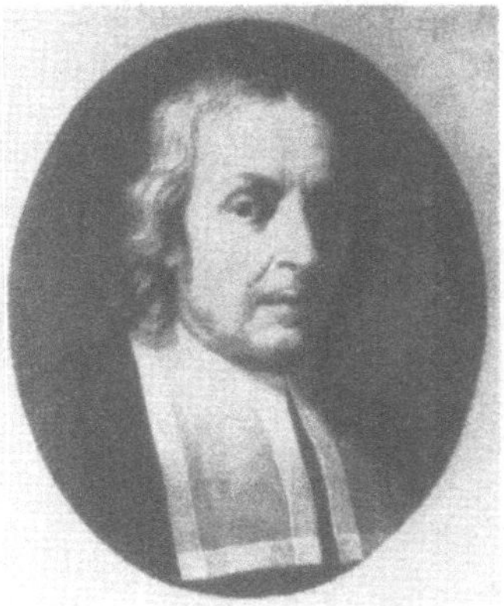

Marcello Malpighi
1628 – 1694

Malpighi-Bläschen: Lungenbläschen
Malpighi-Körperchen: 1. Nierenkörperchen, in denen der Primärharn gebildet wird, 2. Milzfollikel
Malpighi-Schicht: Stratum germinativum der Epidermis

Die Abkehr von der Galenischen Physiologie, wie sie Harvey durch seine Lehre vom Blutkreislauf begonnen hatte, wurde durch die Anwendung des Mikroskops in ganz besonderem Maße vorangetrieben. Dabei waren die ersten Mikroskope einfache Geräte, die eine Vergrößerung bis zum 180fachen erlaubten. Marcello Malpighi, am 10. März 1628 in Crevalcuore/Bologna geboren und dort zum Arzt ausgebildet, hat sich dieses Mittels in besonderer Weise bedient und ist damit zum Mitbegründer der Mikroskopischen Anatomie geworden. Er war Professor der Medizin in Pisa, Bologna und Messina und wurde schließlich päpstlicher Leibarzt in Rom, wo er am 29. November 1694 starb. Malpighi lieferte den Schlußstein für Harveys Lehre durch die Entdeckung des Kapillarnetzes in der Lunge und der Harnblase des Frosches. Bahnbrechende Untersuchungen über den Bau der Drüsen, der Lungen, der Milz, der Niere, des Gehirns folgten, ebenso wie grundlegende Beiträge zur Entwicklungsgeschichte und zur mikroskopischen Anatomie der Pflanzen. Malpighi wurde von einem Teil seiner galenisch eingestellten Kollegen stark angefeindet, während jüngere Kollegen und Studenten seine begeisterten Mitarbeiter wurden.

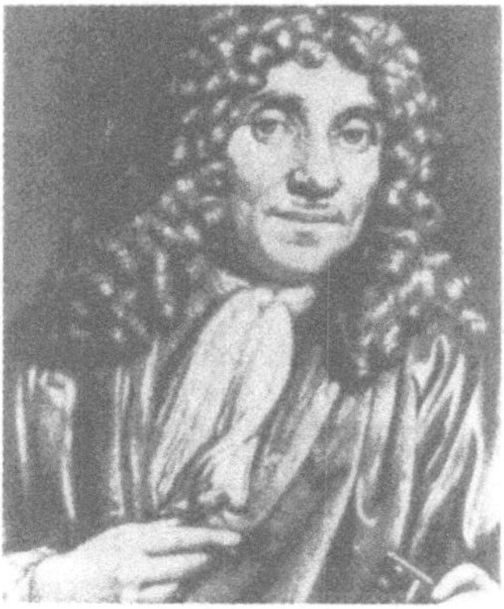

Antoni van Leeuwenhoek
1632–1723

Leeuwenhoekia australiensis: in Australien vorkommende Milbe

Um die Mitte des 17. Jahrhunderts war in den Niederlanden das Fernrohr erfunden worden. Antoni van Leeuwenhoek war es, der den Blick durch das Mikroskop auf die kleinsten Dinge richtete. Er war ein Autodidakt, nicht akademisch ausgebildet. Am 24. Oktober 1632 war er in Delft geboren, machte eine Lehre als Tuchhändler, war dann auch in Delft in diesem Gewerbe tätig und versah daneben eine Reihe von öffentlichen Ämtern. Etwa um 1670 herum begann er seine mikroskopischen Arbeiten, in deren Verlauf er die Infusorien, die roten Blutkörperchen und den Feinbau der Muskelfaser zum ersten Mal beschrieb. Am meisten Aufsehen erregte seine Beschreibung des Kapillarkreislaufs im Schwanz eines Fisches, womit er die Harveysche Theorie vom Blutkreislauf unabhängig von Malpighi bestätigte. Zu den Entdeckungen Leeuwenhoeks gehört auch die der Spermatozoen bei niederen und höheren Tieren. Erst als sein Freund de Graaf einige der Beobachtungen an die Royal Society in London geschickt hatte, wurden sie weiteren Kreisen bekannt. 1680 wurde er als Fellow in die Royal Society aufgenommen, 1699 wurde er korrespondierendes Mitglied der Pariser Akademie. Im Alter von 91 Jahren ist Leeuwenhoek am 26. August 1723 in Delft gestorben.

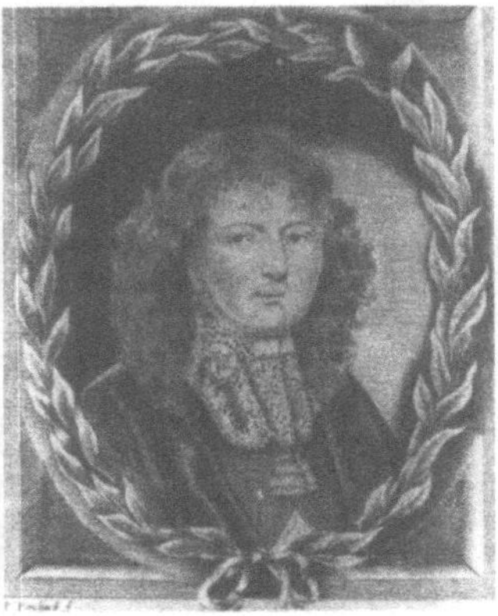

Regnier de Graaf
1641 – 1673

Graaf-Follikel: reife Eifollikel mit flüssigkeitsgefüllter Höhle

Regnier de Graaf ist am 30. Juli 1641 in Schoonhoven geboren, studierte in Utrecht und Leiden, wo er als Student seine berühmt gewordene Untersuchung über den Pankreassaft veröffentlichte. Sein Studium setzte er in Paris und Angers fort, wo er 1665 zum Doktor der Medizin promoviert wurde. Danach war er in Delft praktisch und wissenschaftlich bis zu seinem frühen Tod am 21. August 1673 tätig. De Graafs wissenschaftliche Publikationen beschäftigen sich vornehmlich mit der Erforschung des menschlichen Reproduktionsapparates. Er beschrieb Aufbau und Funktion des Ovars, ein Name, den er einführte, vor allen Dingen die morphologischen Veränderungen im Verlauf des physiologischen Zyklus und postulierte die endokrine Funktion des corpus luteum. Auch den Transport des Eies durch den Eileiter stellte er dar, ohne daß er das Ei wirklich gesehen hätte. De Graaf hat seine Entdeckungen in so hervorragenden Abbildungen dargestellt, daß eine moderne, vor einigen Jahren erschienene, Physiologie des Ovars mit diesen Bildern illustriert werden konnte. Wie viele Anatomen dieser Zeit hatte auch de Graaf ein Verfahren entwickelt, anatomische Präparate durch Injektion von farbigem Wachs haltbar zu machen, über das er mit Jan Swammerdam in einen Prioritätsstreit geriet, der schließlich die Royal Society beschäftigte.

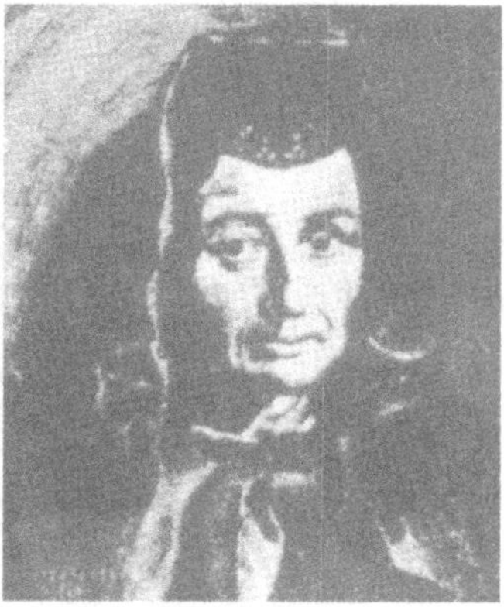

Justine Siegemundin
1648 – 1705

Siegemundin-Handgriff: gedoppelter Handgriff zur Wendung des Kindes auf die Füße

1690 erschien in Berlin ein Hebammenlehrbuch, das alles was bis dahin erschienen war, weit in den Schatten stellte. In Dialogform geschrieben, gibt es Auskunft über den normalen Geburtsverlauf, über Komplikationen und deren Behandlung und ist mit instruktiven Abbildungen versehen, die nicht Kopien älterer Vorlagen, sondern Darstellungen aus der eigenen Praxis sind. Der Titel signalisiert die Stellung der Verfasserin: „Die Chur-Brandenburgische Hoff-Wehe-Mutter". Das war die Autorin, Justine Siegemundin, zwei Jahre zuvor geworden, als der Große Kurfürst Friedrich Wilhelm sie nach Berlin geholt hatte. Das Manuskript ihres Buches hatte sie der Medizinischen Fakultät der Universität Frankfurt/Oder vorgelegt und es war von ihr approbiert worden. Justine Siegemundin hatte sich ihre Kenntnisse als Autodidakt erworben. Geboren 1648 als Justine Dittrich, Tochter eines protestantischen Geistlichen in Rohnstock in Schlesien, hatte sie den Schreiber Siegemund geheiratet und als junge Frau eine Scheinschwangerschaft durchgemacht. Ihre Erlebnisse dabei brachten sie auf den Gedanken, sich in der Geburtshilfe auszubilden. Bevor sie nach Berlin kam, war sie Stadthebamme von Liegnitz. Ihr Buch entfachte eine lebhafte Kontroverse, aus der sie als Siegerin hervorging. Gestorben ist sie 1705 in Berlin.

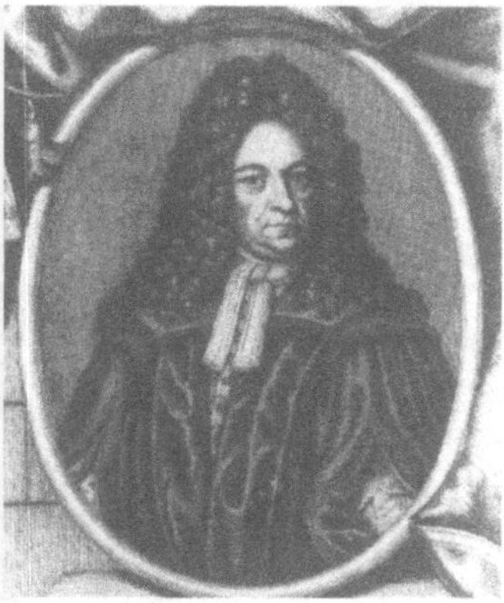

Friedrich Hoffmann
1660–1742

Friedrich Hoffmann gilt als einer der Systematiker des 18. Jahrhunderts, weil es ihm gelungen ist, die komplexen Sachverhalte der Medizin in ein einfaches, simplifizierendes System zu pressen, das die Erklärung von Krankheit und Heilung ermöglichte. Hoffmann sah im Organismus eine Art hydraulische Maschine, deren Funktionen vom Spannungszustand der Fasern abhängt. Dieser wiederum wird durch ein Nervenfluidum aufrechterhalten, das sich direkt von einem im Kosmos vorhandenen Äther herleitet. So gibt es, in Anlehnung an die antiken Methodiker, nur zwei Krankheitszustände: Spasmus und Atonie, die beide mit entsprechenden Gegenmitteln behoben werden können. In seiner Praxis wich Hoffmann allerdings häufig von seinem System ab und verließ sich eher auf seine ärztliche Erfahrung, die ihn zum gesuchten Konsiliarius und zum Leibarzt der preußischen Könige machte. Seine guten chemischen Kenntnisse ließen ihn ein breites Sortiment von Medikamenten selbst herstellen, von denen die Hoffmannstropfen und Hoffmanns Magenelixier noch heute bekannt sind. Der am 19. Februar 1660 in Halle geborene Hoffmann hatte in Jena und Erfurt studiert und hatte nach Studienreisen und Tätigkeiten in München und Halberstadt sein Amt als Professor an der neuerrichteten Universität Halle 1693 angetreten, für deren Aufbau und Entwicklung er fast 50 Jahre lang gearbeitet hat. Am 12. November 1742 ist er in Halle gestorben.

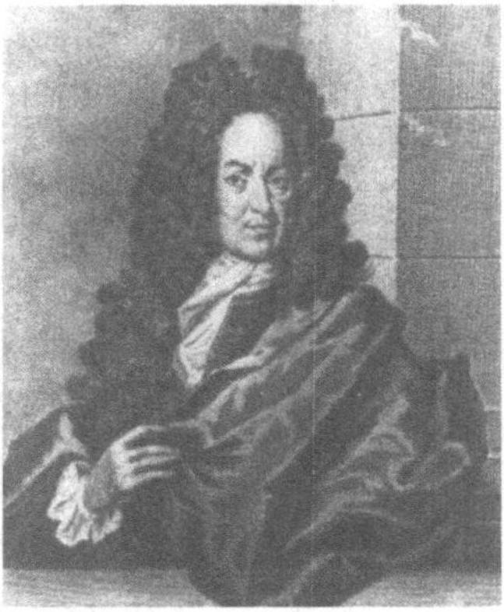

Georg Ernst Stahl
1660–1734

Als die Universität Halle 1694 die beiden medizinischen Lehrstühle zu besetzen hatte, entschied sie sich für Friedrich Hoffmann und dessen Freund Georg Ernst Stahl und war damit sicher, zwei der besten Gelehrten der Zeit für sich gewonnen zu haben. Stahl war am 21. Oktober 1660 in Ambach geboren und hatte mit Hoffmann zusammen in Jena studiert, wo er 1884 promoviert wurde. Während der Zeit in Halle zerbrach die Freundschaft, und Stahl nahm die Gelegenheit wahr, als königlicher Leibarzt 1716 nach Berlin zu gehen, wo er bis zu seinem Tod am 14. Mai 1734 blieb. Stahl begründete die Phlogistontheorie, wonach bei der Verbrennung ein als Phlogiston bezeichneter Stoff aus dem verbrennenden Körper entweicht. In der Medizin versuchte er mit seinem Animismus eine neue Synthese von Empirie und Philosophie, in der die Seele als Regulans aller körperlichen Vorgänge aufgefaßt wird, wobei das Körper und Geist Verbindende, die Bewegung als geistig-körperlicher Vorgang gedeutet wird. Von Stahl ging großer Einfluß auf die Weiterentwicklung der medizinischen Theorie im Sinne des Vitalismus aus, zunächst über die Schule von Montpellier, dann auch in Deutschland.

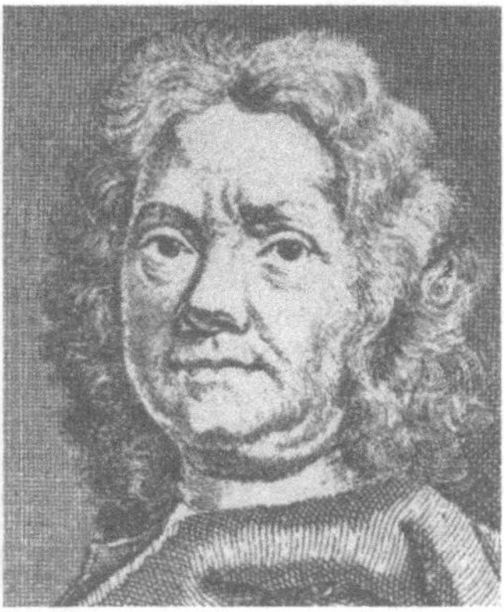

Herman Boerhaave
1668 – 1738

Boerhaave-Syndrom: Spontanruptur des Oesophagus

Der klinische Unterricht an der Universität Leiden erlebte seinen Höhepunkt, als ihn Herman Boerhaave übernahm. An nur 12 Klinikbetten entwickelte er nicht nur diese Unterrichtsform weiter, sondern wurde auch zum Lehrer fast aller bedeutenden europäischen Ärzte der jüngeren Generation. Dabei hat Boerhaave kein eigentliches System entwickelt, sondern auf der durch Sydenham neu belebten hippokratischen Lehre eine praktische Medizin aufgebaut, die sowohl iatrophysikalische wie iatrochemische Elemente in sich vereinigte. Nicht die Inhalte seiner Lehre machten ihn zum berühmten und gefeierten Arzt, sondern seine Haltung am Krankenbett, sein Umgang mit Patienten und sein didaktisches Geschick. Herman Boerhaave war am Sylvestertag 1668 in Vorkant bei Leiden geboren und sollte wie sein Vater Theologe werden, wandte sich jedoch nach anfänglichen philosophischen und theologischen Studien der Medizin zu. Ab 1693 war er Arzt in Leiden, ab 1701 Lektor der theoretischen Medizin, ab 1709 Professor für Medizin und Botanik und Leiter des botanischen Gartens, ab 1714 Professor der praktischen Medizin, ab 1718 Professor der Chemie. Ein schweres Gichtleiden zwang ihn, 1729 die Professuren für Botanik und Chemie niederzulegen. Die medizinische Professur hielt er bei bis zu seinem Tod am 23. September 1738.

Giovanni Battista Morgagni
1682–1771

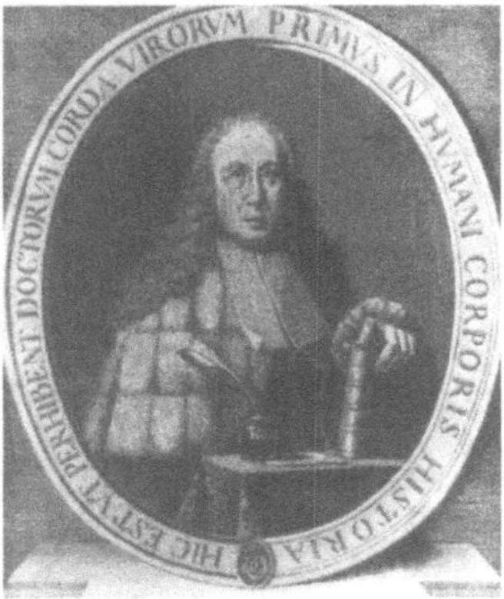
HIC EST VT PERHIBENT DOCTORVM CORDA VIRORVM PRIMVS IN HVMANI CORPORIS HISTORIA

Morgagni-Hernie: Zwerchfellhernie im Trigonum sternocostale
Morgagni-Syndrom: zentrogene endokrine Regulationsstörung mit Schädelhyperostose
Morgagni-Adams-Stokes-Syndrom: Herz- oder kreislaufbedingte, anfallsweise auftretende Störung der Hirndurchblutung

Bis weit ins 18. Jahrhundert hinein galt trotz aller Fortschritte der Anatomie in der klinischen Medizin noch die galenische Humoralpathologie. Giovanni Battista Morgagni trat dieser mit seinem Alterswerk „De sedibus et causis morborum", „Vom Sitz und den Ursachen der Krankheiten" entgegen und begründete die anatomisch fundierte Solidarpathologie, die Krankheiten nicht auf das Ungleichgewicht der Säfte, sondern auf morphologische Veränderung einzelner Organe zurückführt. Die Morgagnische Organpathologie ist entstanden aus der Sammlung zahlreicher, streng wissenschaftlich bearbeiteter klinischer Fälle mit ihren Obduktionsbefunden. Morgagni, in Forli am 25. Februar 1682 geboren, studierte Medizin in Bologna, war dann Arzt am Hospital Santa Maria della Morte in Bologna, praktischer Arzt in seiner Heimatstadt und wurde 1711 als Professor nach Padua berufen, wo er für 59 Jahre bis zu seinem Tod am 5. Dezember 1771 blieb. Außer seinem Alterswerk hat Morgagni eine Reihe anatomischer Publikationen veröffentlicht, in denen er neue Entdeckungen mitteilte. Einer seiner Biographen bemerkte: „Wenn Morgagni jedem von ihm entdeckten antatomischen Gegenstand seinen Namen gegeben hätte, würde etwa ein Drittel der Teile des menschlichen Körpers nach ihm benannt werden".

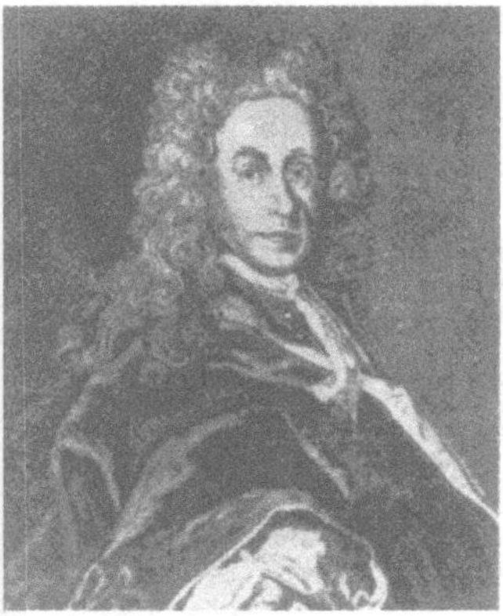

Lorenz Heister
1683–1758

Heister-Divertikel: Bulbus venae jugularis superior
Heister-Klappe: Plica spiralis vesicae felleae
Heister-Mundsperrer: Spreizhebel zur Überwindung einer Kiefersperre

Der bedeutendste Vertreter der Chirurgie des 18. Jahrhunderts, die sich langsam anschickte, von einem Handwerk zu einer medizinischen Wissenschaft zu werden, war Lorenz Heister. Sein Lehrbuch der Chirurgie, das zum ersten Mal 1718 erschien, faßte das gesamte gesichtete chirurgische Wissen zusammen und machte es allgemein zugänglich. Heister war am 19. September 1683 in Frankfurt geboren, hatte in Gießen, Amsterdam und Leiden studiert und seine chirurgischen Kenntnisse als Feldarzt erworben. 1710 erhielt er einen Ruf an die Universität Altdorf, wo er Anatomie und Chirurgie lehrte. 1719 wechselte er an die Universität Helmstedt, wo er trotz vieler anderweitiger Berufungen blieb und nicht nur Chirurgie, sondern auch theoretische und praktische Medizin lehrte. Auf einer Konsultationsreise ist er am 15. April 1758 in Bornum gestorben. Heister hat keine bahnbrechenden Neuerungen zur Wissenschaft beigetragen, aber er hat einen großen Einfluß auf die Chirurgie seiner Zeit ausgeübt. Sein Lehrbuch erschien nicht nur in vielen deutschen Auflagen, sondern auch in lateinischer, englischer, französischer und spanischer Übersetzung und zeichnet sich durch hervorragende Illustrationen und durch seinen Bezug auf die Anatomie aus.

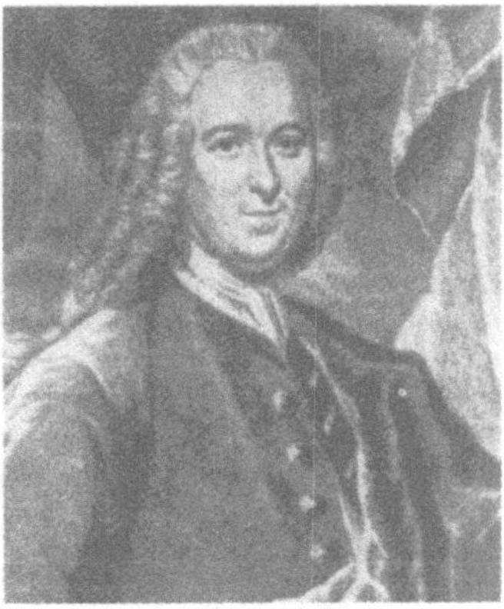

Paul Gottlieb Werlhof
1699–1767

Werlhof-Krankheit: Haut- und Schleimhautblutungen auf Grund eines Mangels an Thrombozyten

In Paul Gottlieb Werlhof begegnen wir einem gelehrten Arzt des 18. Jahrhunderts, der über die Medizin hinaus weitreichende Interessen hatte. Werlhof ist am 24. März 1699 in Helmstedt geboren, studierte in seiner Heimatstadt und ließ sich 1721 als Arzt in Peine nieder. Seine Dissertation über ein medizinhistorisches Thema, nämlich die Methodische Schule der Antike, schrieb er in den folgenden Jahren, promovierte 1723 in Helmstedt und verlegte 1725 seine Praxis nach Hannover. Sein Ruf wuchs ebenso schnell wie seine Klientel, so daß er nicht nur zum königlichen Leibarzt ernannt wurde, sondern auch einen Ruf als Professor der praktischen Medizin an die Universität Helmstedt erhielt, den er freilich ablehnte, um seine Praxis ungestört fortführen zu können. Er starb am 26. Juli 1767. Von seinen medizinischen Schriften am bedeutendsten wurde seine „Disquisitio medica et philosophica de variolis et anthracibus, ubi de utriusque affectus antiquitatibus, signis, differentiis, medelis disserit" von 1735, in dem der Morbus maculosus haemorrhagicus, die Werlhoff'sche Krankheit erstmals beschrieben ist. Daneben hat er eine vielbeachtete Schrift über die Wechselfieber publiziert und ist auch mit Gedichten an die Öffentlichkeit getreten.

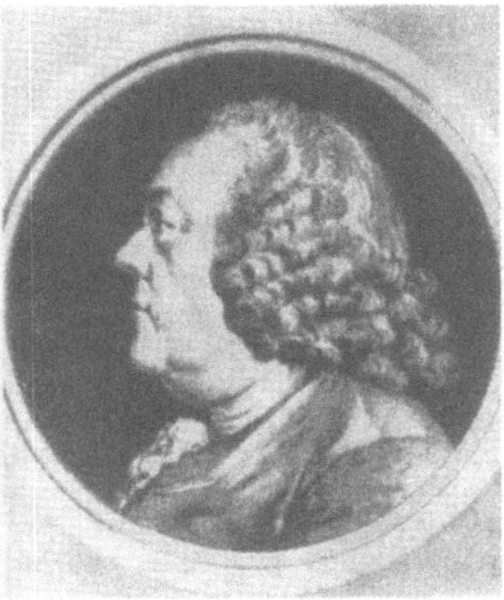

Gerhard van Swieten
1700–1772

Liquor Swietenii: Sublimatlösung, von van Swieten in die Syphilistherapie eingeführt

1745 berief die Kaiserin Maria Theresia den Leidener Arzt Gerhard van Swieten zu ihrem Leibarzt. Damit schuf sie die Grundlage für eine Neustruktur des Medizinalwesens in Österreich und für die Geburt der älteren Wiener Schule. Van Swieten, am 7. Mai 1700 in Leiden geboren, war einer der bedeutenden Schüler Herman Boerhaaves, hatte mit dem Lehrer zusammengearbeitet, jedoch wegen seines katholischen Glaubens keine Aussicht auf eine Professorenstelle in Leiden. In Wien hielt er zunächst Vorlesungen, wurde dann mit der Reorganisation der medizinischen Fakultät betraut, die er ganz im Sinne des aufgeklärten Absolutismus durchführte und die Universität dem Monarchen unterordnete. Nicht mehr der Dekan, sondern ein staatlicher Direktor, stand nun an der Spitze der Fakultät. Zugleich wurde das Examenswesen neu geordnet und eine moderne klinische Ausbildungsstätte eingerichtet, die sich am Vorbild Leidens orientierte. Dazu gehörten die Einrichtung eines chemischen Laboratoriums, einer Anatomie, einer Klinik, für deren Leitung Anton de Haen gewonnen wurde. Wien wurde innerhalb weniger Jahre zum medizinischen Zentrum. Literarisch hat sich van Swieten darauf beschränkt, die Lehrsätze seines Lehrers Boerhaave zu kommentieren. Er starb am 18. Juli 1772.

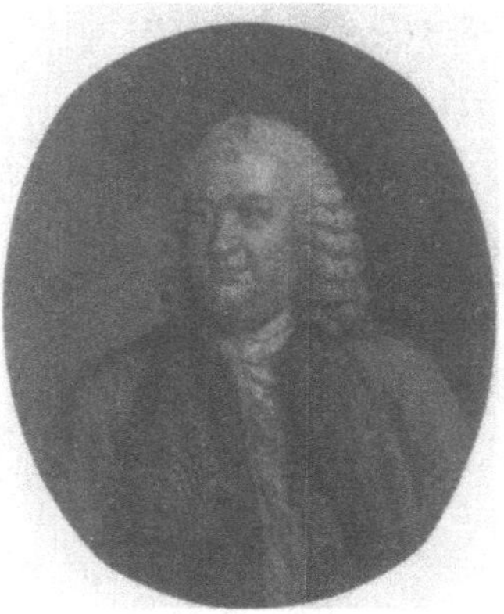

Albrecht von Haller
1708 – 1777

Haller-Hernie: durch offenen Processus vaginalis bedingte Leistenhernie beim Kleinkind
Haller-Membran: Tunica vasculosa bulbi
Haller-Tripus: Teilung des Truncus coeliacus in die Aa. gastrica sinistra, hepatica und lienalis
Haller-Schlinge: Anastomose zwischen N. glossopharyngeus und Ramus auricularis des N. vagus

Der Begründer der experimentellen Physiologie, Albrecht von Haller, wurde am 16. Oktober 1708 in Bern geboren, studierte Medizin in Tübingen und Leiden, vervollkommnete seine Bildung in London und Paris und ließ sich als Arzt in Bern nieder. Den Ruf auf das Ordinariat für Anatomie, Botanik und Chirurgie an die neugegründete Universität Göttingen nahm er 1736 an und kehrte 1753 in die Schweiz zurück, die er trotz verlockender Angebote nicht mehr verließ. Am 12. Dezember 1777 ist er in Bern gestorben. Haller hat die Begriffe der Irritabilität und Sensibilität geprägt; unter Irritabilität versteht er die Eigenschaft bestimmter Organe, besonders der Muskeln, einen äußeren Reiz durch Kontraktion zu beantworten, unter Sensibilität die Fähigkeit der Nerven Reize zu leiten. Damit konnte er nachweisen, daß die Funktionen von Muskeln und Nerven nicht rein physikalischer bzw. chemischer Natur sind. In seinem achtbändigen Lehrbuch der Physiologie „Elementa physiologiae humani corporis" beschrieb er nicht nur seine eigenen Untersuchungen über das Gefäßsystem, den Herzklappenmechanismus, die Blutströmung, das Venen- und Lymphsystem, den Atmungsmechanismus usw., sondern referierte auch kritisch die Ergebnisse der letzten 100 Jahre. Neben den physiologischen Schriften verfaßte er bedeutende botanische Arbeiten, nahezu 10 000 Rezensionen, drei umfangreiche Bibliographien und machte sich auch mit dem Gedicht ‚Die Alpen' einen Namen.

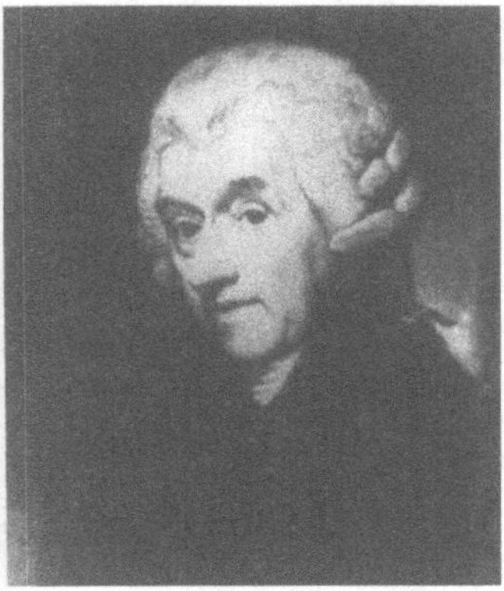

William Heberden
1710–1801

Heberden-Asthma: Angina pectoris
Heberden-Knoten: typische Veränderungen an der Streckseite der Finger bei der Heberden-Arthrose
Heberden-Syndrom: zum Formenkreis der Polyarthrose gehörende Erkrankung mit Knoten auf der Streckseite der Finger und Zehen

William Heberden war einer der großen Ärzte des 18. Jahrhunderts, denen die medizinische Wissenschaft die exakte Beschreibung der Krankheitsbilder verdankt. Er war 1710 in London geboren, hatte in Cambridge studiert, dort dann praktiziert und Materia medica gelehrt, ehe er 1748 nach London ging und für fast ein halbes Jahrhundert einer der gesuchtesten und gebildetsten Ärzte war. 1759 wurde er Mitglied der Royal Society, schon in seiner Zeit in Cambridge war er Mitglied des Royal College of Physicians geworden, dessen Schriftenreihe „Medical Transactions" er mitbegründete. In den Medical Transactions ist auch seine bedeutendste Arbeit abgedruckt, die auf einen von ihm gehaltenen Vortrag zurückgeht: „Some account of a disorder of the breast", in der er zum ersten Mal das Bild der Angina pectoris klinisch exakt beschreibt, es differentialdiagnostisch von anderen Formen abgrenzt, Prognose und Therapie angibt. Ähnlich exakt ist die Beschreibung der arthrotischen Knoten an den Fingern, die noch heute nach ihm benannt sind. Im hohen Alter begann er, die aus der Sammlung der seit Beginn seiner Praxis gemachten Aufzeichnungen hervorgegangenen Kommentare zur Geschichte und Heilung der Krankheiten zusammenzustellen, die sein Sohn nach seinem Tod am 17. Mai 1801 in Latein und Englisch publiziert hat.

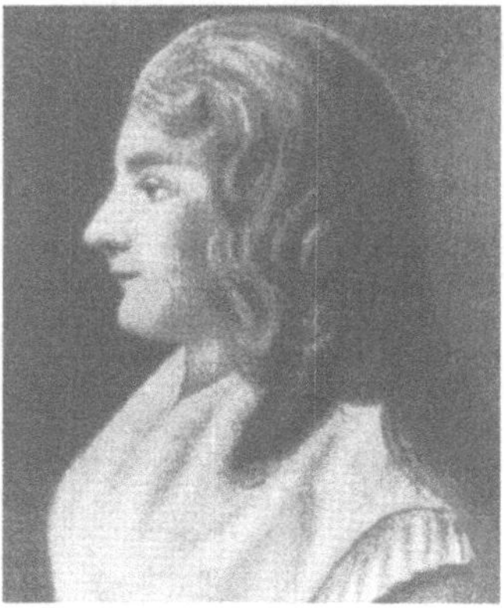

Dorothea Erxleben
1715–1762

Die erste deutsche Doktorin der Medizin war Dorothea Erxleben, die 1754 in Halle promoviert wurde. Geboren war sie am 13. November 1715 als Dorothea Christiana Leporin als Tochter eines Quedlinburger Arztes. Ihre ersten medizinischen Unterweisungen erhielt sie durch den Vater, den sie auch bei seinen Krankenbesuchen begleitete. Ein regelrechtes Universitätsstudium blieb ihr zunächst verwehrt, und sie begann ihre Gedanken über die Frage des Frauenstudiums in einem Manuskript niederzulegen, das 1742 unter dem Titel „Untersuchung der Ursachen, die das weibliche Geschlecht vom Studiren abhalten“ in Berlin erschien. Schon 1740 hatte Dorothea Leporin den jungen Preußenkönig Friedrich II. gebeten, sie zur Promotion zuzulassen und dieser hatte die medizinische Fakultät Halle angewiesen, einer Promotion keine Schwierigkeiten zu bereiten. Zu dieser aber sollte es zunächst nicht kommen, da Dorothea den Diakon Johann Christian Erxleben heiratete. Erst eine Anzeige der Quedlinburger Ärzte wegen Kurpfuscherei brachte die Angelegenheit weiter: um weiter behandeln zu können, unterzog sie sich der Doktorprüfung in Halle. Danach hat sie bis zu ihrem Tod am 13. Juni 1762 in Quedlinburg praktiziert. Die Reaktion der Quedlinburger Doktoren auf den unerwarteten Ausgang ihrer Anzeige ist leider nicht erhalten.

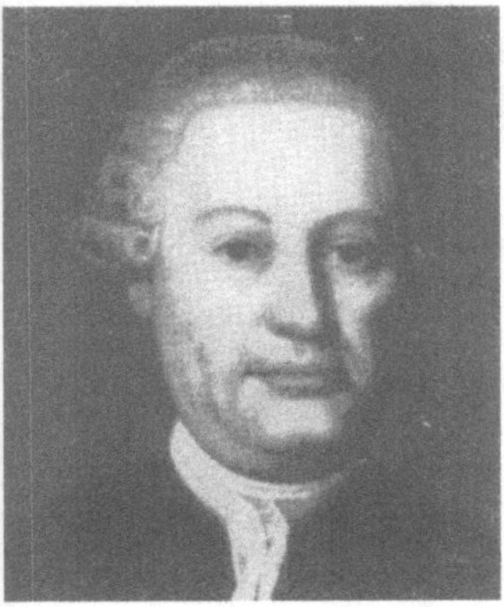

Leopold Auenbrugger
1722–1809

Auenbrugger-Zeichen: Zeichen des Perikardergusses: Vorwölbung über der Herzgegend

1761 veröffentlichte der Wiener Arzt Leopold Auenbrugger sein „Inventum novum", seine neue Erfindung, durch Beklopfen des Brustkorbs Zeichen zur Erkennung verborgener Krankheiten der Brusthöhle zu gewinnen, und wurde damit zum Erfinder der Perkussion. Wieweit die musikalische Begabung Auenbruggers, er schrieb immerhin ein Libretto für A. Salieri, für die Entdeckung eine Rolle spielte, sei dahingestellt. Wichtiger ist, daß Auenbrugger, der am 19. November 1722 in Graz geboren wurde, nach seinem Studium in Wien als Sekundar- und später als Primararzt am Spanischen Krankenhaus seine Methode über Jahre entwickeln und vervollkommnen konnte. Die Bedeutung der Perkussion für die Diagnostik wurde zunächst auch von Auenbruggers Lehrern van Swieten und de Haen nicht erkannt, und so galt die Adelung durch Joseph II. eher dem beliebten und geachteten Praktiker. Erst zu Beginn des 19. Jahrhunderts setzte sich die Perkussion als physikalische Diagnosemethode, vor allem durch das Eintreten des französischen Klinikers Corvisart allgemein durch.

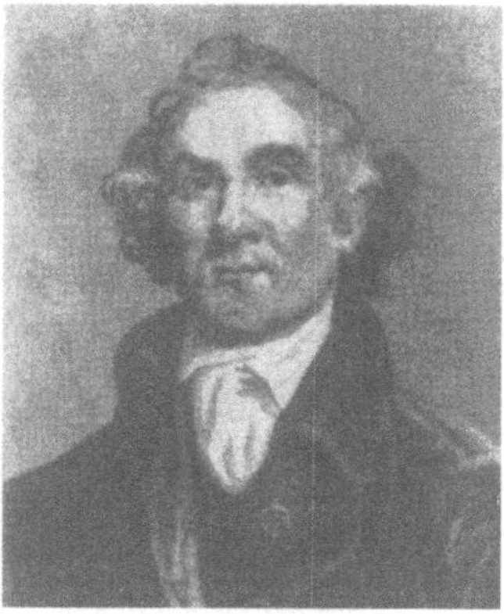

John Hunter
1728–1793

Hunter-Gubernaculum: Gubernaculum testis
Hunter-Kanal: Canalis aductorius

John Hunter entstammte einem schottischen Bauerngeschlecht und ist am 13. Februar 1728 in Long Calderwood geboren. Mit der Medizin gewann er Berührung, als er zwanzigjährig zu seinem Bruder William, der Lehrer der Anatomie in London war, kam. Er erhielt eine Ausbildung als Chirurg und wurde 1756 ans St. George's Hospital berufen. Nach seiner Tätigkeit als Kriegschirurg übte er in London eine ausgedehnte Praxis aus, wurde Mitglied der Royal Society, Generalinspektor der Hospitäler und Surgeon-Master der Armee. Eine schwere Herzkrankheit überschattete seine letzten Jahre, in einem Angina pectoris-Anfall ist er am 16. Oktober 1793 gestorben. Hunters große Bedeutung liegt darin, daß er der englischen Chirurgie eine wissenschaftliche Grundlage gab, die die Chirurgie auf Anatomie und Physiologie aufbaute. Seine Sammlung von 14 000 anatomischen und anatomisch-pathologischen Präparaten hatte er von Anfang an als didaktisches Hilfsmittel für den Unterricht angelegt. Sie ist, wenigstens in Teilen, noch heute in London zu besichtigen. Hunter schuf die Basis der modernen Lehre von der Entzündung, leistete wesentliche Beiträge zur Zahnheilkunde, zur Venerologie und zur vergleichenden Anatomie.

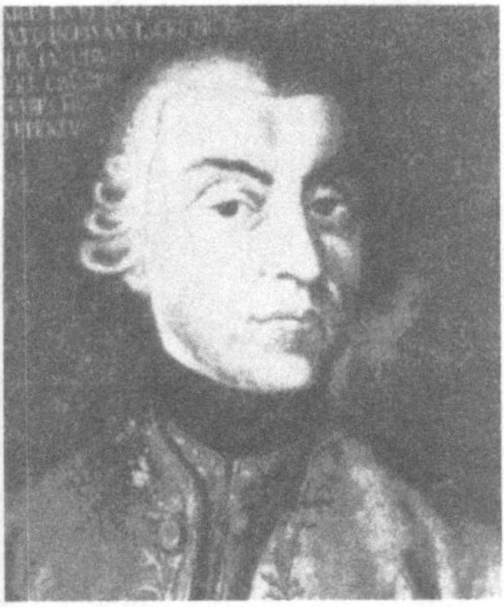

Felice Fontana
1730–1805

Fontana-Kanal: Spatium anguli iridocornealis
Fontana-Bänderung: die durch wellenförmige Anordnung der Nervenfaser bedingte Querstreifung am frischen Nervenpräparat

Felice Fontana wurde am 15. April 1730 in Pomarolo geboren und erhielt seine Bildung in Verona, Parma und Padua. Weitere Studien trieb er in Bologna und Rom, ehe er 1765 den Lehrstuhl für Logik und 1766 den für Physik an der Universität Pisa erhielt, von wo er jedoch schon bald nach Florenz übersiedelte, um dort das Physikalische Laboratorium aufzubauen. Gleichzeitig schuf er das Anatomische Museum mit seinen berühmten Wachsmodellen, die noch heute im Museo della Speccola ebenso erhalten sind, wie die zeitgenössischen Duplikate im Wiener Josephinum. Fontanas wissenschaftliche Bedeutung erschöpft sich jedoch nicht in diesen mehr organisatorischen Dingen. Er hat die von Albrecht von Haller aufgestellten Gesetze der Irritabilität und Sensibilität im Versuch überprüft, dabei die Refraktärzeit des Muskels und das Alles-oder-Nichtsgesetz des Herzens entdeckt, hat in über 6000 toxikologischen Versuchen das Viperngift untersucht und dabei die experimentellen Grundlagen der Toxikologie und Pharmakologie gelegt, hat grundlegende Untersuchungen über das Opium gemacht und das Prinzip der Curarewirkung beschrieben. Fontana ist am 10. März 1805 in Florenz gestorben.

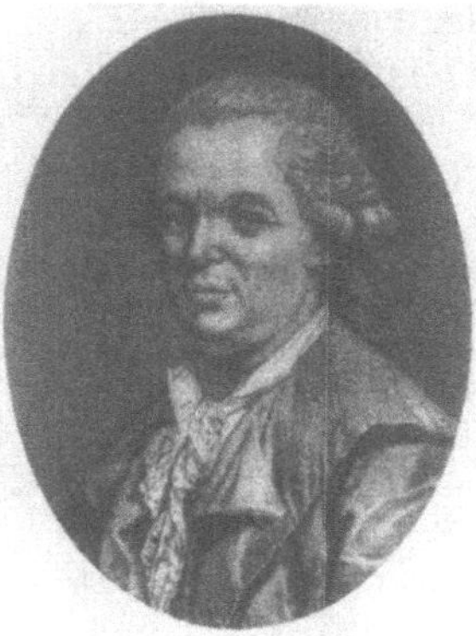

Franz Anton Mesmer
1734–1815

Das 18. Jahrhundert gilt auch in der Medizin als die Zeit der Aufklärung, in der man versuchte, Krankheiten rationell zu erkennen und zu heilen. Aber schon zu Ende des Jahrhunderts gab es Gegenbewegungen gegen diesen Rationalismus, die in der Medizin der deutschen Romantik endeten. Eine dieser Gegenbewegungen ist die von Franz Anton Mesmer begründete Lehre vom Tierischen Magnetismus. Ausgehend von Beobachtungen, daß die Behandlung mit einem Stahlmagneten bei bestimmten Erkrankungen Heilung bringe, entwickelte er ein System, in dem nicht mehr der physikalische Magnetismus, sondern die magnetischen Kräfte des menschlichen Körpers, die er in einem zirkulierenden, alle Menschen umfassenden magnetischen Fluidum sah, die Hauptrolle spielten. Mesmer, der am 13. Mai 1734 in Iznang am Bodensee geboren war, in Dillingen, Ingolstadt und Wien studiert und eine Dissertation über den Einfluß der Sterne auf den menschlichen Körper geschrieben hatte, bekam bald in Wien riesigen Zulauf, aber auch Schwierigkeiten mit Kollegen und Obrigkeit, die ihn einen Wechsel nach Paris vornehmen ließen, wo er ebenso erfolgreich wie angefeindet seine Kurse veranstaltete, bis ihn die französische Revolution außer Landes zwang. In Meersburg ist er am 5. März 1815 gestorben. Sein System, wahrscheinlich auf Hypnose und Suggestion beruhend, konnte sich noch wenige Jahre sogar an deutschen Hochschulen halten.

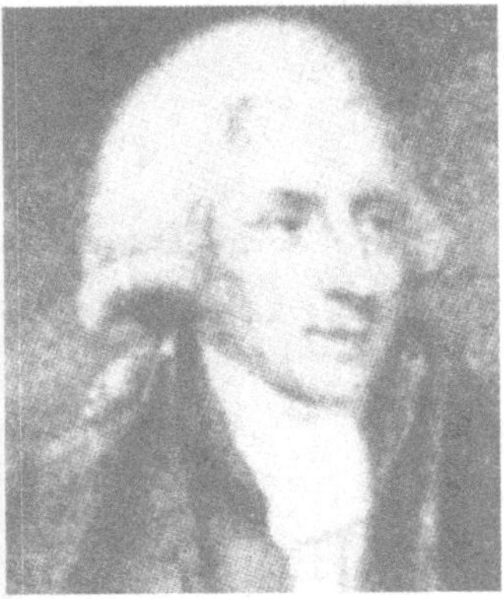

William Withering
1741 – 1799

Im Jahr 1785 ist ein nicht allzu umfangreiches Buch erschienen, das die Therapie der Herzkrankheiten bis heute beeinflussen sollte. Der Arzt William Withering aus Birmingham berichtete darin über seine aufsehenerregenden Erfolge mit der Digitalis purpurea. „An account of the foxglove and some of its medical uses" ist der Titel des Buches, und es ist kein Wunder, daß es schon ein Jahr später in einer deutschen Übersetzung vorlag. 1775 hatte Withering von einer Kräuterfrau ein Teerezept erhalten, und unter den mehr als 20 Bestandteilen die Digitalis als den wesentlichen erkannt. Er setzte sie in der Armenpraxis als Diuretikum ein und erkannte, daß sie nur in Fällen kardial bedingter Oedeme erfolgreich war, und daß sich das Asthma cardiale besserte. Auch die Nebenwirkungen hat Withering schon genau beschrieben: Übelkeit, Erbrechen, Durchfall, Schwindel, Sehstörungen, Verminderung des Pulses, Krämpfe und Ohnmacht. William Withering ist im März 1741 als Sohn eines Arztes in Willington/Shropshire geboren, studierte zunächst unter Leitung des Vaters, dann in Edinburgh, wo er 1766 zum Doktor der Medizin promoviert wurde. Seine Praxis, die er zunächst in Stafford begonnen hatte, verlegte er bald nach Birmingham. Gesundheitlich geschwächt, vermutlich durch eine Tuberkulose, die er durch zweimaligen längeren Aufenthalt in Portugal auszukurieren hoffte, starb er am 6. Oktober 1799 in Birmingham.

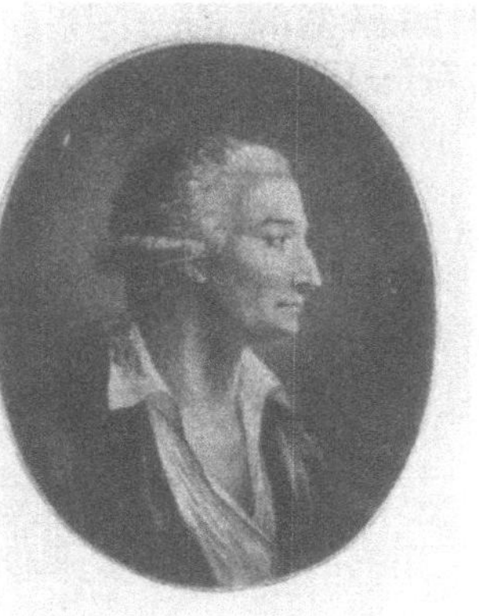

Antoine-Laurent Lavoisier
1743–1794

Lavoisier-Kalorimeter: ältestes Modell eines Tierkalorimeters, bei dem die Wärmebildung anhand der Menge tauenden Eises errechnet wird

Antoine-Laurent Lavoisier, geboren am 26. August 1743, gilt als der Begründer der modernen organischen Chemie. Seine Untersuchungen über den Sauerstoff und über das Wasser haben jedoch auch großen Einfluß auf die Entwicklung der Medizin gehabt. Priestley und Scheele hatten den Sauerstoff als Element entdeckt, Lavoisier erkannte die Bedeutung dieser Entdeckung für das Verständnis der Verbrennung und widerlegte die bis dahin gültige Phlogistontheorie, die bei der Verbrennung eben jenes Phlogiston frei werden ließ, durch seine richtige Deutung der Oxydation als Sauerstoffaufnahme. Die Bestimmung der Zusammensetzung des Wassers, von Cavendish zum ersten Mal vorgenommen, wurde von Lavoisier zu einer einheitlichen, Verbrennung, Kalzination und Atmung umfassenden, antiphlogistischen Theorie erweitert. Lavoisier war seit 1768 Mitglied der Akademie der Wissenschaften in Paris, nachdem er zunächst Jura studiert und sich erst dann den Naturwissenschaften zugewandt hatte. Neben seiner Forschertätigkeit fand er Zeit, ab 1776 als Leiter der Pulver- und Salpeterfabriken, Mitglied der Kommission für Maße und Gewicht und ab 1780 als Generalpächter der Steuer tätig zu sein. Deshalb wurde er in der französischen Revolution unter Anklage gestellt und am 8. Mai 1794 durch die Guillotine hingerichtet.

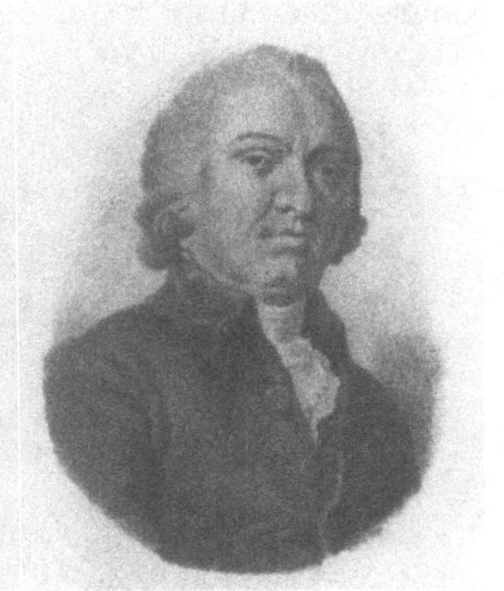

Pierre Desault
1744–1795

Desault-Verband: Bindenverband zur Ruhigstellung, vor allem bei Schlüsselbeinfraktur
Desault-Zeichen: abnorme passive Rotation bei Schenkelfraktur

Der Begründer der ersten chirurgischen Klinik in Frankreich und damit in Europa, Pierre Desault, stammte aus kleinen Verhältnissen. Am 6. Februar 1744 in Magny-Vernais geboren, war er bei einem einheimischen Chirurgen in die Lehre gegangen und hatte dann als Militärchirurg gedient, ehe er 1764 nach Paris kam, wo er das Collège de Chirurgie besuchte. Schon seit 1766 gab er Kurse in Anatomie und Chirurgie, wurde 1776 Mitglied des Collège de Chirurgie und der Académie royale de Chirurgie. 1782 wurde er zum Chefchirurgen der Charité und 1788 des Hôtel-Dieu ernannt. 1793 wurde er mitten während einer Vorlesung verhaftet, aber bald wieder freigelassen und zum Professor der chirurgischen Klinik an der École de Santé ernannt. Am. 1. Juni 1795 ist er in Paris gestorben. Zu seinen bedeutenden Leistungen zählen der nach ihm benannte Verband, die Einführung der geraden Amputationsmesser, die zwar schon seit Paré bekannte, aber wieder in Vergessenheit geratene direkte Gefäßunterbindung und die operative Behandlung von Aneurysmen. Desault trat für eine strenge Indikationsstellung bei allen operativen Eingriffen, insbesondere bei der Amputation ein.

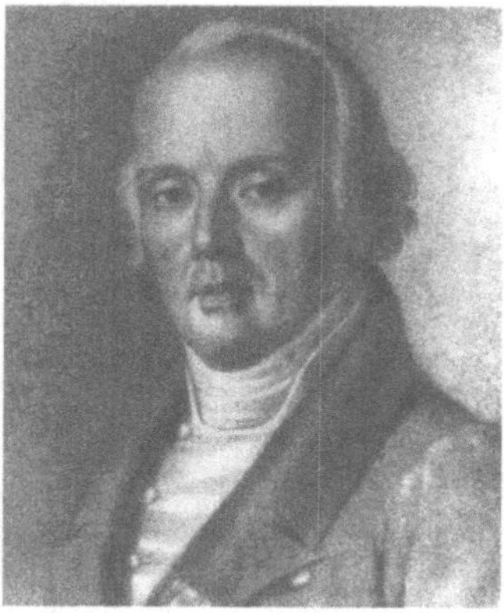

Johann Peter Frank
1745–1821

Der Begriff der Medizinischen Polizei ist eng mit dem Namen des Johann Peter Frank verknüpft. In einem umfangreichen Werk hat er am Ende der Aufklärung die Aufgaben einer allgemeinen staatlichen und privaten Gesundheitsfürsorge zusammengefaßt und damit die hier zum ersten Mal sichtbaren Aufgaben des Staates in der Gesundheitssicherung beschrieben. Frank ist am 19. März 1745 in Rodalben/Pfalz geboren, studierte Philosophie in Metz und Pont-a-Mousson, Medizin in Heidelberg und Straßburg und war Arzt in Bitsch, Baden-Baden und Rastatt. 1772 ging er nach Speyer, richtete in Bruchsal ein Hebammeninstitut ein und hielt anatomische und chirurgische Vorlesungen. 1784 folgte er einem Ruf nach Göttingen, 1786 einem nach Pavia. Seine Rektoratsrede über das Elend als Mutter der Krankheiten weist ihn als einen stark an der sozialen Seite der Krankheit interessierten Arzt aus. 1795 wurde er nach Wien berufen und Leiter des Allgemeinen Krankenhauses. 1804 ging er nach Wilna, kurze Zeit später nach St. Petersburg und wurde Leibarzt des Zaren, hielt es jedoch auch hier nur kurze Zeit aus und kehrte nach Wien zurück, wo er am 21. April 1821 starb.

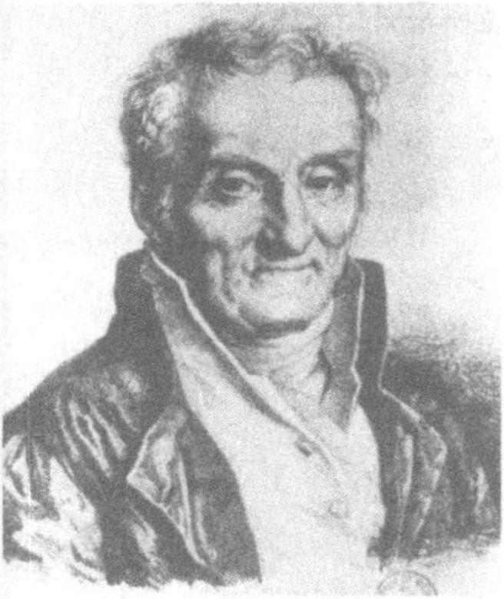

Philippe Pinel
1745–1826

Philippe Pinel, geboren am 20. April 1745 in Jonquières, kam erst über ein Studium der Theologie und Philosophie mit 25 Jahren zur Medizin und studierte in Toulouse. Zur weiteren Ausbildung ging er nach Montpellier und Paris. Dort wandte er sich dem Studium der Geisteskrankheiten zu und wurde Arzt an der Anstalt Bicêtre und an der Salpêtrière, 1794 wurde er Professor an der Medizinschule Paris, zunächst für Medizinische Physik, dann für Pathologie. Er starb am 25. Oktober 1826. Pinels Verdienst ist die „Befreiung der Irren von ihren Ketten". Bis dahin waren Geisteskranke nicht als Kranke angesehen worden, sondern als gemeingefährliche Irre, die gleich Zuchthäuslern, zum Teil angekettet, ohne ärztliche Versorgung in Hospitälern oder im Narrenturm eingesperrt waren. Pinel entwickelte das Konzept der psychischen Krankheiten in seiner „Philosophischen Nosographie", die den großangelegten Versuch, darstellt, ein komplettes System aller Krankheiten auf anatomisch-physiologisch-pathologischer Basis zu erstellen, ein Versuch, der zum Scheitern verurteilt war. Aber die genaue Beschreibung der Krankheitszeichen bei Geisteskrankheiten, die Dokumentation der klinischen Entwicklung der verschiedenen psychischen Erkrankungen schufen für die Psychiatrie des 19. Jahrhunderts die Grundlage und machten sie zu einem Teil der Medizin.

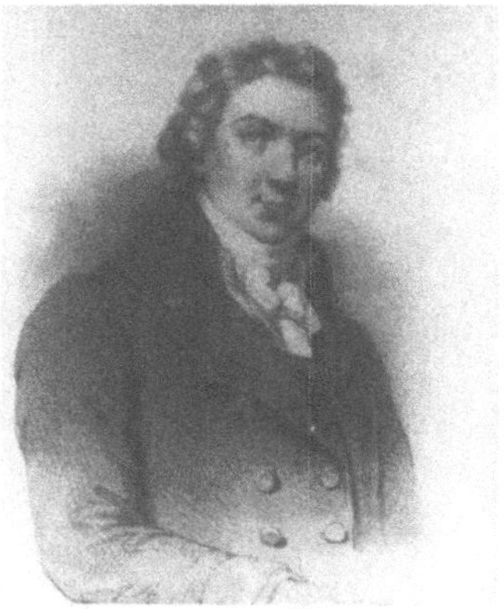

Edward Jenner
1749–1823

Jenner-Impfung: Pockenschutzimpfung

Die Pocken waren über Jahrhunderte eine der gefürchtetsten Infektionskrankheiten, die in Wellen im Abstand von einigen Jahren in einzelnen Regionen mehr als die Hälfte der Kinder hinwegrafften. Dabei hatte man die Beobachtung gemacht, daß Kinder, die die Pocken einmal überstanden hatten, bei einer neuen Epidemie immun waren. Ausgehend von Beobachtungen in der Türkei hatte Lady Montagu die Inokulation der Blattern empfohlen. Dabei impfte man Blatterninhalt in die Schleimhaut ein, in der Hoffnung, daß es nicht zum vollen Ausbruch der Krankheit komme. Todesfälle oder schwere Erkrankungen waren bei dieser Art der Impfung keine Seltenheit. Edward Jenner, geboren am 17. Mai 1749 und in die Medizin eingeführt durch John Hunter, verfolgte einen anderen Weg. Von 1775 an überprüfte er die Behauptung der Landbevölkerung, daß auch die Kuhpocken einen Schutz vor Menschenpokken erzeugten. 1796 konnte er den experimentellen Beweis für diese These liefern, der jedoch zunächst von der wissenschaftlichen Welt nicht anerkannt, bald jedoch begeistert gefeiert werden sollte. Innerhalb kürzester Zeit entstanden Impfinstitute und trotz eines erbitterten Streites, der über ein Jahrhundert andauern sollte, setzte sich die Vakzination durch. Jenner konnte den Erfolg seiner Entdeckung miterleben; er starb am 26. Januar 1823 in London.

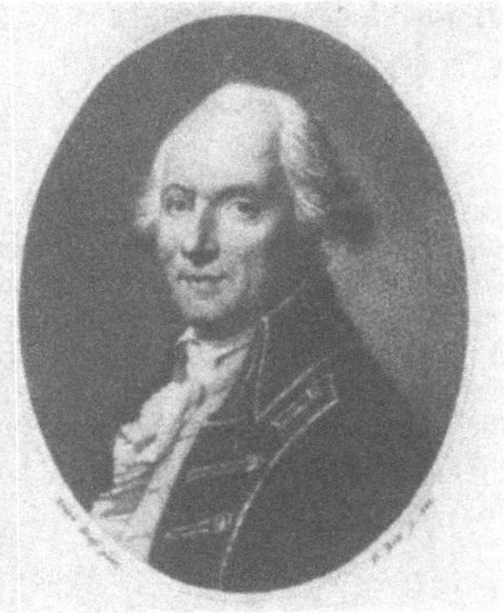

Johann Goercke
1750–1822

Johann Goercke gilt als der bedeutendste Militärarzt seiner Epoche. Geboren am 3. Mai 1750 in Ostpreußen, erlernte er die Chirurgie noch handwerklich bei seinem Onkel, einem Regimentschirurgen in Tilsit und dann bei einem weiteren Chirurgen in Königsberg, wo er 1766 Kompagniechirurg wurde. Hier vervollkommnete er seine Ausbildung an der Königsberger Universität wie er es auch später, als er als Chirurg bei der Leibkompagnie des Königs in Potsdam stationiert war, am Collegium medico-chirurgicum in Berlin tat. Nach Ablegung des Examens wurde er 1788 Regimentschirurg und nahm als Vertreter des Generalstabschirurgen Theden seit 1790 an den Feldzügen teil. Nach dem Zusammenbruch Preußens hat er das Heeressanitätswesen konsequent reformiert. Daneben war er ein gesuchter Arzt bei Hofe. Seine Bedeutung aber geht über all das weit hinaus. 1795 setzte er zur Verbesserung der Ausbildung der Militärärzte die Errichtung einer militärärztlichen Bildungsanstalt, der sogenannten medizinisch-chirurgischen Pépinière, durch, aus der später die Medizinisch-chirurgische Akademie wurde, die 1818 den Namen Friedrich-Wilhelms-Institut erhielt. Er hat damit Berlin neben der Universität eine medizinische Bildungsstätte gegeben, die für die zukünftige Entwicklung der Medizin in Berlin grundlegend werden sollte, nicht zuletzt durch die Tatsache, daß sie unbemittelten Schülern ein Medizinstudium ermöglichte. Goercke starb am 30. Juni 1822 in Potsdam.

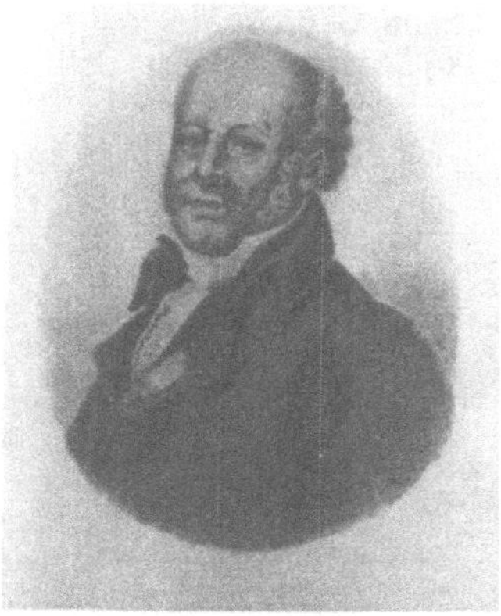

Jean-Nicolas Corvisart
1755–1821

Corvisart-Gesicht: charakteristischer Gesichtsausdruck bei schwerer Herzinsuffizienz mit Zyanose, glänzenden Augen und geöffnetem Mund.
Corvisart-Zeichen: klinisches Zeichen für Mitralstenose und stärker ausgeprägte Trikuspidalinsuffizienz

Jean-Nicolas Corvisart wurde als Sohn eines Staatsanwalts am 15. Februar 1755 in Dricourt geboren und wollte ursprünglich Jurist werden. Vorlesungen von Desault im Pariser Hôtel-Dieu begeisterten ihn so, daß er seine Ausbildung zum Mediziner unter Desault betrieb und 1782 approbiert wurde. Er wandte sich der inneren Medizin zu und baute vor allem die von Auenbrugger entdeckte Methode der Perkussion weiter aus, so daß sie seitdem zum festen Bestandteil der klinischen Untersuchungsmethoden gehört. Er war damit der Begründer der systematischen Untersuchung des Patienten mit physikalischen Methoden, die die bis dahin geübte Beobachtung des Kranken ablösen sollte, und die zu einem kennzeichnenden Element der französischen Medizin um die Wende zum 19. Jahrhundert wurde. Corvisart wurde 1788 Sekundärarzt an der Pariser Charité und 1794 zum Professor ernannt, zunächst an der Charité, dann an der École de Médecine, schließlich am Collège de France. Als Leibarzt Napoleons, der alle akademischen Ämter niedergelegt hatte, zog er sich nach dessen Verbannung aus dem öffentlichen Leben zurück und starb am 18. September 1821 in Paris.

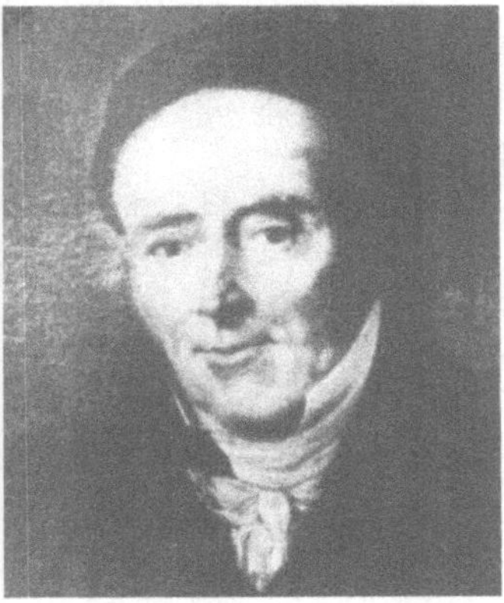

Samuel Hahnemann
1755–1843

Samuel Hahnemann wurde am 10. April 1755 in Meißen geboren, hatte in Leipzig Medizin studiert, war dann in verschiedenen Stellungen als Arzt und Physikus tätig, ehe er sich 1784 in Dresden für eine Weile ganz der Chirurgie zuwandte, später aber wieder zur Medizin zurückkehrte. Nach langen Wanderjahren ließ er sich schließlich 1805 in Thurgau, 1811 in Leipzig nieder, wo er sich habilitierte. 1821 verlegte er seine Praxis nach Köthen und 1835 nach Paris, wo er am 2. Juli 1843 starb. Bei Selbstversuchen mit der Chinarinde hatte er an sich fieberhafte Erscheinungen beobachtet. Er kam dadurch zu der Überzeugung, daß die Arzneimittel dadurch heilen, daß sie eine den ursprünglichen Krankheitssymptomen ähnliche Arzneikrankheit erzeugen, wodurch die ursprüngliche Krankheit vernichtet wird. Gleiches wird also mit gleichem geheilt (Similia similibus curantur). Die beste Wirkung wird erst durch hochgradige Verdünnung der Mittel erreicht (Potenzierung). Ab 1807 gab Hahnemann seiner Therapie den Namen Homöopathie und faßte seine Lehre 1810 im „Organon" zusammen, in das auch in großem Maße naturphilosophische Gedanken Schellings eingegangen sind. Während die Homöopathie in den ersten Jahren ihres Bestehens viel beachtet wurde, spielte sie in der Zeit der naturwissenschaftlichen Medizin kaum eine Rolle und behauptet sich nun neben der Allopathie als Sonderform der Therapie.

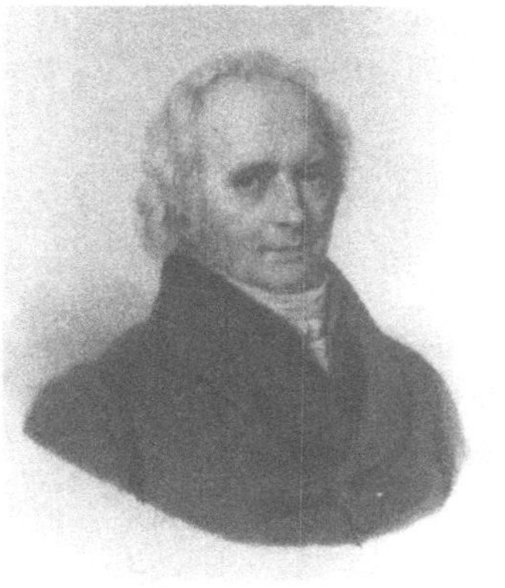

Christoph Wilhelm Hufeland
1762–1836

Christoph Wilhelm Hufeland ist am 12. August 1762 in Langensalza geboren, studierte Medizin in Jena und Göttingen und übernahm die Praxis des allmählich erblindenden Vaters in Weimar, wo Goethe, Schiller, Herder und Wieland nicht nur seine Patienten, sondern auch seine Freunde wurden. 1793 machte ihn der Herzog zum Professor in Jena, wo er begeistert aufgenommene Vorlesungen hielt. Ehrenvolle Berufungen, auch ins Ausland, lehnte er ab, ging dann aber doch 1801 als Leibarzt der königlichen Familie, Direktor des Collegium medicum und Erster Arzt der Charité nach Berlin. Die königliche Familie begleitete er auch auf der Flucht nach Königsberg und Memel und wurde nach seiner Rückkehr der erste Dekan der Medizinischen Fakultät der neuen Berliner Universität. Gleichzeitig wurde er Mitglied der Akademie der Wissenschaften, als Staatsrat Leiter der Abteilung Gesundheitswesen im Innenministerium und Mitglied der Armendirektion. Hochgeehrt feierte er 1833 sein goldenes Doktorjubiläum und starb am 25. August 1836 in Berlin. Hufelands Name lebt fort in der Hufelandschen Gesellschaft, in der Hufeland-Stiftung, aber auch in der Verbindung mit seinem bekanntesten Werk, der „Makrobiotik", in der er ganz im Geiste der Aufklärung persönliche Gesundheitspflege und staatliche Gesundheitsführung zu einer Einheit für ein längeres Leben einprägsam verknüpfte.

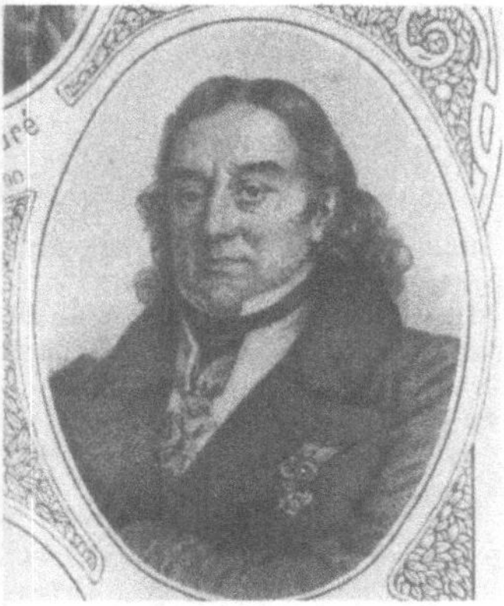

Dominique Jean Larrey
1766 – 1842

Larrey-Amputation: 1. Exartikulation des Oberarms im Schultergelenk; 2. Oberschenkelamputation im Sinne des Exstirpationsverfahrens
Larrey-Hernie: Zwerchfellhernie durch die Larrey-Spalte
Larrey-Spalte: Trigonum sternocostale des Zwerchfells
Larrey-Verband: schnell härtender Verband aus Hühnereiweiß, Kampferspiritus und Bleiessig

Dominique Jean Larrey ist der Schöpfer der neueren Kriegschirurgie, für die er Erfahrungen in den Kriegen Napoleons in Ägypten, Italien, Deutschland und Rußland sammeln konnte. Er gilt als Begründer der fliegenden Feldlazarette, der Ambulances volantes, durch deren Einsatz eine schnelle operative Versorgung der Verwundeten möglich wurde. Die Einführung der frühzeitigen Amputation hat in einer Zeit, in der eine infizierte Wunde den sicheren oder doch fast sicheren Tod bedeutete, sicher vielen Verwundeten das Leben gerettet. Larrey war ein glänzender Operateur, der auch große Operationen in kürzester Zeit ausführte, eine unumgängliche Notwendigkeit in der Zeit vor der Einführung der Narkose. Larrey ist am 8. Juli 1766 in Beaudéan geboren, erlernte die Chirurgie in Toulouse und Paris und war danach Feldchirurg. 1796 wurde er Professor an der in Val-de-Grâce errichteten militärärztlichen Schule, 1803 erlangte er die Doktorwürde und 1805 wurde er Generalinspektor des Sanitätsdienstes und Leibarzt Napoleons. Auch nach dessen Verbannung blieb er in seinen militärischen Ämtern bis zu seinem Tod am 1. August 1842 in Lyon.

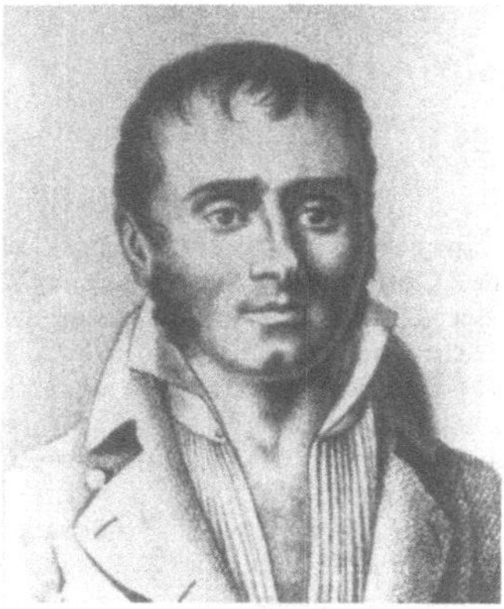

Xavier Bichat
1771–1802

Bichat-Fettpfropf: Corpus adiposum bucae
Bichat-Kanal: Durchtrittskanal für die Vena cerebri magna in der Arachnoidea encephali
Bichat-Membran: Tunica elastica interna der Gefäße

Marie François Xavier Bichat wurde am 11. November 1771 in Thoirette (Jura) geboren, studierte Medizin in Montpellier und war dann als Arzt in Lyon und Paris tätig, wo Desault sein Lehrer wurde. 1797 wurde er Professor der Anatomie am Hôtel-Dieu. Nur fünf Jahre blieben ihm als Lehrer vergönnt. Schon 1802, am 22. Juli, ist er in Paris gestorben. Bichat war ein unermüdlicher Arbeiter, in einem Jahr hat er mehr als 600 Sektionen durchgeführt, er wohnte und schlief im Seziersaal. Bichats Verdienst ist es, die Entwicklung der modernen Pathologie entscheidend mitgeprägt zu haben. Hatte Morgagni am Ende des 18. Jahrhunderts den Schritt von der Humoralpathologie zu einer Organpathologie getan, so dachte Bichat diesen Ansatz konsequent weiter. Nicht wie Morgagni die einzelnen Organe, sondern die Gewebe sah er als Ort des Krankheitsgeschehens an. Er nahm an, daß gleiche Gewebe auch in verschiedenen Organen gleichartig erkranken und so notwendigerweise gleiche Krankheitssymptome entstehen müssen. Zu den von Bichat beschriebenen „Systemen des Körpers“ gehören Zellgewebe, Nervensystem, Gefäße als „allgemeine“ und Knochen, Knorpel, Fasersystem, Muskeln, Drüsen, Häute usw. als „besondere“.

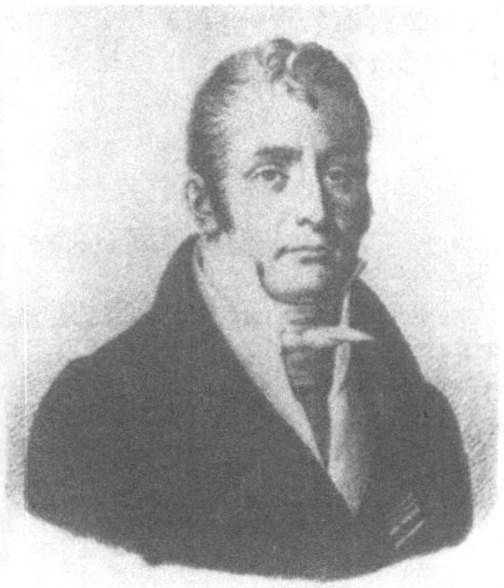

Guillaume Dupuytren
1777–1835

Dupuytren-Kontraktur: Beugekontraktur eines oder mehrerer Finger durch Schrumpfung der Palmaraponeurose
Dupuytren-Zeichen: Axialverschieblichkeit des Beines als Zeichen der Hüftluxation des Säuglings

Der berühmteste französische Chirurg zu Beginn des 19. Jahrhunderts war der am 5. Oktober 1777 in Pierre-Buffère, einem kleinen Ort bei Limoges geborene Guillaume Dupuytren. Seine chirurgische Ausbildung hatte er in Paris erhalten und war bereits 1794 zum Prosektor ernannt worden. Seit 1802 war er am Hôtel-Dieu tätig, wo er eine steile Karriere machte und ab 1812 als Professor der Chirurgie wirkte. Er hat in dieser Zeit nicht nur chirurgisch gearbeitet, sondern auch anatomische, physiologische und pathologische Arbeiten vorgelegt. Dupuytren war wegen seiner klar gegliederten und gut verständlichen Vorlesungen vor allem bei den Studenten, aber auch bei seinen Kollegen ein beliebter Lehrer. Aber auch als Operateur leistete er Überragendes. Eine ganze Reihe von Operationen führte er zum ersten Mal aus, so die Resektion des Unterkiefers, die Unterbindung der Arteria iliaca externa und der Arteria subclavia. Seine Arbeiten über die Diagnostik von Frakturen und über die Kallusbildung waren bedeutend. 1833 erlitt er einen Schlaganfall, von dem er sich nicht mehr erholte und am 8. Februar 1835 starb er in Paris.

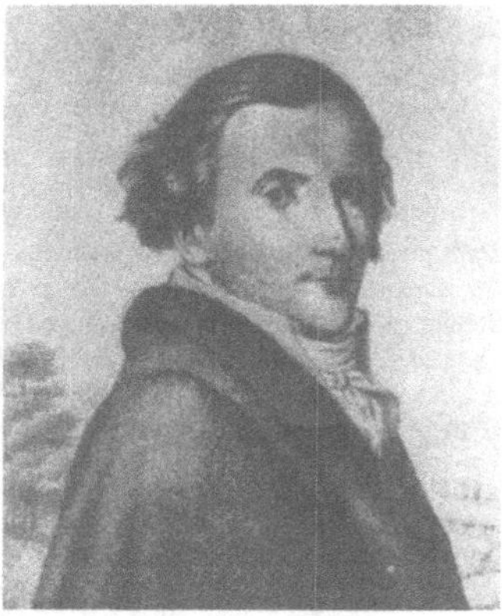

Franz Karl Naegele
1778–1851

Naegele-Becken: schräg verengtes Bekken
Naegele-Regel: Regel zur Berechnung des Geburtstermins
Naegele-Zange: Geburtszange mit doppelter Krümmung

Franz Karl Naegele hat sich besonders durch seine Leistungen auf dem Gebiet der Geburtshilfe einen Namen gemacht. Daneben hat er jedoch auch große Verdienste um die Reformen der sozialen Sicherung, die unter seiner Mitwirkung in Barmen geschaffen wurden, und die den später großen Ruf der Armenfürsorge in Barmen begründeten. Naegele stammte aus einer Düsseldorfer Arztfamilie, wo er am 12. Juli 1878 geboren wurde. Er studierte in Straßburg, Freiburg und Bamberg und ließ sich in Barmen nieder, wo er sehr bald auch öffentliche Ämter bekleidete, als Physikus tätig war und Hebammenunterricht erteilte. 1807 folgte er einem Ruf als außerordentlicher Professor für Geburtshilfe nach Heidelberg und wurde dort 1810 Ordinarius und Direktor der Entbindungsanstalt. Am 21. Januar 1851 ist er in Heidelberg gestorben. Seine Forschungen galten vor allem der Pathologie der Geburtshilfe, von ihm stammt die Lehre vom schräg verengten Becken und die Bestimmung der Beckenneigung. Auch die Bezeichnung der Schädellagen geht auf ihn zurück, ebenso die Berechnung der Schwangerschaftsdauer und die Errechnung des Geburtstermins nach der auch heute noch anwendbaren Regel.

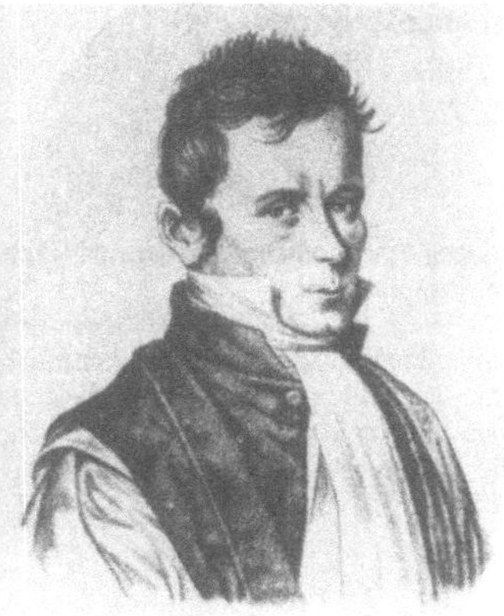

René-Théophile-Hyacinthe Laennec
1781–1826

Laennec-Abszeß: verkäster tuberkulöser Abszeß
Laennec-Granulationen: miliare Tuberkel
Laennec-Perlen: sagoartige Partikel im Auswurf bei Bronchitis sicca

Zu Beginn des 19. Jahrhunderts wurden in die Medizin neue Untersuchungsverfahren eingeführt, die eine bessere Beurteilung der inneren Organe ermöglichten und nicht unwesentlich zur Entwicklung der klinischen Medizin beitrugen. Auenbrugger hatte die Perkussion angegeben, Laennec war es, der die seit der Antike bekannte Auskultation auf eine neue Stufe hob. Hatte man bis dahin die direkte Auskultation gekannt, bei der das Ohr des Untersuchers direkt auf Brust oder Rücken des Patienten gelegt wurde, so wurde durch die von Laennec erfundene indirekte Auskultation mittels des Stethoskops eine weit differenziertere Beurteilung der Geräusche möglich. Als Laennec 1819 diese Methode bekannt machte, war er Arzt am Hôpital Necker in Paris. Der am 17. Februar 1781 in Quimper in der Bretagne Geborene hatte die Anfangsgründe der Wundarzneikunst bei seinem Onkel in Nantes gelernt, war Feldarzt gewesen und hatte dann in Paris an der École de médecine studiert und war Arzt im Hôpital Beaugon und dann in der Salpêtrière geworden. In dieser Zeit veröffentlichte er bemerkenswerte Untersuchungen über die Tuberkulose, Aneurysmen und Peritonitis. 1822 wurde er ins Collège de France berufen und 1823 erhielt er die Professur für innere Medizin an der Charité. Schon drei Jahre später, am 13. August 1826 starb er in der Bretagne.

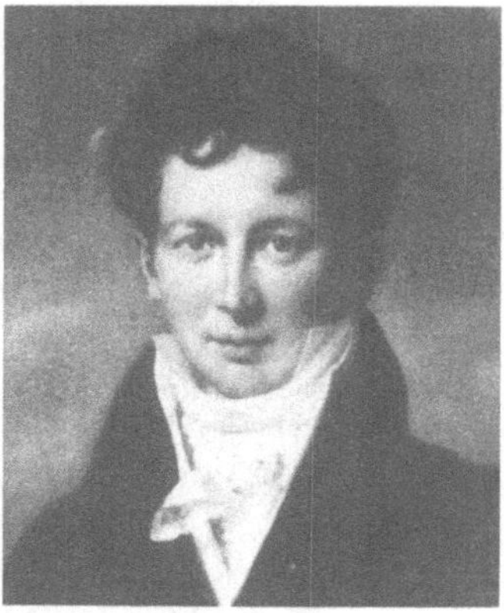

François Magendie
1783–1855

Magendie-Foramen: Apertura mediana ventriculi quarti
Magendie-Bell-Regel: von den mit zwei Wurzeln aus dem Rückenmark entspringenden Spinalnerven besteht die vordere Wurzel aus motorischen, die hintere Wurzel aus sensiblen Fasern

Neben der klinischen Medizin entwickelte sich in Frankreich zu Beginn des 19. Jahrhunderts auch die experimentelle Medizin zu einer besonderen Blüte. Insbesondere Physiologie und Pathologie erlebten dadurch einen großen Aufschwung. Hauptforschungsmethode wurde das Tierexperiment und Hauptvertreter dieser Methode wurde François Magendie. Er war am 6. Oktober 1783 in Bordeaux als Sohn eines Wundarztes geboren, hatte in Paris studiert und war schon mit 20 Jahren Prosektor, wobei der Unterricht in Anatomie zu seinen Aufgaben zählte. 1808 erfolgte seine Promotion und die Ernennung zum Prosektor der Medizinischen Fakultät. Obwohl er ärztlich tätig war, galt doch ab dieser Zeit sein ganzes Interesse der Experimentalforschung. 1836 wurde er zum Professor der Physiologie und allgemeinen Pathologie am Collège de France ernannt und gleichzeitig Vizepräsident der Académie des sciences. Er starb am 7. Oktober 1855 in Sannois bei Paris. Seine Arbeiten zur Physiologie sind grundlegend und betreffen Herz und Kreislauf, Verdauung, vor allem aber die Nervenphysiologie. Wichtige Beiträge lieferte er auch zur allgemeinen Pathologie, Toxikologie und Pharmakodynamik.

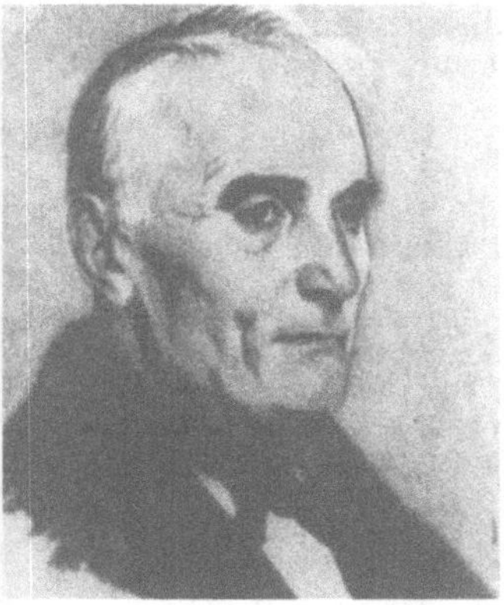

Johann Evangelista von Purkinje
1787–1869

Purkinje-Bläschen: Kern der Eizelle
Purkinje-Fasern: spezielle Muskelfasern des Herzens als Teil des Reizleitungssystems
Purkinje-Figur: entoptische Wahrnehmung der Netzhautgefäße
Purkinje-Schicht: Stratum gangliosum des Kleinhirns
Purkinje-Spiegelbilder: die durch Reflexion an Hornhaut, vorderer und hinterer Linsenfläche entworfenen verkleinerten Spiegelbilder einer Lichtquelle

Johann Evangelista von Purkinje, geboren am 17. Dezember 1787 in Libochowitz, studierte in Prag Medizin, promovierte 1819 und wurde Assistent am anatomischen Institut. Die Dissertation „Beiträge zur Kenntnis des Sehens in subjektiver Hinsicht" zeichnete nicht nur einen Hauptweg späterer Forschung vor, sondern verschaffte dem Autor auch das Wohlwollen Goethes. 1823 folgte er einem Ruf auf das Ordinariat für Anatomie und Physiologie nach Breslau, 1849 kehrte er als Lehrer der Physiologie nach Prag zurück, wo er am 28. Juli 1869 starb. Purkinjes Arbeiten beziehen sich auf fast alle Gebiete der Physiologie und mikroskopischen Anatomie, Schwerpunkte liegen jedoch auf dem Gebiet der physiologischen Optik und der Entwicklungsgeschichte. Er entdeckte das Keimbläschen als Kern des Vogeleis, beschrieb die Flimmerbewegung der Epithelien, die subjektiven Gesichtsbilder, die Spiegelbilder, die im Auge entstehen, die durch die Netzhautgefäße hervorgerufene Adlerfigur und sprach schon früh von einer Zelltheorie. Weitere Entdeckungen sind die der Ganglienzellen in der Kleinhirnrinde, des Achsenzylinders der Nerven, des Feinbaus der Herz- und Uterusmuskulatur.

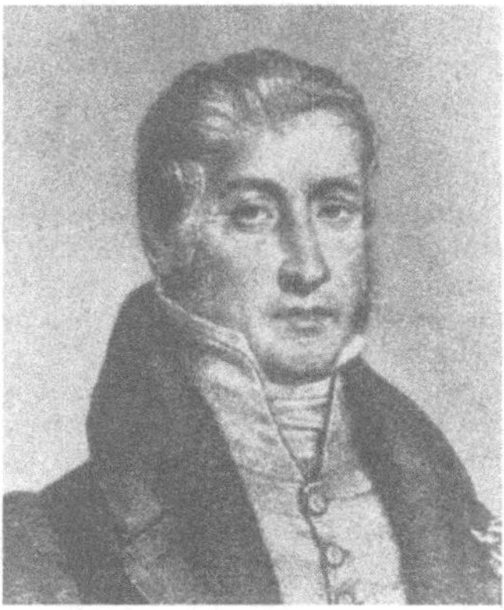

Jacques Lisfranc
1790–1847

Lisfranc-Band: Ligamenta cuneometatarsea interossea
Lisfranc-Exartikulation: Exartikulation des Fußes im Bereich der Articulationes tarsometatarseae
Lisfranc-Gelenk: Articulationes tarsometatarseae

Jacques Lisfranc gehört zu den Vertretern der französischen Chirurgie des frühen 19. Jahrhunderts, deren Tätigkeit sich zu großen Teilen auf rechtzeitige Amputation und Exartikulation von Gliedern beschränken mußte, um Schlimmeres zu verhüten. So sind auch von Lisfranc vor allem solche Operationen der Nachwelt im Gedächtnis geblieben: die Exartikulation im Schultergelenk, die Amputation des Vorderfußes und die Exartikulation in der Hüfte. Sein großes operatives Können und seine Qualitäten als Lehrer waren schon zu seinen Lebzeiten nicht von allen anerkannt, da er sein Leben lang im Streit mit Fachkollegen lag. Dabei bemühte er sich, die Chirurgie zu einer medizinischen Wissenschaft zu machen und die Neuentwicklungen aufzunehmen, was manchmal auch zu skurilen Vorschlägen führte, etwa dem, das gerade entwickelte Stethoskop zur Diagnose von Frakturen zu benutzen. Lisfranc ist am 2. April 1790 in Saint-Paul/Loire geboren, hat Chirurgie in Lyon und Paris studiert und hatte 1813 den Doktorgrad erworben. Ab 1824 war er am Hôpital de la Pitié tätig, wo er auch Vorlesungen hielt. Er starb am 13. Mai 1847.

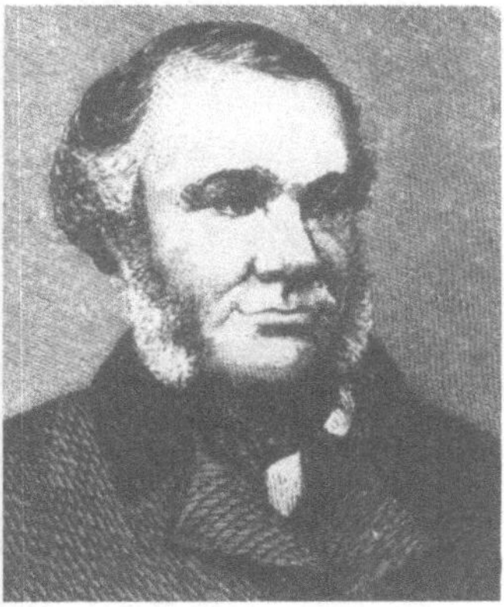

Thomas Addison
1793–1860

Addison-Syndrom: primäre chronische Nebenniereninsuffizienz
Addison-Krise: plötzliches Versagen der Nebennierenrinde im Verlauf eines Addison-Syndroms
Addison-Keloid: zirkumskripte Sklerodermie

1855 veröffentlichte der Arzt am Londoner Guy's Hospital Thomas Addison das Buch, das seinen Namen bis heute bekannt und berühmt machen sollte: „Die konstitutionellen und lokalen Wirkungen der Erkrankungen der Nebennieren". Es enthält die meisterhafte Beschreibung der charakteristischen bronzefarbenen Pigmentierung der Haut und der Lippen bei Erkrankung der Nebennieren. Seit 1820 war Addison, der im März 1793 in Long Benton bei Newcastle geboren war und in Edinburgh Medizin studiert hatte, mit dem Guy's Hospital verbunden, zunächst als Schüler, dann als Assistenzarzt, schließlich als Arzt und Lehrer. Zusammen mit Bright hielt er die Vorlesungen über praktische Medizin, mit ihm zusammen veröffentlichte er 1839 auch ein Lehrbuch der Inneren Medizin. Mit Addisons Namen ist auch die erste Beschreibung der Anaemia perniciosa verbunden, er publizierte aber auch über Anatomie und Pathologie der Lungen und deren Erkrankungen. Addison war, obwohl ein ausgezeichneter Lehrer, von seinen Schülern mehr geachtet als geliebt, von seinen Kollegen außerhalb des Hospitals kaum akzeptiert. 1860 gab er seine Stellung auf und zog sich nach Brighton zurück, wo er nach wenigen Monaten am 29. Juni 1860 starb.

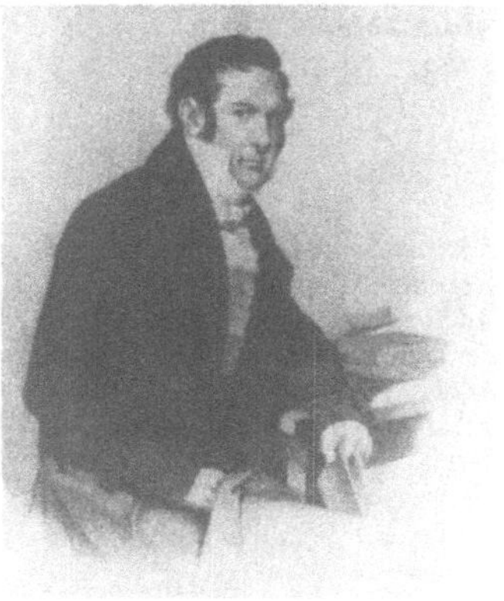

Johann Lukas Schönlein
1793–1864

Schönlein-Nephritis: die sich durch Hämaturie und mäßige Albuminurie manifestierende Nierenbeteiligung bei der Purpura rheumatica.
Schönlein-Pilz: Achorion schoenleini.
Schönlein-Henoch-Syndrom: Allergisch-toxische Purpura, oft mit anderen Erscheinungen verbunden.

In Frankreich war zu Beginn des 19. Jahrhunderts eine neue klinische Medizin entwickelt worden, zur gleichen Zeit hatte in Deutschland die naturphilosophische Medizin der Romantik ihre Blüte. Johann Lukas Schönlein setzte mit seiner naturhistorischen Methode ein Gegengewicht und führte Auskultation und Perkussion in seine Klinik ein mit dem Ziel, zu einer genauen Beschreibung einzelner Krankheitsfälle zu kommen, die sich zu Krankheitsbildern, zu einem natürlichen Krankheitssystem entwickeln sollten. Schönlein, am 30. November 1793 in Bamberg geboren, hatte in Landshut und Würzburg studiert. 1817 habilitierte er sich in Würzburg, 1819 wurde er kommissarischer Leiter des Julius-Hospitals, 1824 Ordinarius. Von 1833 bis 1840 war er in Zürich, von wo er den Ruf nach Berlin annahm, wo er bis 1859 wirkte. Am 23. Januar 1864 ist er in Bamberg gestorben. Die von ihm repräsentierte Naturhistorische Schule stellt eine eigenständige Leistung in der Entwicklung der klinischen Medizin dar, die sich vor allem auf Erfahrung und Beobachtung stützt und so die Grundlagen für die naturwissenschaftlich-experimentelle Forschung schuf. In diesem Sinne hat Schönlein eine ähnliche Bedeutung für die Klinik wie Johannes Müller für die Physiologie.

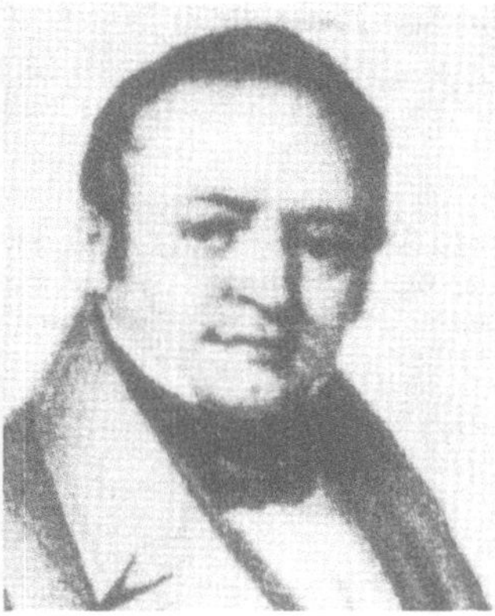

Moritz Heinrich von Romberg
1795–1873

Romberg-Syndrom: progressive, halbseitige Gesichtsatrophie
Romberg-Versuch: Prüfung von Gleichgewicht und Tiefensensibilität durch Aufrechtstehen mit geschlossenen Augen

Moritz Heinrich von Romberg, geboren am 11. November 1795 in Meiningen, studierte und promovierte in Berlin, war dann zu Studienzwecken in Wien, ließ sich in Berlin nieder und wurde 1820 Armenarzt, 1830 habilitierte er sich für Innere Medizin, war bei den Choleraepidemien von 1831 und 1837 leitender Arzt eines Choleralazaretts und wurde 1838 Extraordinarius. Seit 1834 hatte er die propädeutische Klinik gelesen und dabei vor allem klinische Untersuchungsmethoden an Patienten aus seiner Privat- und Armenpraxis demonstriert. 1845 wurde er Ordinarius für innere Medizin. Er starb am 16. Juni 1873 in Berlin. Im Zentrum von Rombergs wissenschaftlichen Forschungen standen neurologische und neuropathologische Fragen. Sein „Lehrbuch der Nervenkrankheiten" wurde die Grundlage aller späteren Darstellungen. Er hat zum ersten Mal die bekannten physiologischen Tatsachen für die Neuropathologie systematisch zu Rate gezogen und ausgewertet, so daß er das bis dahin nur zerstreut und in kasuistischen Mitteilungen Bekanntgemachte zu einzelnen Krankheitsbildern und -gruppen zusammenfassen und therapeutische Konsequenzen daraus ziehen konnte.

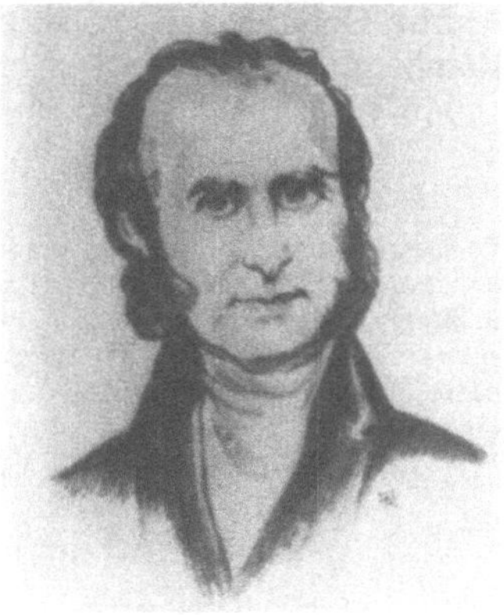

Thomas Hodgkin
1798–1866

Hodgkin-Syndrom: maligne Erkrankung des lymphatischen Systems mit spezifischen Gewebsveränderungen

1832 publizierte der wenig bekannte Arzt am Londoner Guy's Hospital Thomas Hodgkin eine Arbeit über „Some Morbid Appearences of the Absorbent Glands and Spleen", in der er ein typisches Krankheitsbild mit Schwellung der Lymphknoten, Vergrößerung der Milz und allgemeinen Krankheitszeichen wie Fieber und Abmagerung beschrieb. Erst mehr als 30 Jahre später hat ein anderer Arzt des Hospitals, Samuel Wilks, die Bedeutung dieser Beschreibung erkannt und der Krankheit Hodgkins Namen gegeben. Thomas Hodgkin gelang es nicht, eine medizinische Karriere zu machen. Am 16. Janauar 1798 in Pentonville/London geboren, hatte er in Edinburgh Medizin studiert und war dann Dozent für pathologische Anatomie und Konservator des Museums am Guy's Hospital in London geworden. Versuche in der Klinik Fuß zu fassen scheiterten, so daß sich Hodgkin zurückzog und philosophische und ethnologische Studien trieb. Als Begleiter des Philantropen Moses Montefiore besuchte er häufig den Nahen Osten. Dort ist er am 4. April 1866 in Jaffa gestorben. Hodgkin hat neben der Beschreibung der nach ihm benannten Krankheit für die englische Medizin weitere Bedeutung. Er brachte die Auskultation von einer Studienreise nach Paris mit und er war einer der ersten Vertreter einer modernen pathologischen Anatomie im Sinne Bichats.

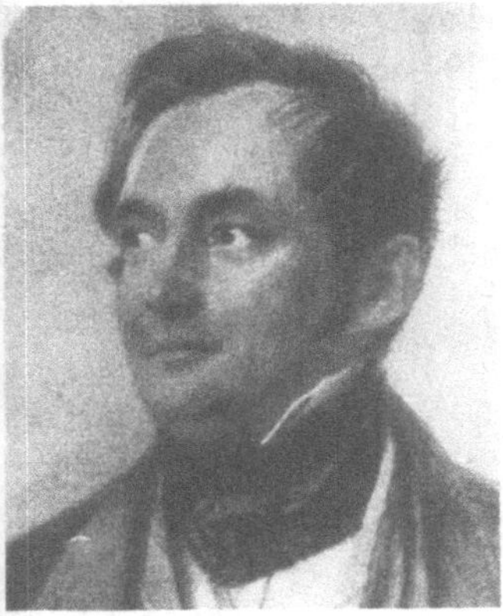

Karl von Basedow
1799–1854

Morbus Basedow: Schilddrüsenüberfunktion mit Struma, Exophthalmus und Tachykardie

Der Sohn des Regierungspräsidenten von Dessau, Karl von Basedow, wurde am 28. März 1799 geboren, studierte Medizin in Paris und Halle, wo er 1821 zum Doktor der Medizin und Chirurgie promoviert wurde. Schon im nächsten Jahr ließ er sich als praktischer Arzt in Merseburg nieder, wo er bis zu seinem Tod eine ausgedehnte Praxis ausübte und seit 1834 Physikus war. Er starb drei Tage, nachdem er die Obduktion eines an Flecktyphus Gestorbenen durchgeführt hatte, am 11. April 1854 an einer bei der Leichenöffnung erfolgten Infektion. Basedow war nicht nur ein vielgesuchter Arzt, sondern erwarb sich Verdienste auch auf dem Gebiet der Gesundheitspolitik und als medizinischer Schriftsteller. Im deutschsprachigen Raum ist sein Name verbunden mit der ersten Beschreibung des Exophthalmus bei der Hyperthyreose. Die „Merseburger Trias“ – Glotzauge, Schilddrüsenvergrößerung, Pulsbeschleunigung – erinnert an seinen Wirkungsort.

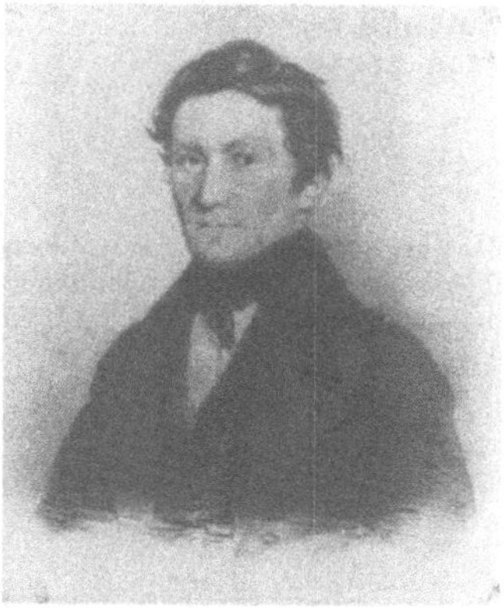

Vincenz Prießnitz
1799–1851

Vincenz Prießnitz, geboren am 4. Oktober 1799 in Gräfenberg in Schlesien, gilt als der Begründer der empirischen Hydrotherapie. Nach Erfahrungen am eigenen Leibe begann er schon als junger Mann ärztlichen Rat zu erteilen und wurde bald auch in weiter entfernte Gebiete gerufen. Die Erfolge seiner Wasserkur sprachen sich schnell herum, und immer mehr Hilfesuchende kamen nach Gräfenberg. So wurden 1822 die ersten neuen Gebäude für die Wasserbehandlung errichtet. Prießnitz' Kurmethoden bestanden in Ganz- und Teilwaschungen, Bädern, Umschlägen, feuchten Ganz- oder Teileinpackungen. 1829 wurde er wegen Kurpfuscherei angeklagt, zu vier Tagen Arrest verurteilt, vom Berufungsgericht jedoch freigesprochen. In diesem Jahr hatte er sich um die staatliche Anerkennung bemüht, die er schließlich 1830 auch erhielt. In der Zwischenzeit hatten sich eine Reihe von Ärzten für seine Kur ausgesprochen, an anderen Stellen waren ebenfalls Wasserheilanstalten errichtet worden und die Hydrotherapie wurde Teil der ärztlichen Therapie. Prießnitz ist am 18. November 1851 gestorben. Ihm gebührt das Verdienst, auf dem Weg der Empirie auf die Wirkung eines einfachen Mittels aufmerksam gemacht zu haben. Von seinen Anwendungen sind heute nur noch die Prießnitz-Umschläge bzw. -Wickel zur Erzeugung feuchter Wärme gebräuchlich.

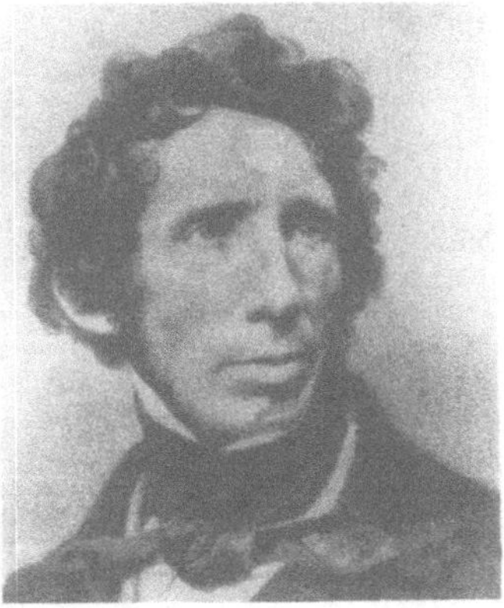

Friedrich Wöhler
1800–1882

Friedrich Wöhler, geboren am 31. Juli 1800 in Eschersheim bei Frankfurt, studierte zunächst Medizin in Marburg und Heidelberg, wo er 1823 promoviert wurde. Schon in Heidelberg hatte er sich bei Gmelin vorzugsweise mit Chemie beschäftigt, nun ging er nach Stockholm zu Berzelius, um eine gründliche chemische Ausbildung zu erhalten. Von 1825 bis 1831 war er Lehrer an der Gewerbeschule Berlin, 1828 erhielt er den Professorentitel. 1831 ging er nach Kassel und 1836 nach Göttingen als Professor der Medizin und Leiter des chemischen Laboratoriums. Am 23. September 1882 ist er dort gestorben. Als Wöhlers größte Leistung gilt die synthetische Herstellung des Harnstoffes im Jahre 1828, womit er bewies, daß auch organische Stoffe aus anorganischen Elementen hergestellt werden können. Als Entdecker des Aluminium, des Beryllium und des Bor ist er jedoch ebenso bedeutend wie auch durch seine Arbeiten zu den Harnsäurederivaten, zur Phosphorgewinnung und zur chemischen Technologie. Wöhler trug, zusammen mit Liebig, mit dem er zeitweise zusammenarbeitete, wesentlich zur Begründung der modernen Chemie bei, erschloß zahlreiche Einzelgebiete und entwickelte Grundlagen, auf denen spätere Generationen aufbauen konnten.

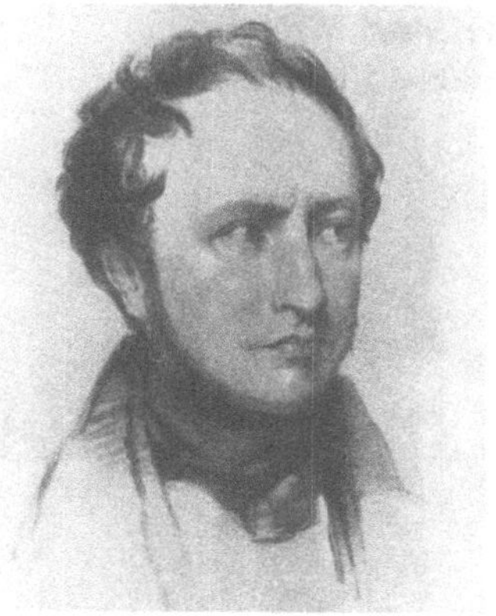

Johannes Müller
1801–1858

Müller-Gang: embryonaler Geschlechtsgang
Müller-Versuch: Anspannung der Atemmuskulatur bei geschlossenen oberen Luftwegen führt zum Sinken des intrathorakalen Drucks mit vermehrter Herzfüllung

Johannes Müller beeinflußte die Medizin in Deutschland vor allem dadurch, daß er eine ganze Generation von Ärzten zu naturwissenschaftlichem Denken erzog und daß seine Schüler die bedeutenden Grundlagenforscher des 19. Jahrhunderts wurden. Müller, am 14. Juli 1801 in Koblenz geboren, studierte in Bonn, legte das Staatsexamen in Berlin ab, habilitierte sich in Bonn, wurde dort 1826 Extraordinarius und 1830 Ordinarius und folgte 1833 einem Ruf nach Berlin als Nachfolger Rudolfis, wo er Anatomie, Physiologie und Pathologie lehrte, Gebiete, die erst nach seinem Tod am 28. April 1858 zu selbständigen Lehrstühlen wurden. Obwohl Müller in Bonn stark von der Naturphilosophie beeinflußt war und dem Vitalismus bis zu seinem Lebensende anhing, hat er doch seinen Schülern das unvoreingenommene Beobachten und die induktive Methode beigebracht und ist so der große Anreger auf vielen Gebieten geworden. Zu seinen Schülern zählen Schwann, Henle, Bruecke, Du Bois-Reymond, Helmholtz, Virchow, Remak, Haeckel. Aus seinem umfangreichen wissenschaftlichen Werk ragen vor allem seine Untersuchungen zur vergleichenden Anatomie, zur Sinnesphysiologie, zur Onkologie heraus.

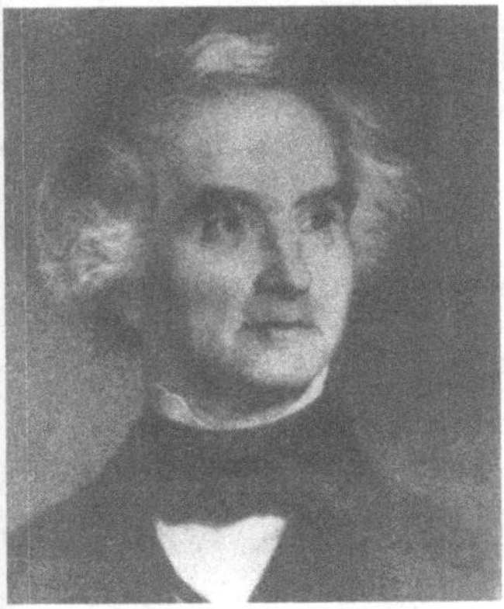

Justus von Liebig
1803 – 1873

Liebig-Extrakt: aus magerem Rindfleisch gewonnener leichtlöslicher Extrakt für diätetische Zwecke
Liebig-Probe: Zystinnachweis
Liebig-Suppe: leicht abführende Säuglingskost

Schon mit 21 Jahren wurde Justus von Liebig Professor der Chemie in Gießen. Er ist am 12. Mai 1803 in Darmstadt geboren, hatte eine Apothekerlehre begonnen, dann Chemie in Bonn und Erlangen studiert und dort 1822 promoviert. Zwei Jahre verbrachte er danach in Paris, ehe er durch Alexander von Humboldts Vermittlung nach Gießen kam. Dort baute er das chemische Laboratorium zu einer mustergültigen Forschungsstätte aus und machte Gießen zu einem Mittelpunkt chemischer Forschung und Ausbildung. Eine ganze Generation bedeutender Chemiker ist dort aus- oder fortgebildet worden. 1852 folgte Liebig einem Ruf nach München, wo er weniger experimentell, sondern hauptsächlich schriftstellerisch tätig war. Am 18. April 1873 ist er in München gestorben. Zu Liebigs Hauptleistungen gehören die Untersuchungen im Bereich der Säuren, die Entdeckung neuer Stoffe wie des Chloroforms und des Chlorals und die Entwicklung der Agrikulturchemie. Seine physiologisch-chemischen Vorstellungen hat er in seinem Buch „Die Thierchemie oder die organische Chemie in ihrer Anwendung auf Physiologie und Pathologie“ dargestellt.

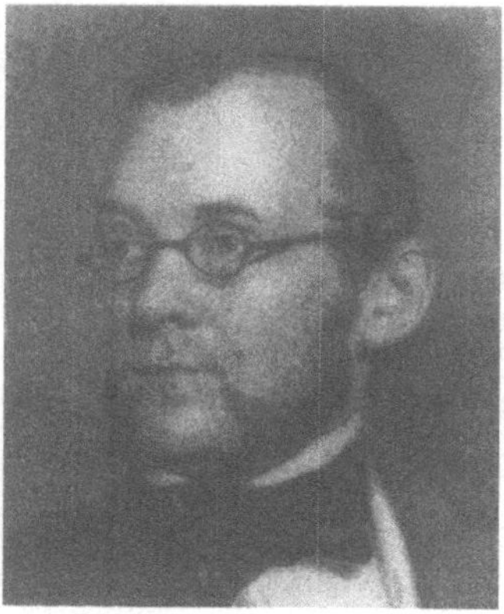

Carl von Rokitansky
1804–1878

Rokitansky-Divertikel: Traktionsdivertikel der Speiseröhre
Rokitansky-Krankheit: 1. Pyeloureteritis; 2. akute gelbe Leberatrophie
Rokitansky-Trias: angeborenes Herzvitium mit Pulmonalstenose, Septumdefekt und Dextroposition der Aorta

Die im 18. Jahrhundert in Europa führende Wiener Schule war zu Beginn des 19. Jahrhunderts durch die Pariser Krankenhausmedizin abgelöst worden; um die Mitte des Jahrhunderts verlagerte sich der Schwerpunkt wieder nach Wien. Die 2. Wiener Schule erwies sich als fortschrittlicher, vor allem durch die Einrichtung einer zentralen Pathologie. In Frankreich hatten die Internisten ihre Sektionen selbst durchgeführt, im Wiener Allgemeinen Krankenhaus war eine Arbeitsteilung eingetreten, die für die deutsche Medizin kennzeichnend werden sollte in ihrer Spezialisierung der Forschung. Ein Pathologe sah alle Sektionen des großen Krankenhauses und dieser Pathologe war Carl von Rokitansky. Am 19. Februar 1804 in Königsgraetz geboren, hatte er in Prag und Wien studiert, war Assistent, Prosektor, Professor der pathologischen Anatomie in Wien geworden, wo er am 23. Juli 1878 starb. Rokitanskys dreibändiges Werk „Handbuch der pathologischen Anatomie" gliedert den Stoff zum ersten Mal nicht nach klinischen, sondern nach anatomischen Gesichtspunkten und schuf damit die Grundlage der modernen speziellen Pathologie. Rokitanskys Konzept, die allgemeine Pathologie in eine moderne humoralpathologische Form, die Krasenlehre, zu bringen, erntete nicht nur Virchows beißenden Spott, sondern war auch bald vergessen.

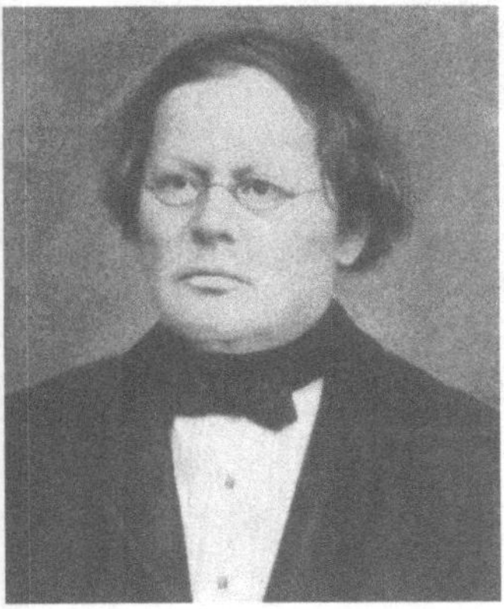

Joseph Skoda
1805–1881

Skoda-Zeichen: auskultatorisches Hinweiszeichen für eine bestehende Druckerhöhung im Pulmonalkreislauf.

Die von Auenbrugger entdeckte Perkussion, die von Laennec bekanntgemachte Auskultation hatten zunächst nur in den französischen Kliniken Einzug gefunden. Johann Lukas Schönlein hatte sie wohl benutzt, aber nichts darüber publiziert. So war die „Abhandlung über Perkussion und Auscultation“, die der Sekundararzt am Wiener Allgemeinen Krankenhaus, Joseph Skoda, 1839 vorlegte, ein Vorstoß ins Neuland, der zunächst von vielen nicht verstanden wurde. Skoda, in Pilsen am 10. Dezember 1805 geboren, hatte sich sein Medizinstudium mühsam verdienen müssen, indem er Stunden in Mathematik und Physik gab, war Choleraarzt gewesen und schließlich ans Allgemeine Krankenhaus gekommen. Er kannte die neuere französische Literatur, aber er mußte sich jedes Detail der neuen Untersuchungsmethoden selbst mühsam erarbeiten. Dabei legte er großen Wert auf die physikalischen Grundlagen der Phänomene. Durch ihn wurde die physikalische Diagnostik Bestandteil der Inneren Medizin und er selbst neben Rokitansky einer der Führer der 2. Wiener Schule und 1846 zum Professor ernannt. Er starb am 13. Januar 1881 in Wien. Daß die Therapie neben seiner glänzenden Diagnostik bei ihm zu kurz kam, hat der Wiener Schule den Vorwurf des therapeutischen Nihilismus eingetragen.

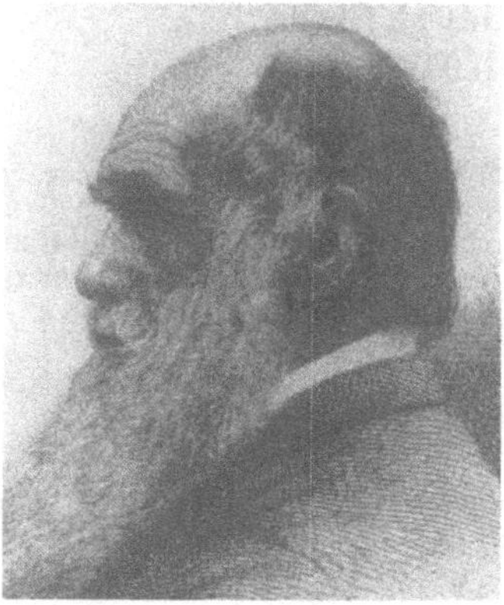

Charles Darwin
1809–1882

Charles Darwin wurde am 9. Februar 1809 in Shrewsbury geboren. Ein Medizinstudium in Edinburgh brachte er nicht zu Ende, ebensowenig ein Theologiestudium. 1831 begab er sich als Naturforscher mit der „Beagle“ auf eine fünfjährige Reise zur Erforschung des südamerikanischen Subkontinents. Auf dieser Reise entwickelte er sein Konzept der Evolution und der Selektion, das freilich erst 1859 veröffentlicht wurde, als A. R. Wallace ähnliche Thesen vortrug. Die „Entstehung der Arten durch natürliche Zuchtwahl oder die Erhaltung der bevorzugten Rassen im Kampf ums Dasein“ wurde eines der meistbekämpften Bücher des 19. Jahrhunderts. Darwins Evolutionstheorie beinhaltet den Gedanken, daß sich alles Leben auf der Erde auseinander entwickelt hat, und daß eine genealogische Verwandtschaft aller Lebewesen untereinander besteht. Dieser Gedanke widerspricht nicht nur den wissenschaftlichen Vorstellungen des frühen 19. Jahrhunderts, sondern auch einem naiven bibelgläubigen Kreationismus. Mit seiner Selektionstheorie versuchte Darwin eine Begründung für die Evolution zu liefern: natürliche Zuchtwahl ist der entscheidende Faktor für die Entwicklung der Arten. Da die Zahl der Nachkommen größer ist als zur Arterhaltung notwendig, ergibt sich ein Konkurrenzkampf, den nur die Angepaßtesten überstehen. Die Diskussionen um den Darwinismus haben Darwins Tod am 19. April 1882 weit überdauert.

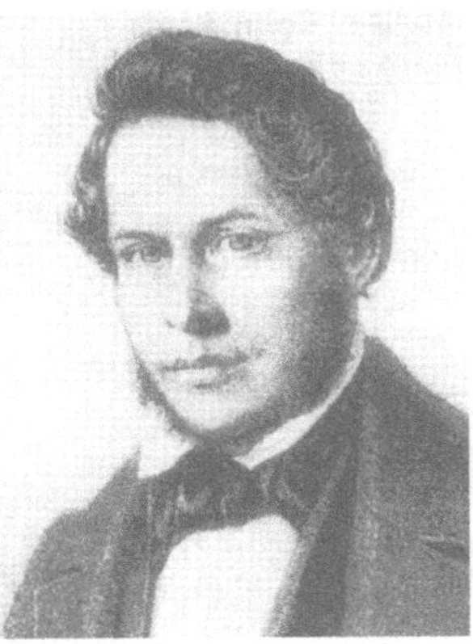

Jakob Henle
1809–1885

Henle-Drüsen: tubuläre Drüsen in der Bindehaut des Auges
Henle-Membran: elastische Membran zwischen mittlerer und äußerer Wandschicht bestimmter Arterien
Henle-Muskel: Musculus sphincter urethrae
Henle-Schicht: äußere Schicht der inneren Wurzelscheide des Haares

Jakob Henle, ein Schüler Johannes Müllers, ist am 19. Juli 1809 in Fürth geboren, studierte in Bonn und Heidelberg, ging 1833 mit Müller nach Berlin, wo seine akademische Karriere zunächst in Gefahr geriet, da er als Burschenschaftler als Staatsfeind angesehen und trotz der Intervention von Alexander von Humboldt verurteilt wurde. So konnte er sich erst 1837 habilitieren, wurde 1840 nach Zürich als Professor für Anatomie berufen, ging 1844 nach Heidelberg und 1852 nach Göttingen, wo er am 13. Mai 1885 gestorben ist. Durch seine Forschungen ebnete Henle den Weg in der Ausbildung des Faches Histologie, er entdeckte das Zylinderepithel des Darmes, das Endothel der Blutgefäße, die später nach ihm benannten Schleifen der Nierenkanälchen und die ebenfalls nach ihm benannte Schicht im Haar. Er war einer der ersten, der den Begriff „Zelle“ bei der Beschreibung menschlicher Gewebe benutzte. In seinen 1840 erschienenen Untersuchungen „Von den Miasmen und Kontagien“ konnte er nachweisen, daß letztendlich jeder Krankheitserreger der Infektionskrankheiten ein Contagium vivum, ein belebter Ansteckungsstoff sein muß. Den Beweis hierfür konnte er noch nicht antreten, es dauerte noch 30 Jahre bis dieser erbracht wurde. Heute aber ist er als einer der Vorläufer der modernen Bakteriologie zu werten.

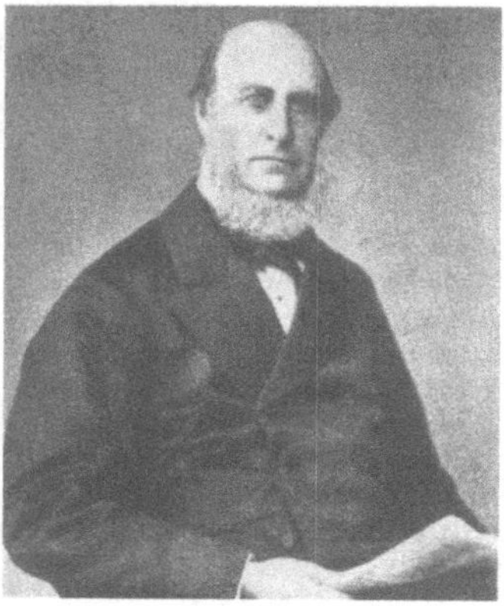

William John Little
1810 – 1894

Little-Krankheit: spastische, doppelseitige Lähmung nach frühkindlichen Hirnschädigungen

William John Little ist am 7. August 1810 in London geboren, studierte zunächst in London, ging dann nach Deutschland, um in Berlin bei Johannes Müller zu studieren. In dieser Zeit ließ er sich von Stromeyer an einem angeborenen Klumpfuß erfolgreich operieren. 1837 wurde er in Berlin zum Doktor der Medizin promoviert und kehrte daraufhin nach England zurück, wo er 1839 die Orthopaedic Institution gründete, die später zum Royal Orthopaedic Hospital werden sollte. In den 40er Jahren wandte sich Little mehr der inneren Medizin zu, ohne die Orthopaedie zu vernachlässigen. Am London Hospital las er bis 1863 über innere Medizin. Ab 1884 gab er seine Praxis auf und zog sich nach Kent zurück, wo er am 7. Juli 1894 in West-Malling gestorben ist. Littles Verdienste sind vielfältig: durch sein eigenes Beispiel hat er die Tenotomie beim Klumpfuß empfohlen und ihr in England Bahn gebrochen. Durch die Errichtung der orthopädischen Klinik wurde er zum Förderer des Faches in England. Sein Name ist heute vor allen Dingen geläufig durch die nach ihm benannte Krankheit, die er 1862 zum ersten Mal beschrieben hat: „On the influence of abnormal parturition from difficult labors, prenature births and asphyxia neonatorum on the mental and physical conditions of the child“.

Bernhard von Langenbeck
1810–1887

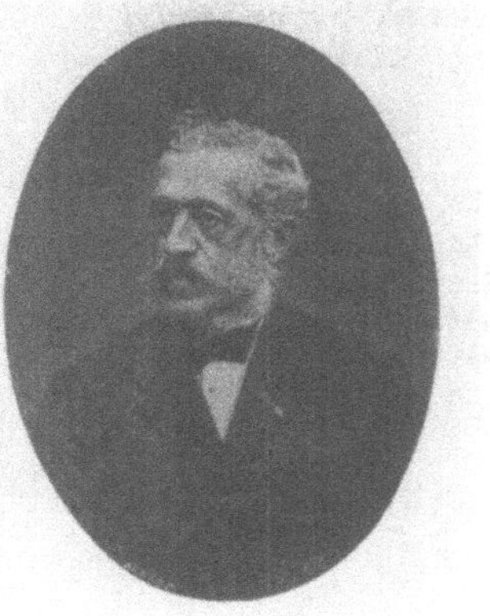

Langenbeck-Instrumente: 1. Amputationssäge; 2. Elevatorium; 3. Knochenzange; 4. Hämorrhoidalzange; 5. Amputationsmesser; 6. Nadelhalter; 7. Ohrkürette; 8. Raspatorium; 9. Wundhaken; 10. Knochenhaken
Langenbeck-Dreieck: das vom Trochanter major, Schenkelhals und Spina iliaca anterior superior begrenzte Dreieck

13 Jahre lang, von 1872 bis 1885, war Bernhard von Langenbeck Präsident der Deutschen Gesellschaft für Chirurgie, ein Jahr später wurde er zum Ehrenpräsidenten gewählt. Dadurch wird seine herausragende Stellung als Chirurg und Lehrer der Chirurgie im deutschsprachigen Raum bestätigt. Der 1864 als Generalarzt in den Adelsstand erhobene Bernhard Langenbeck wurde am 8. November 1810 in Padingbüttel/Hannover geboren. Er studierte und promovierte in Göttingen, als 26jähriger besuchte er die bedeutendsten Kliniken in Europa; eine persönliche Freundschaft mit Sir Astley Cooper war sicher mitbestimmend für seine Berufswahl. Zwar habilitierte er sich 1838 für Physiologie und pathologische Anatomie in Göttingen, doch schon 1842 erhielt er einen Ruf als Ordinarius für Chirurgie nach Kiel. Von dort kam er 1847 nach dem Tode Dieffenbachs nach Berlin, um die Leitung des Klinischen Instituts für Chirurgie und Augenheilkunde zu übernehmen, die er 1882 niederlegte. Er starb am 29. September 1887 in Wiesbaden. Langenbeck führte die Chirurgie in die von Virchow inaugurierte Richtung einer lokalistischen Betrachtungsweise und schuf damit eine der Voraussetzungen ihrer steilen Entwicklung, die von seinen zahlreichen Schülern getragen wurde.

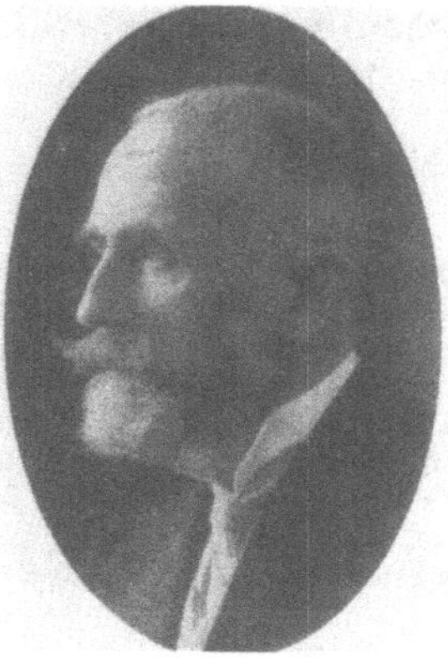

Hermann von Fehling
1811 – 1885

Fehling-Lösung: Reagenz für die Prüfung auf Zucker im Harn
Fehling-Probe: Glukosenachweis im Harn durch Reduktion

Hermann von Fehling wurde am 9. Juni 1811 in Lübeck geboren und war zunächst als Apothekergehilfe in Lübeck und Bremen tätig. 1835 entschloß er sich zum Studium der Chemie, das er in Heidelberg begann. Nach der Promotion ging er nach Gießen zu Justus von Liebig, auf dessen Empfehlung er nach kurzem Aufenthalt in Paris als Lehrer an die Gewerbeschule nach Stuttgart berufen wurde. Dort war er 44 Jahre lang tätig und wesentlich daran beteiligt, daß aus der Gewerbeschule das Polytechnikum mit Hochschulcharakter wurde. Durch seinen attraktiven theoretischen und praktischen Unterricht schuf sich Fehling einen großen Schülerkreis. Er ist am 1. Juli 1885 in Stuttgart gestorben. Bekannt wurden seine Experimentaluntersuchungen der Aldehyde. Eine Reihe von Bestimmungsmethoden hat er entwickelt, darunter die Fehlingsche Probe, die für lange Zeit die gängige qualitative und quantitative Probe auf Traubenzucker im Urin war. Der Medizin blieb er auch als Mitarbeiter der Pharmacopoea Germanica verbunden.

Claude Bernard
1813–1878

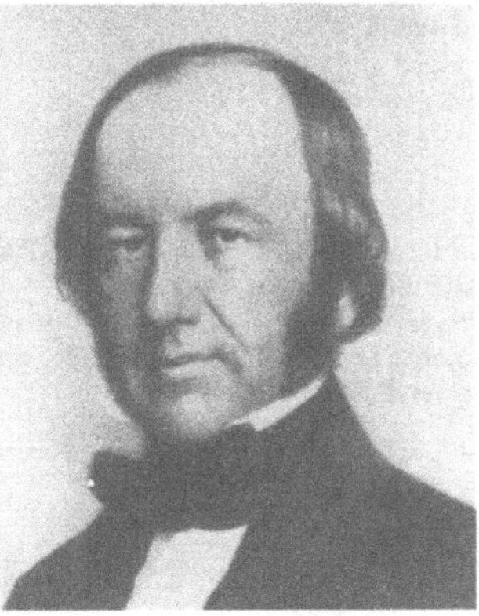

Bernard-Syndrom: durch Läsion des Hals- und Brustsympathicus hervorgerufener Symptomenkomplex am Auge
Bernard-Kanal: Ductus pancreaticus accessorius

Claude Bernard wurde am 12. Juli 1813 in Villefranche bei Lyon geboren und versuchte zunächst eine schriftstellerische Karriere zu machen, ehe er ein Medizinstudium in Paris anschloß. Erst mit 30 Jahren wurde er Doktor der Medizin, und nur die Heirat ermöglichte ihm eine wissenschaftliche Karriere, die er als Assistent bei Magendie begann und die ihn über die Stationen Professor an der Sorbonne, Professor am Collège de France, Mitglied der Académie des Sciences und Mitglied der Académie Française führte. Bernard ist am 16. Februar 1878 gestorben. Er ist der Begründer der modernen experimentellen Medizin, über deren Methoden er 1865 das grundlegende Buch vorlegte. Viele seiner bedeutenden Entdeckungen machte er bei Demonstrationen im Unterricht. Er studierte die Verdauungssekrete, besonders die Wirkung des Speichels und des Pankreassaftes, die Zuckerspeicherung in der Leber und im Muskel als Glykogen, die Wirkung der indianischen Pfeilgifte. Er bewirkte durch einen Einstich in den Boden des vierten Ventrikels einen experimentellen Diabetes mellitus, ebenso wie durch die Reizung des Sympathikus, wodurch ihm die Bedeutung des vegetativen Nervensystems für die Regelung des Stoffwechsels klar wurde.

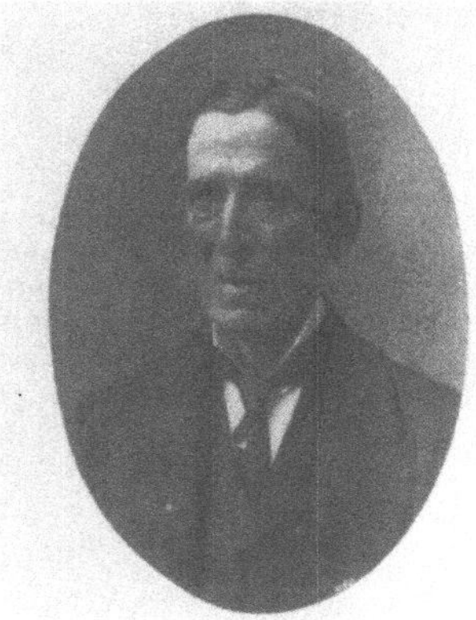

James Paget
1814–1899

Paget-Karzinom: intradermale Form des Brustkrebses
Paget-Syndrom: chronische progrediente Dystrophie einzelner oder mehrerer Knochen

James Paget, geboren am 11. Januar 1814 in Great Yarmouth, studierte am Saint Bartholomew's Hospital in London, mit dem er sein Leben lang verbunden blieb. Daneben war er Sergeant-Surgeon der Königin, Surgeon des Prinzen of Wales, Vizekanzler der Londoner Universität, Präsident des Royal College of Surgeons. Er starb am 30. Dezember 1899 in London. Er gehört zu den hervorragendsten englischen Chirurgen seiner Zeit, der die modernen Naturwissenschaften in die Chirurgie integriert hat. Insbesondere um den Ausbau einer pathologischen Histologie hat er sich erfolgreich bemüht. Seine Untersuchungen über Ernährung, Atrophie und Hypertrophie, Wundheilung, über die fettige Degeneration kleiner Hirngefäße, über Entzündung und Geschwülste sind gute Beispiele für dieses Bemühen. Die Beschreibung des Paget-Karzinoms hat er 1874 in der Saint Bartholomew's Hospital Review unter dem Titel „On disease of the mammary areola preceeding cancer of the mammary gland" vorgelegt, die Beschreibung der heute seinen Namen tragenden Knochendystrophie erschien 1882 unter dem Titel „On a form of chronic inflammation of the bones".

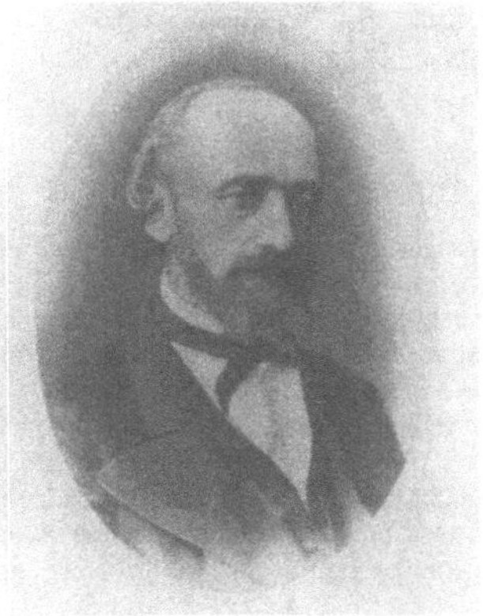

Carl August Wunderlich
1815–1877

Wunderlich-Fiebertypus: der Fieberverlauf des klassischen Typhus abdominalis mit treppenförmigem Anstieg, gleichmäßigem Plateau und langsamem treppenförmigen Abfall

Carl August Wunderlich, als Sohn eines Arztes in Sulz am Neckar am 4. August 1815 geboren, studierte Medizin in Tübingen, wo er 1837 das Examen bestand, besuchte die bedeutenden Zentren der Medizin Paris und Wien, promovierte 1838, habilitierte sich 1840 und wurde 1846 zum Ordinarius der Inneren Medizin ernannt. Inzwischen war sein Buch „Paris und Wien" erschienen, das großes Aufsehen erregte, weil es die Probleme der Medizin klar aussprach: nur einer physiologischen Medizin, einer auf den Naturwissenschaften aufgebauten Medizin gehört die Zukunft. Das „Archiv für physiologische Heilkunde" als Kampfblatt gegen die Naturphilosophie wurde begründet. 1850 übernahm Wunderlich die Leitung der medizinischen Klinik in Leipzig. Er hatte erkannt, daß vor allem die Therapie hinter der wissenschaftlichen Entwicklung der anderen medizinischen Gebiete zurückgeblieben war und versuchte hier Versäumtes nachzuholen. In der Leipziger Zeit hat er seine vielfältigen Untersuchungen über das Fieber durchgeführt und 1868 die Ergebnisse in seinem Buch „Über das Verhalten der Eigenwärme in Krankheiten" veröffentlicht. Die Anlage und die Deutung der Fieberkurve hat er die Ärzte zum ersten Mal gelehrt.

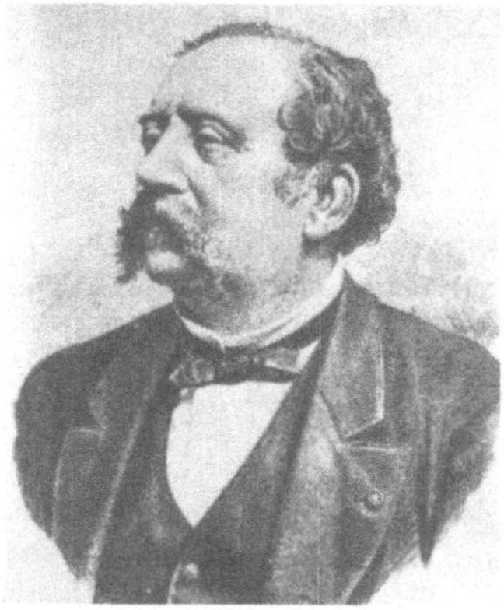

Ernest Charles Lasègue
1816–1883

Lasègue-Krankheit: Verfolgungswahn
Lasègue-Syndrom: Form der psychogen-hysterischen Lähmung, bei der das betroffene Glied ohne Sichtkontrolle nicht bewegt werden kann
Lasègue-Zeichen: Ischiaszeichen; passive Hebung des im Kniegelenk gestreckten Beins führt zu heftigem Dehnungsschmerz als Zeichen einer Alteration des Ischiasnerven

Ernest Charles Lasègue ist im Wesentlichen bekannt geworden durch seine Beiträge zur Psychiatrie und Neurologie. Sein Arbeitsfeld war jedoch viel umfangreicher. Am 5. September 1816 in Paris geboren, hatte er dort Philosophie und Medizin studiert und war mit einer medizinhistorischen Arbeit über Georg Ernst Stahl promoviert worden. 1853 wurde er zum Professor ernannt und hielt psychiatrisch-neurologische Vorlesungen. 1869 erfolgte seine Ernennung zum Professor für innere Medizin am Hôpital Necker, in welcher Stellung er bis zu seinem Tod am 20. März 1883 blieb. Der Fächer seiner wissenschaftlichen Arbeiten ist breit, viele von ihnen entstanden zusammen mit seinem Lehrer Trousseau. Seinen medizinhistorischen Neigungen ist er sein Leben lang treu geblieben und hat eine Reihe von Biographien veröffentlicht, daneben stehen epidemiologische Arbeiten z. B. über die Cholera in Rußland oder den Typhus in Schlesien und pharmakologisch-therapeutische und pathologisch-anatomische Untersuchungen. Das Hauptarbeitsgebiet war indes die Psychiatrie und Neurologie. Hier hat er seine bleibenden Verdienste erworben durch seine Untersuchungen zu hysterischen Lähmungen, zu speziellen Psychosen, zur Verantwortungsfähigkeit von Geisteskranken und über das traitement moral.

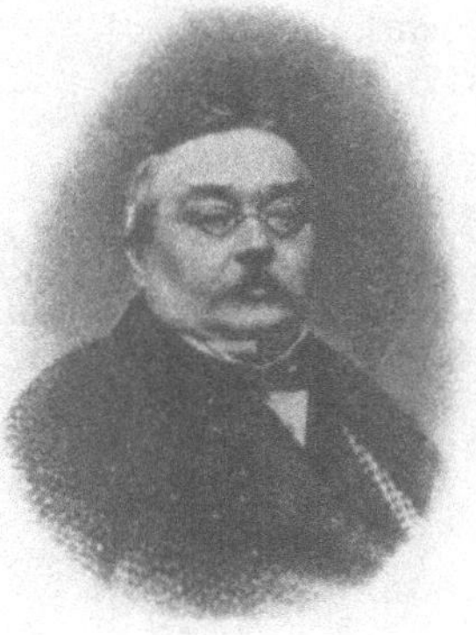

Ferdinand von Hebra
1816–1880

Hebra-Ekzem: Ekzema marginatum
Hebra-Nase: Rhinophym
Hebra-Syndrom: stark juckende Dermatose, möglicherweise auf allergischer Grundlage

Ferdinand von Hebra wurde am 7. September 1816 in Brünn geboren, studierte Medizin in Wien und übernahm in der Inneren Klinik bei Skoda die Station für Hautkranke. In einer Zeit, in der sich die wissenschaftliche Dermatologie gerade etablierte, sah sich Hebra hier einer großen Zahl von Krankheitsbildern gegenüber, die weder im Einzelnen beschrieben, noch differentialdiagnostisch voneinander abgegrenzt waren. Erschwerend kam hinzu, daß die noch immer gültige Humoralpathologie in den krankhaften Erscheinungen der Haut nichts anderes sah als den Ausdruck innerlicher Dyskrasien. Durch Versuche an sich selber und an anderen Versuchspersonen gelang es ihm sehr bald, die Eigenständigkeit der Hautkrankheiten, in erster Linie der Krätze, aber auch anderer Ekzeme zu zeigen und zu beweisen, daß eine lokale Therapie nicht nur sinnvoll, sondern auch erfolgreich sei. Zwischen 1845, dem Jahr, in dem er Ordinarius wurde, und 1870 erschienen seine grundlegenden Werke, die nicht nur seinen Ruhm begründeten, sondern auch die erste Systematik der Hautkrankheiten darstellen und die Wien zum Mittelpunkt der Dermatologie machten. Ferdinand Hebra ist am 5. August 1880 gestorben.

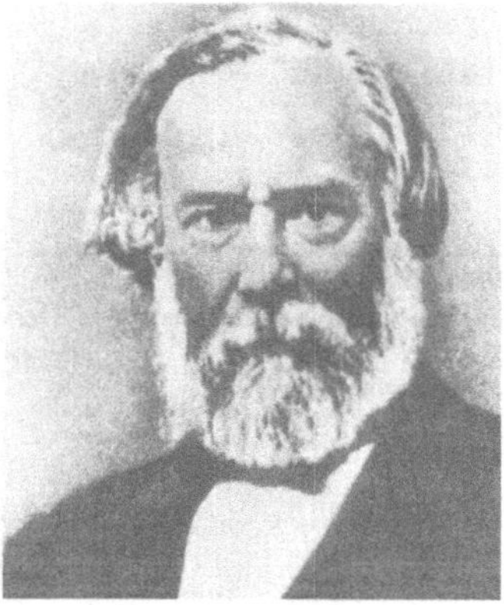

Charles-Edouard Brown-Séquart
1817–1894

Brown-Séquart-Halbseitenlähmung: bei halbseitiger Läsion des Rückenmarks entstehender charakteristischer Symptomenkomplex

Charles-Edouard Brown-Séquart wurde 1878 zum Nachfolger Claude Bernards auf den Lehrstuhl für experimentelle Medizin am Collège de France berufen. Dies sollte zum ersten Mal Ruhe und Stetigkeit in ein unruhiges Leben bringen. Geboren wurde er am 8. April 1817 in Port Louis, Mauritius, als Sohn eines britischen Seeoffiziers und einer französischen Mutter. Seine medizinische Ausbildung erhielt er in Paris. Stationen seiner Karriere waren Philadelphia, New York und Boston, dann Port Louis und wieder Amerika, wo er in Richmond/Virginia eine Professur annahm, Paris, Großbritannien und wieder Boston, wo er an der Harvard Medical School Professor für Physiologie und Pathologie war. Gestorben ist Brown-Séquart am 1. April 1894 in Paris. Seine Interessen galten vor allen der Neurophysiologie; er konnte die Kreuzung der sensiblen Nerven im Rückenmark nachweisen: Bei Verletzungen im Bereich des Rückenmarkes kommt es zu motorischen Ausfällen auf der Seite der Verletzung und zu sensiblen Ausfällen auf der Gegenseite. 1852 demonstrierte er, unabhängig von Bernard, in den USA die Existenz vasokonstriktorischer Nerven. Darüber hinaus war er einer der Wegbereiter der Endokrinologie und der Organtherapie: 1889 demonstrierte er im Selbstversuch die angeblich verjüngende Kraft von subkutanen Injektionen eines Hodenextraktes.

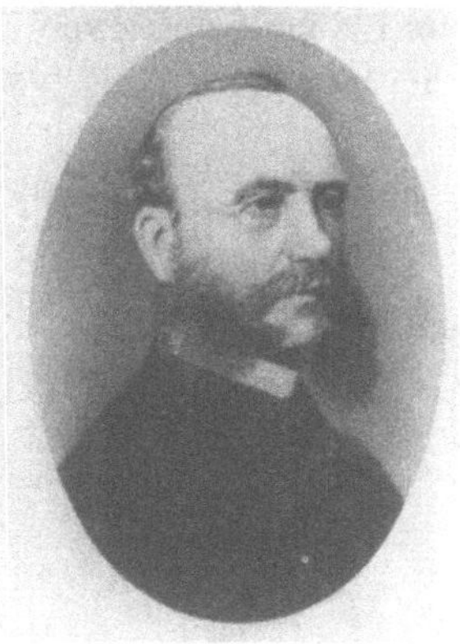

Wilhelm Griesinger
1817–1868

Griesinger-Krankheit: 1. Ankylostomiasis, 2. spinale progressive Muskelatrophie
Griesinger-Zeichen: retromastoidales Weichteilödem bei Thrombose des Sinus transversus

Als Wilhelm Griesinger 1865 auf den Lehrstuhl für Psychiatrie in Berlin berufen wurde, entschied man sich für einen Mann, der für die Psychiatrie in Deutschland Bedeutendes geleistet hatte. Er hatte die Geisteskrankheiten zum ersten Mal vom rationell-psychologischen Standpunkt aus betrachtet und auf Grund eigener Beobachtungen Krankheitsbilder und -typen beschrieben; er hatte die pathologische Anatomie mit in die Psychiatrie eingebracht, hatte eine Therapie der psychischen Krankheiten inauguriert und war ein begeisterter Befürworter des No-restraint-Systems geworden, das er auch in Deutschland einführen wollte. Griesinger konnte seine Pläne in Berlin nicht verwirklichen, da er nur 51jährig an einer Appendizitis am 26. Oktober 1868 starb. Bis dahin hatte der am 29. Juli 1817 in Stuttgart Geborene ein bewegtes Leben geführt. Er hatte in Tübingen und Zürich studiert und sich in Friedrichshafen als Arzt niedergelassen, war Assistent an der Irrenanstalt Winnenthal gewesen, hatte wieder frei praktiziert, dieses Mal in Stuttgart, und war Assistent an der Medizinischen Klinik in Tübingen geworden. Dort habilitierte er sich 1843 und wurde 1849 als Direktor der Poliklinik nach Kiel gerufen, das er jedoch schon bald wieder verließ, um in Kairo die Leitung der Medizinischen Schule zu übernehmen. 1854 wurde er mit der Leitung der Medizinischen Klinik in Tübingen betraut und wechselte in gleicher Position nach Zürich.

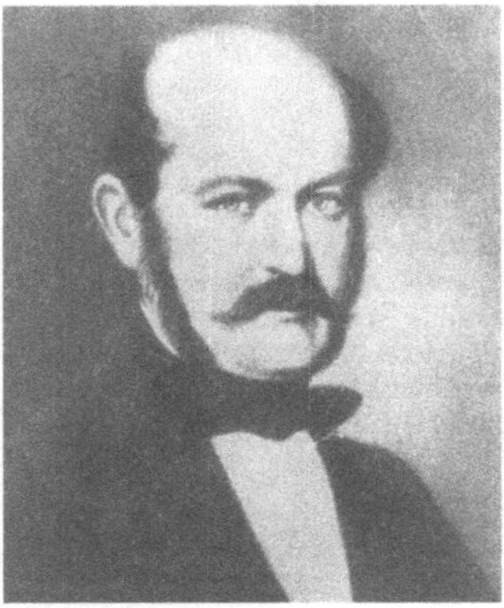

Ignaz Philipp Semmelweis
1818–1865

Ignaz Philipp Semmelweis wird als der Retter der Mütter gepriesen. Während seiner Assistentenzeit in der Wiener Geburtshilflichen Klinik entdeckte er 1847 die Ursache des Kindbettfiebers. Die Feststellung, daß diese Krankheit in den meisten Fällen durch die Hand des Arztes oder der Hebamme bei der Untersuchung übertragen wurde, brachte ihm jedoch nicht die Anerkennung seiner Vorgesetzten. Obwohl er beweisen konnte, daß durch die Waschungen mit Chlorkalk, die er zur Händedesinfektion anordnete, die Zahl der Erkrankungen deutlich zurückging, schenkte man seinen Untersuchungen weithin keinen Glauben. Semmelweis wurde entlassen und er verließ verbittert Wien. Geboren war er am 1. Juli 1818 in Buda, in Pest und Wien hatte er Medizin studiert und dort auch 1844 promoviert. 1855 wurde er Lehrer der Geburtshilfe an der Universität Budapest. Dort hat er 1861 auch die umfassende Darstellung seiner Entdeckung unter dem Titel „Die Ätiologie, der Begriff und die Prophylaxe des Kindbettfiebers" geschrieben, die den Streit mit den Fachgenossen noch verschärfte. Semmelweis starb am 13. August 1865 an den Folgen einer Sepsis, die er sich durch eine kleine Wunde zugezogen hatte, in der Niederösterreichischen Landesirrenanstalt Döbling. Seine Ideen wurden durch Hebra und Skoda verbreitet, letzten Endes jedoch erst durch Lister bestätigt.

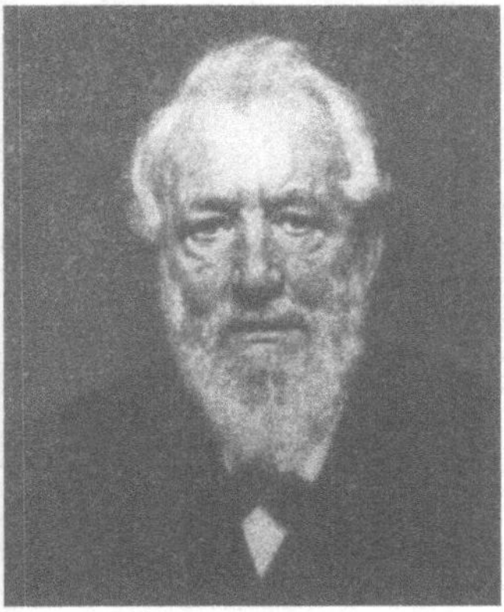

Emil Du Bois-Reymond
1818–1896

Du Bois-Reymond-Gesetz: die Erregung von Muskeln und Nerven bei der elektrischen Reizung hängt von der Änderungsgeschwindigkeit, nicht von der absoluten Stromdichte ab.

Emil Du Bois-Reymond war in der zweiten Hälfte des vorigen Jahrhunderts einer der bekanntesten, aber auch umstrittensten Wissenschaftler. Dies hing nicht nur, aber vor allem mit seinem rigorosen Eintreten für eine naturwissenschaftliche Medizin zusammen, mit seiner Ablehnung jedes deduktiven Denkens in den Naturwissenschaften, mit seiner antimetaphysischen und antivitalistischen Einstellung. Seine Verdienste als Physiologe liegen vor allem auf dem Gebiet der Elektrophysiologie, die er vor allen Dingen durch die Entwicklung exakter Methoden sehr befruchtete. Seine Reden als Sekretär der Akademie der Wissenschaften waren schon zu seinen Lebzeiten berühmt-berüchtigt und bieten auch heute noch Stoff für Auseinandersetzungen. Emil Du Bois-Reymond ist am 7. November 1818 in Berlin geboren, besuchte das französische Gymnasium und studierte an der Berliner Universität zuerst an der philosophischen, dann an der medizinischen Fakultät, wobei sein Lehrer Johannes Müller großen Einfluß auf ihn ausübte, dessen Nachfolger er 1858 werden sollte. Emil Du Bois-Reymond konnte am 11. Februar 1893 sein goldenes Doktorjubiläum feiern und starb am 20. Dezember 1896 in Berlin.

Max von Pettenkofer
1818–1901

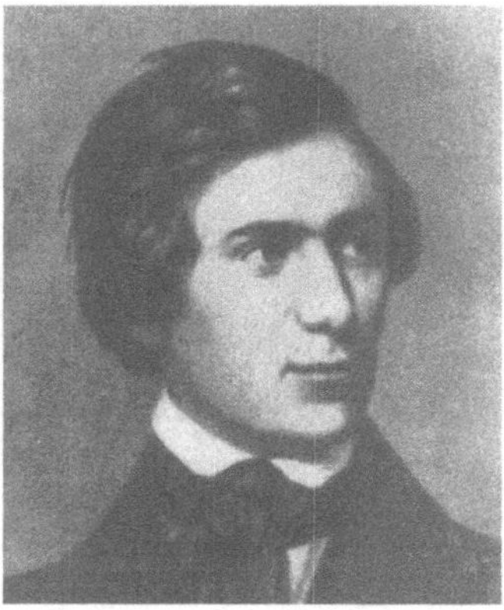

Pettenkofer-Reaktion: Gallensäurennachweis

Im 19. Jahrhundert bedrohte eine neue, bis dahin unbekannte Seuche, die Cholera, Westeuropa, die 1831/32 zum ersten Mal und in unregelmäßigen Abständen immer wieder auftrat. Sie sollte zum Ausgangspunkt einer neuen Hygienebewegung und zum Streitobjekt zwischen zwei angesehenen Wissenschaftlern, Max von Pettenkofer und Robert Koch, werden. Pettenkofer, am 3. Dezember 1818 in Lichtenheim an der Donau geboren, ausgebildeter Apotheker und Arzt, der bei Liebig in Gießen gearbeitet hatte und seit 1847 Professor für medizinische Chemie in München war, vertrat in der Choleradebatte die Ansicht, daß nicht allein die Cholerabazillen die Erreger der Krankheit seien, sondern daß für das Ausbrechen der Seuche bestimmte örtliche und zeitliche Dispositionen notwendig seien, die entscheidend vom Grundwasser abhängig seien. Deshalb sei zur Cholerabekämpfung in erster Linie die Assanierung des Bodens und die Bereitstellung von Trinkwasser notwendig. Berühmt geworden ist sein Selbstversuch, mit dem er die Richtigkeit seiner These beweisen wollte und bei dem er 1 ml einer Cholerabazillenkultur ohne Schaden trank. Pettenkofers Auffassungen haben wesentlich zum Aufblühen der wissenschaftlichen Hygiene in Deutschland beigetragen. Er starb am 9. Februar 1901.

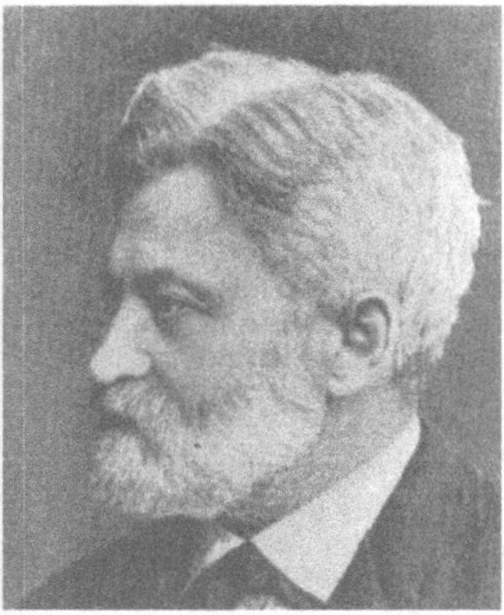

Karl Sigismund Credé
1819–1892

Credé-Handgriff: Handgriff zur frühzeitigen Expression der Plazenta von außen
Credé-Prophylaxe: prophylaktisches Verfahren zur Verhütung der Conjunctivitis blenorrhoica durch Einträufeln von Silbernitrat

Die Credéprophylaxe, die noch heute durch Dienstvorschrift der Hebamme vorgeschrieben ist, stammt aus der Zeit der sich entwickelnden Bakteriologie. 1884 hat der Leiter der Entbindungsanstalt und Hebammenschule in Leipzig, Karl Sigismund Credé, diese Prophylaxe in einem Aufsatz bekanntgemacht. Credé ist am 23. Dezember 1819 in Berlin geboren, studierte Medizin in seiner Geburtsstadt und in Heidelberg, erwarb 1842 den Doktorgrad und war von 1843 bis 1848 Assistent an der Berliner Geburtshilflichen Klinik. 1850 habilitierte er sich und wurde 1852 zum Direktor der Berliner Hebammenschule und zum dirigierenden Arzt der Gebärabteilung und einer von ihm gegründeten gynäkologischen Abteilung der Charité ernannt. 1856 folgte er einem Ruf als Ordinarius nach Leipzig. Auch dort gelang ihm die Errichtung einer gynäkologischen Abteilung und darüber hinaus die einer geburtshilflich-gynäkologischen Poliklinik. Credé ist am 14. März 1892 gestorben. Er war ein ausgezeichneter Lehrer und hat sich auch als Organisator bewährt und damit große Verdienste um die Hebung des geburtshilflichen Unterrichts erworben. Seine Bearbeitung des amtlichen sächsischen Lehrbuchs der Geburtshilfe für Hebammen behielt lange Zeit Gültigkeit.

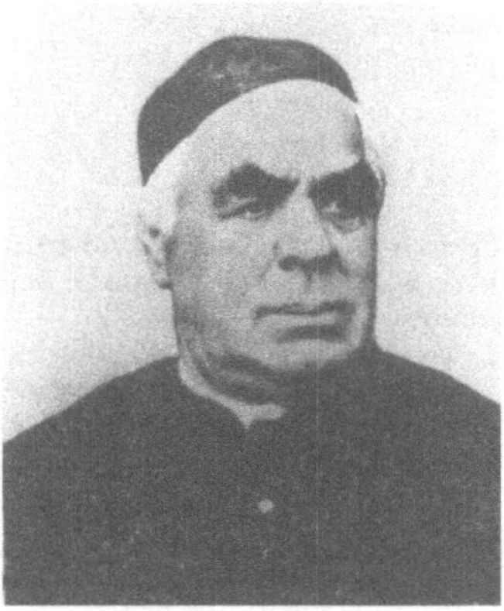

Sebastian Kneipp
1821 – 1897

Kneipp-Anwendung: von Kneipp angegebene Behandlungsform auf dem Gebiet der Hydro/Thermobehandlung
Kneipp-Kur: ärztlich verordnetes, systematisches Naturheilverfahren mit Hydro/Thermotherapie, Bewegungsbehandlung, Phytotherapie und Diät

1846 erkrankte der Zögling des Gymnasiums Dillingen Sebastian Kneipp am „Bluthusten“. Als sich die Krankheit verschlimmerte, machte der Theologiestudent 1849 bei sich selber Wasseranwendungen und kurierte ebenso einen Mitstudenten. Das war der Anfang der Kneippschen Wasserkur. Sebastian Kneipp war am 17. Mai 1821 in Stephanssied bei Ottobeuren geboren, kam erst als 23jähriger aufs Gymnasium und studierte danach Theologie, war Kaplan in Biberbach und Augsburg, wo er seine erste Rüge wegen unerlaubter Ausübung der Heilkunde erhielt. 1855 kam er ans Dominikanerinnenkloster in Wörishofen, wo die Waschküche des Klosters für viele Jahre zum Badehaus wurde. 1881 wurde er Pfarrer von Wörishofen, am 17. Juni 1797 ist er dort gestorben. Ohne theoretische Voraussetzungen entwickelte Kneipp ein System von Wasser- und Temperaturreizen, die zu einer Umstimmung des Körpers führen sollten. 1886 erschien sein populäres Buch „Meine Wasserkur“ und 1889 „So sollt ihr leben“. Beide Bücher wurden immer wieder aufgelegt und in alle Weltsprachen übersetzt. Kneipp wurde in seinen letzten Lebensjahren zu einer der bekanntesten Persönlichkeiten Europas, Heilungssuchende aus allen Schichten strömten nach Wörishofen und machten aus dem Bauerndorf ein Heilbad. Noch zu Kneipps Lebzeiten schlossen sich die ersten Ärzte zum Internationalen Verein Kneippscher Ärzte zusammen.

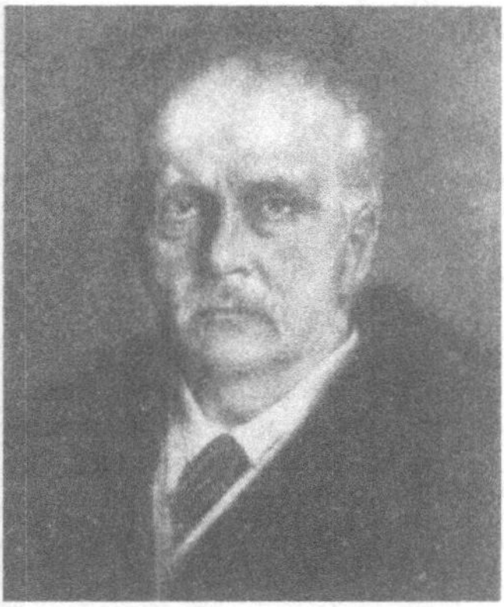

Hermann von Helmholtz
1821 – 1894

Helmholtz-Farbenmischapparat: Gerät zur additiven Farbenmischung
Helmholtz-Ophthalmometer: Gerät zur Messung des Krümmungsradius der Hornhaut
Helmholtz-Resonanztheorie: Hörtheorie, wonach jeder Ton das Corti-Organ an einer bestimmten Stelle erregt

Hermann von Helmholtz hat in gleicher Weise für die Medizin und für die Physik Bedeutung erlangt. Er stammte aus der Schule von Johannes Müller, die die Berliner Medizin um die Mitte des 19. Jahrhunderts bestimmte. Hermann von Helmholtz, der am 31. August 1821 in Potsdam geboren ist, konnte in Berlin Medizin studiern, weil er Schüler der Pépinière wurde, die auch unbemittelten Schülern ein Studium ermöglichte. Nach seiner Promotion 1842 wurde er Unterchirurg an der Charité, 1843 Militärarzt in Potsdam und 1848 Assistent am Anatomischen Museum. 1849 wurde er als Professor der Physiologie und Pathologie nach Königsberg berufen, ging 1855 als Professor der Anatomie und Physiologie nach Bonn, wechselte 1858 nach Heidelberg und kehrte 1871 nach Berlin zurück als Professor der Physik. Helmholtz entdeckte den Ursprung der Nervenfasern in der Ganglienzelle und beschrieb die Nervenleitgeschwindigkeit. 1851 gab er seine Erfindung des Augenspiegels bekannt, die es zum ersten Mal erlaubte, das Innere eines lebenden Auges zu betrachten. Seine Arbeiten zur physiologischen Optik und zur Lehre von den Tonempfindungen waren bahnbrechend. Schon 1857 hatte er in seiner Arbeit „Über die Erhaltung der Kraft" das Energieprinzip dargestellt. Hermann von Helmholtz ist am 8. September 1894 in Berlin gestorben.

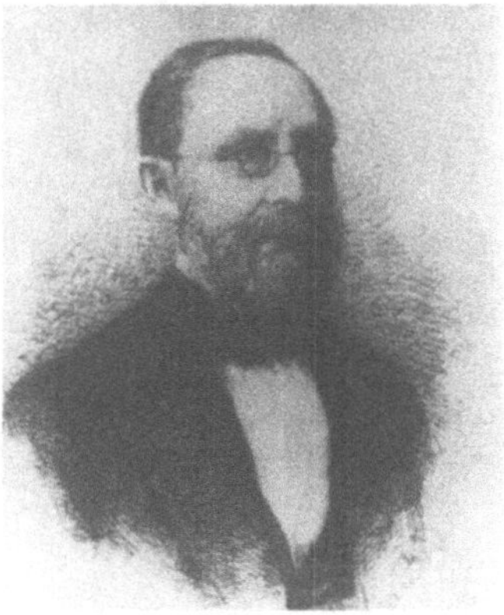

Rudolf Virchow
1821–1902

Virchow-Axiom: Omnis cellula e cellula
Virchow-Drüse: Klavikularlymphknoten
Virchow-Trias: die drei für eine Thromboseentstehung notwendigen Faktoren: venöse Stase, Endothelschädigung und erhöhte Blutgerinnbarkeit

Hatte Morgagni die Organpathologie begründet, hatte Bichat die Gewebepathologie geschaffen, so war es Rudolf Virchow, der den morphologischen Gedanken in seiner Zellularpathologie konsequent zu Ende dachte. Krank werden kann nach dieser Theorie nicht der ganze Körper, sondern immer nur einzelne Zellen oder Zellgruppen. Eine Therapie muß sich konsequenterweise auf diese erkrankten Zellen und nicht auf den ganzen Körper richten. Virchow, geboren am 13. Oktober in Schievelbein/Pommern, ausgebildet in Berlin, war 1844 Prosektor an der Charité geworden und hatte sich 1847 habilitiert, war wegen seiner Beteiligung an der Revolution seines Amtes enthoben worden und einem Ruf nach Würzburg gefolgt, von wo er 1856 zurückkehrte und für fast ein halbes Jahrhundert, bis zu seinem Tod am 5. September 1902, der Papst der Berliner Medizin werden sollte. Mit seiner Zellularpathologie hat Virchow den Grundstein der modernen Medizin gelegt, seine sozialmedizinischen Ansätze der Frühzeit wurden erst um die Jahrhundertwende wieder aufgegriffen, seine politischen Aktivitäten kamen der Hygiene und Gesundheitsfürsorge zu Gute. Daneben galt sein Interesse der Anthropologie und Ethnologie, als deren Begründer in Deutschland er gilt.

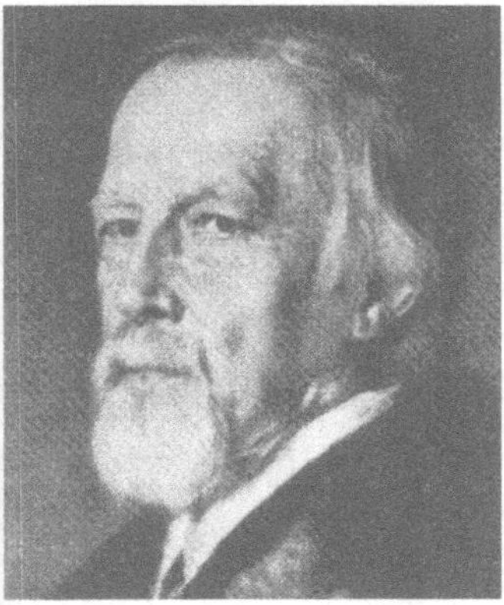

Adolf Kußmaul
1822–1902

Kußmaul-Atmung: beim Coma diabeticum vorkommender, für die Azidose typischer Atemtypus
Kußmaul-Puls: für Perikarditis typische Abnahme der Pulsamplitude bei Inspiration und Zunahme bei Expiration

Adolf Kußmaul, geboren am 22. Februar 1822 in Graten/Karlsruhe, studierte in Heidelberg, machte eine Studienreise nach Wien und Prag, um sich bei Rokitansky, Skoda, Semmelweis und Oppolzer fortzubilden und war dann als Militärarzt tätig. Eine anschließende Tätigkeit als praktischer Arzt mußte er krankheitshalber aufgeben. Erst jetzt holte er die Promotion in Würzburg bei Rudolf Virchow nach und wurde in Heidelberg habilitiert. 1859 wurde er als Internist nach Erlangen, 1863 nach Freiburg und 1876 nach Straßburg berufen. Nach seiner Emeritierung 1888 lebte er bis zu seinem Tode am 20. Mai 1902 in Heidelberg. Kußmaul beschrieb die Periarteriitis nodosa, führte die Magenpumpe zu therapeutischen und diagnostischen Zwecken in die Medizin ein, entdeckte die nach ihm benannte große Atmung im Coma diabeticum. Er ist aber auch der Erfinder des Begriffs Biedermeier: ab 1855 publizierte er in den „Fliegenden Blättern" die „Gedichte des schwäbischen Schulmeisters Gottlieb Biedermaier", die teils von ihm selber, teils von seinem Freund Eichrodt, teils von dem Schulmeister Sauter stammen.

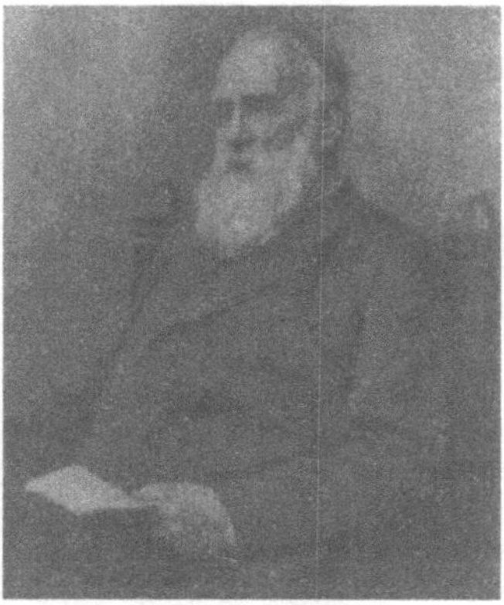

Carl Thiersch
1822–1895

Thiersch-Lappen: Epidermis-Korium-Lappen zur freien Transplantation
Thiersch-Operation: Hauttransplantation

Carl Thiersch wurde am 20. April 1822 in München geboren, wo er studierte und 1843 zum Doktor der Medizin promoviert wurde. Eine ausgedehnte Studienreise führte ihn nach Berlin, Wien und Paris. Von 1848 bis 1854 war er Prosektor für pathologische Anatomie in München, habilitierte sich 1849 und wurde 1853 zum Extraordinarius ernannt. 1854 folgte er einem Ruf auf das Ordinariat für Chirurgie in Erlangen, von wo er 1867 nach Leipzig wechselte. Anläßlich seines 70. Geburtstages wurde er Ehrenbürger der Stadt Leipzig. Dort ist er am 28. April 1895 gestorben. Thierschs Verdienste um die Chirurgie liegen auf verschiedenen Gebieten. Experimentell hat er die Vorgänge bei der Wundheilung erforscht und dabei insbesondere die Ernährungsbedingungen für gefäßlose Gewebe betrachtet. Diese Untersuchung wurde der Ausgangspunkt für seine Methode der freien Hautverpflanzung, mit der er die Methode von Reverdin entscheidend verbesserte. Seine entwicklungsgeschichtlichen Studien waren vor allem für seine Operationen im Urogenitalbereich, wo er eine Reihe plastischer Operationen, so die bei Blasenektropie, einführte, von Bedeutung. Sie waren auch der Ausgangspunkt für seine große Studie über den Epithelialkrebs.

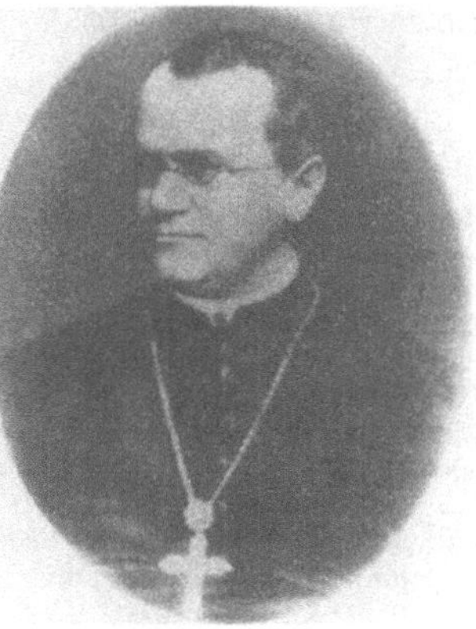

Gregor Mendel
1822 – 1884

Mendel-Gesetze: statistische Gesetzmäßigkeiten des Erbgangs von Eigenschaftsunterschieden
Mendel-Spaltung: Aufspaltung einer Kreuzungsnachkommenschaft in verschiedene Phäno- und Genotypen in den den Mendel-Gesetzen entsprechenden Zahlenverhältnissen

Als Gregor Mendel 1866 seinen Aufsatz „Versuche über Pflanzenhybriden" veröffentlichte, erregte er damit kein Aufsehen und die Wissenschaft nahm keine Notiz. Erst als um die Jahrhundertwende Correns, Tschermak und de Vries durch eigene Untersuchungen zu gleichen Ergebnissen kamen, wurde klar, was der Augustinerpater Grundlegendes geleistet hatte und daß er der Begründer der Vererbungsforschung war. Gregor Mendel ist am 22. Juli 1822 in Heinzendorf/Mähren geboren, studierte 1845/47 in Brünn Theologie, wurde zum Priester geweiht und nach einem weiteren Studium in der philosophischen Fakultät der Universität Wien Lehrer an der Stadt-Realschule in Brünn. 1868 wurde er Abt des Klosters. Gestorben ist er am 6. Januar 1884. Seine berühmten Kreuzungsversuche mit der Speiseerbse machte er in den Jahren 1856 bis 1863. 1862 hatte er mit anderen begeisterten Naturforschern den naturforschenden Verein in Brünn gegründet, in dem seine ersten Ergebnisse vorgetragen und diskutiert wurden und in dessen Verhandlungen sie erschienen. Dieser abgelegene Publikationsort ist sicher auch ein Grund dafür, daß die Bedeutung der Arbeiten nicht erkannt wurde.

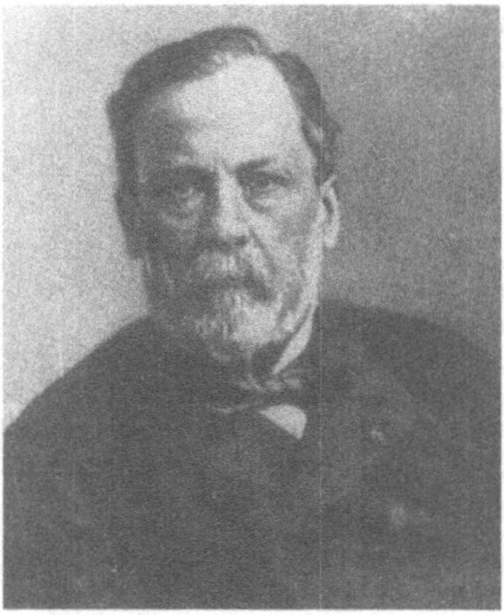

Louis Pasteur
1822–1895

Pasteur-Effekt: Unterdrückung der anaeroben Milchsäurebildung in Gegenwart von Sauerstoff
Pasteur-Impfung: Tollwut-Schutzimpfung
Pasteur-Methode: Methode zur Gewinnung eines für Impfzwecke geeigneten Tollwutvirus
Pasteurella pestis: Erreger der Pest
Pasteurisierung: Verfahren zur Verhütung von Gärungsprozessen durch Erhitzung bei 85 °C.

Bis in die Mitte des vorigen Jahrhunderts war die Urzeugung ein immer wieder diskutiertes Problem. Louis Pasteur konnte nachweisen, daß auch kleinste Lebewesen nicht aus unbelebter Materie entstehen können, sondern stets von außen in vorher keimfreie Stoffe gelangen. Zu diesen Ergebnissen kam er bei seinen Untersuchungen der Gärung, die er in den 50er Jahren durchführte. Pasteur, am 27. Dezember 1822 in Dôle geboren, war mit 25 Jahren Professor der Physik, ein Jahr später Ordinarius für Chemie in Straßburg geworden, hatte in Nantes die Naturwissenschaftliche Fakultät aufgebaut und war 1867 nach Paris gekommen. Er starb am 28. September 1895 in Villeneuve-L'Etang. Ihm gelang es, den bakteriellen Erreger einer in Südfrankreich ausgebrochenen Seidenraupenkrankheit zu ermitteln, Schutzimpfungen gegen Tollwut, Milzbrand, Schweinerotlauf und Hühnercholera zu entwickeln. Er hat damit die Grundlagen der Theorie der Infektionskrankheiten gelegt, die die Medizin innerhalb weniger Jahrzehnte völlig verändern sollten. Pasteur hat seine grundlegenden Forschungen zunächst unter primitiven Verhältnissen durchführen müssen, erst der Erfolg der Tollwutimpfung führte zu einer internationalen Sammlung, die die Errichtung des Institut Pasteur zur Bekämpfung der Tollwut und zur Erforschung der Infektionskrankheiten ermöglichte.

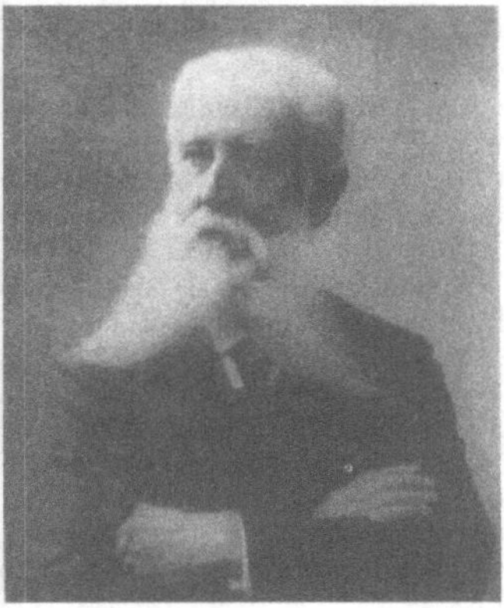

Friedrich von Esmarch
1823–1908

Esmarch-Blutleere: Verfahren zur vollständigen Unterdrückung der Blutzufuhr bei Verletzungen oder Operationen an den Gliedmaßen
Esmarch-Heiberg-Handgriff: Handgriff zur mechanischen Freihaltung der Atemwege

Zu den großen Errungenschaften der Chirurgie des 19. Jahrhunderts gehört neben der Anästhesie und Asepsis die durch Friedrich von Esmarch begründete Möglichkeit der Operation an den Extremitäten in völliger Blutleere. Esmarch beschrieb dieses Verfahren 1873. Zu dieser Zeit war er Professor für Chirurgie an der Universität Kiel. Esmarch stammte aus Schleswig-Holstein. Am 9. Januar 1823 ist er in Tönning geboren. In Kiel und Göttingen studierte er Medizin und wurde 1848 promoviert. Seit 1854 war er Direktor der chirurgischen Universitätsklinik in Kiel. Anfang der 80er Jahre gab Esmarch die Anregung zur Verbreitung des „Samariterwesens" in Deutschland, ein Gebiet für das er sich bis zu seinem Tod immer wieder eingesetzt hat. Seine „Erste Hilfe bei Verletzungen" wurde nicht nur im deutschen Sprachgebiet, sondern auch in ihren Übersetzungen zu einem Standardwerk der Ersten Hilfe. Obwohl viele seiner Schriften sich mit der Kriegschirurgie beschäftigen, ging es ihm in erster Linie um die Durchsetzung humaner Ideen auch im Krieg z. B. in seiner Schrift „Über den Kampf der Humanität gegen die Schrecken des Krieges". 1899 wurde von Esmarch emeritiert, am 23. Februar 1908 ist er in Kiel gestorben.

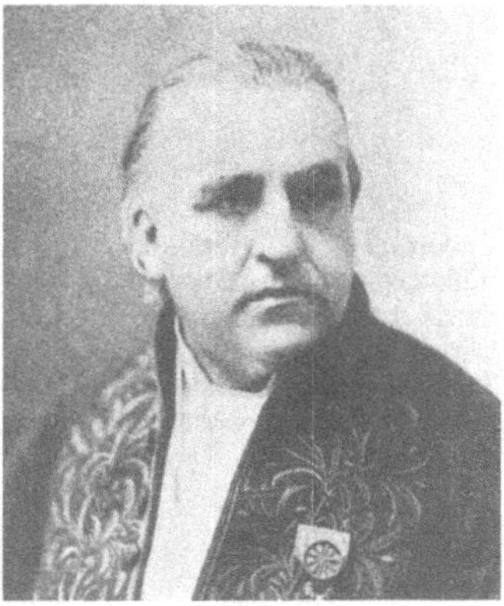

Jean-Martin Charcot
1825–1893

Charcot-Hinken: Claudicatio intermittens

Charcot-Krankheit: 1. Arthropathia tabica, 2. chron. Gelenkrheumatismus

Charcot-Trias: skandierende Sprache, Intentionstremor und Nystagmus als Symptomkombination bei multipler Sklerose

Charcot-Leyden-Kristalle: Kristalle, die im Blut, Sputum und Stuhl bei Häufung eosinophiler Leukozyten auftreten.

Charcot-Syndrom: 1. Claudicatio intermittens, 2. myatrophe Lateralsklerose

Jean-Martin Charcot wurde am 29. November 1825 in Paris geboren. Nach dem Studium der Medizin in Paris begann er seine ärztliche Tätigkeit 1848; 1853 legte er seine Dissertation vor, in der der chronische Gelenkrheumatismus so vortrefflich beschrieben wurde, daß diese Krankheit jahrzehntelang mit seinem Namen bezeichnet wurde. 1860 wurde er zum Professor ernannt und zwei Jahre später Chefarzt an der Salpêtrière, wo er eine bedeutende neurologische Abteilung aufbaute. Charcot verband konsequent die pathologische Anatomie mit der medizinisch-neurologischen Klinik, wodurch ihm besonders eindrucksvolle Schilderungen der Krankheitsbilder und ihrer pathologischen Grundlagen gelangen. Dazu gehören die Claudicatio intermittens und die myatrophische Lateralsklerose, die auch heute noch mit seinem Namen bezeichnet werden. Auch die anatomische und klinische Beschreibung der multiplen Sklerose erfolgte erstmals durch ihn. Am Ende seines Lebens beschäftigte er sich mit Problemen der Hysterie und der Hypnose. Er starb am 16. August 1893 bei Nièvre.

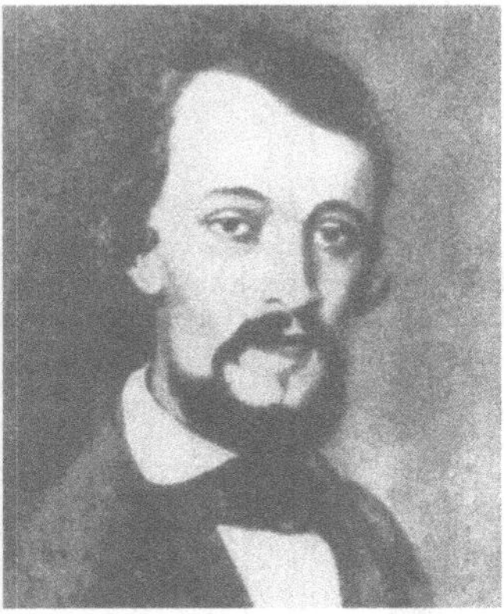

Theodor Bilharz
1825–1862

Bilharziose: Erkrankung durch Schistosomen
Bilharziom: bösartige Geschwulst an Haut und Schleimhaut bei Schistosomainfektion

Theodor Bilharz wurde am 23. März 1825 als Sohn eines Kammerherren in Sigmaringen geboren. Nach dem Medizinstudium in Freiburg und Tübingen promovierte er 1850 mit einer Arbeit aus der vergleichenden Anatomie. Im selben Jahr folgte er seinem Lehrer Griesinger, der nach Ägypten zur Leitung des dortigen Medizinalwesens berufen worden war. 1858 wurde er in Kairo Chefarzt, 1855 Professor der Inneren Abteilung, von wo er 1856 zur Anatomie und 1861 zur Dermatologie überwechselte. Durch die Beschreibung der nach ihm benannten Krankheit wurde er weltberühmt. Dabei handelt es sich um eine in den Tropen sehr verbreitete Krankheit, die als Blutharnen bezeichnet wurde. Diese Krankheit wird durch einen Saugwurm hervorgerufen, der im Venensystem der Bauchhöhle lebt und dessen Eiablage zu schweren Störungen der Niere, der Blase und des Darmes führt. Die Infektion erfolgt durch die im Wasser lebenden Larven des Distomum haematobium beim Baden oder Trinken. Bilharz, der die arabische, französische, englische und italienische Sprache beherrschte und in Ägypten hochangesehen war, starb am 9. Mai 1862 in Kairo an einer Typhuserkrankung, die er sich bei seiner ärztlichen Tätigkeit zugezogen hatte.

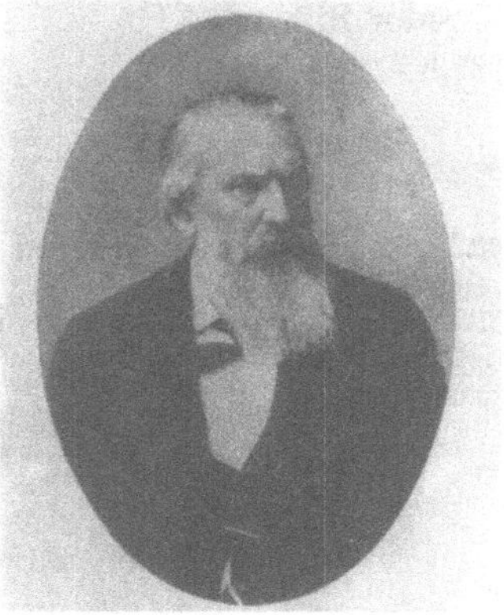

Hermann Brehmer
1826–1889

Brehmer-Methode: systematische Behandlung der Tuberkulose mit Freiluftliegekur und Diät in geschlossenen Anstalten.

Um die Mitte des 19. Jahrhunderts, genau 1854, gründete Hermann Brehmer in Görbersdorf in Schlesien die Heilanstalt für Lungenkranke, die zum Vorbild für alle Heilanstalten dieser Art werden sollte und mit der die methodische physikalisch-diätetische Therapie der Lungentuberkulose in die Therapie eingeführt wurde. Programmatisch erschien zur Eröffnung Brehmers umgearbeitete Dissertation: „Die Gesetze der Heilbarkeit der Lungenschwindsucht". Brehmers ärztliches und wissenschaftliches Wirken galt ausschließlich der Heilung dieser im 19. Jahrhundert sich immer stärker ausbreitenden Erkrankung. Brehmer war am 14. August 1826 in Kurtsch in Schlesien geboren, studierte zunächst Mathematik, Astronomie und Naturwissenschaft in Breslau und ging 1850 nach Berlin, um dort Medizin zu studieren. 1853 wurde er zum Doktor der Medizin promoviert. Von seinen späteren Arbeiten gewann vor allem seine mehrfach aufgelegte und in mehrere Sprachen übersetzte Abhandlung: „Die Therapie der chronischen Lungenschwindsucht" Bedeutung.

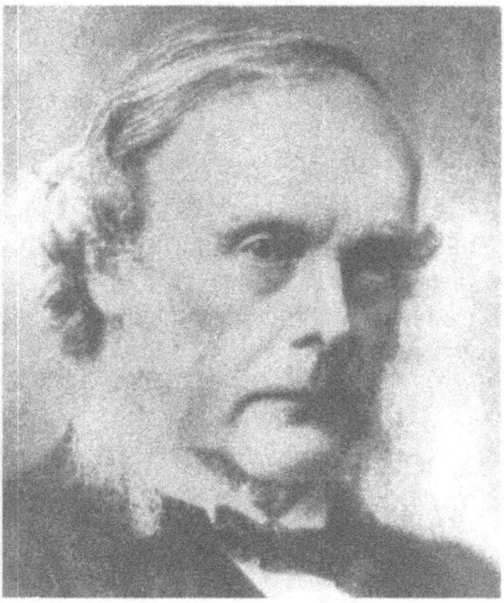

Joseph Lister
1827–1912

Um die Mitte des 19. Jahrhunderts machte die Chirurgie durch die Einführung der Narkose ihren ersten Schritt aus dem heroischen Zeitalter. Noch aber war man der vielfachen Wundinfektionen, die große Zahlen von Toten forderten, nicht Herr geworden. Zwar hatte Semmelweis durch seine geburtshilfliche Antiseptik Hinweise gegeben, doch waren diese auch in der Chirurgie nicht aufgenommen worden. Erst 1867 kam man einen entscheidenden Schritt weiter, als der Glasgower Professor für Chirurgie Joseph Lister sein antiseptisches Prinzip bekanntgab. Er zeigte, daß die Eiterung nicht eine Folge der Quetschung des Gewebes war, sondern daß sie von außen durch Mikroben hervorgerufen wurde, wie es die Pasteurschen Untersuchungen nahelegten. Der von ihm entwickelte Okklusivverband, getränkt mit Karbolsäure bildete einen sicheren Schutz vor solchen Keimen. Die folgerichtige Weiterentwicklung war die Antisepsis bei der Operation durch Besprühen des Operationsfeldes mit Karbolspray. Die Übernahme der Listerschen Prinzipien führte zu einem steilen Abfall der Mortalität und schließlich zur Asepsis. Lister, der am 5. April 1827 geboren war, konnte den Triumph seiner Idee noch erleben, er starb am 10. Februar 1912 in Walmer, nachdem er Professor in Edinburgh und London gewesen war.

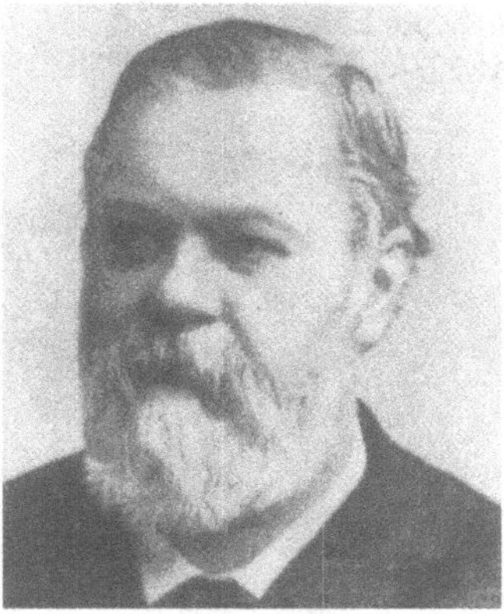

Anton Biermer
1827–1892

Biermer-Anämie: perniziöse Anämie
Biermer-Schallwechsel: Klopfschallveränderung über größeren Kavernen

Anton Biermer, geboren am 18. Oktober 1827 in Bamberg, absolvierte sein Medizinstudium in Würzburg, wo er bei Rudolf Virchow hörte. Nach Staatsexamen und Doktorat habilitierte er sich 1855 für Innere Medizin und erhielt 1861 einen Ruf nach Bern. Von dort wechselte er 1867 nach Zürich und 1874 nach Breslau. Dort wirkte er bis zu seiner Emeritierung 1891. Biermer ist am 24. Juni 1892 in Schöneberg gestorben. Biermer gehört zu den bedeutendsten Klinikern des 19. Jahrhunderts. Sein Name ist verknüpft mit einer Reihe von Entdekkungen auf dem Gebiet der mikroskopischen Anatomie. Bedeutend sind seine Arbeiten über das Asthma und den von ihm entdeckten Schallwechsel über größeren Lungenkavernen. Obwohl die Mehrzahl der Arbeiten sich mit Krankheiten des Atmungssystems beschäftigen, ist Biermer heute mehr bekannt durch die Beschreibung einer Blutkrankheit, der perniziösen Anämie, die er 1868 vorlegte.

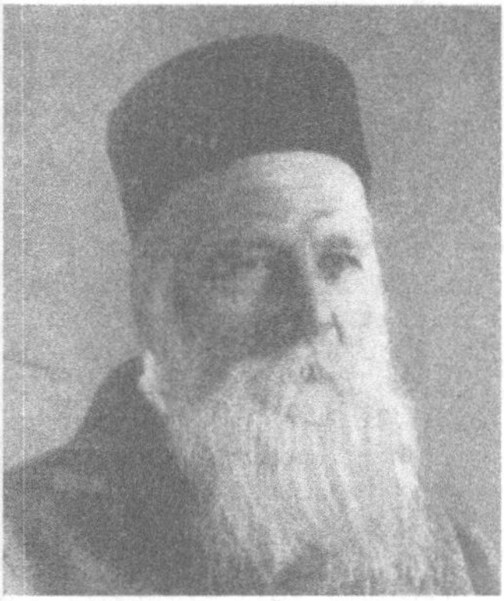

Henry Dunant
1828–1910

Am 8. Mai 1828 wurde Henry Dunant als Sohn wohlhabender Eltern in Genf geboren. Von Jugend an sah er seine besondere Aufgabe darin, Armen und Notleidenden zu helfen. Auf seine Initiative ging die Gründung des Vereins Christlicher Junger Männer in Genf zurück. 1859 nahm er als Beobachter an der Schlacht von Solferino teil und leitete spontan eine Hilfsaktion zur Rettung der Verwundeten ein. Gleichzeitig entstand der Gedanke, eine Organisation zu schaffen, die ohne Rücksicht auf Nationalitäten die Kriegsopfer versorgen sollte und die ein eigenes Abzeichen führen sollte. 1862 schrieb er seine „Erinnerung an Solferino", in der er einen Kongreß forderte, auf dem die Gründung einer solchen Organisation gefordert wurde. Dieser Kongreß fand 1864 in Genf statt und auf ihm wurde die Genfer Konvention verabschiedet und das Rote Kreuz geschaffen. Diese Tat ermöglichte es, daß in den nachfolgenden Kriegen die Verwundeten auf den Schlachtfeldern unter dem Schutz des Neutralitätszeichens des Roten Kreuzes geborgen und ärztlich versorgt werden konnten. Henry Dunant wurde 1901 mit dem ersten Friedensnobelpreis ausgezeichnet. Er starb am 30. Oktober 1910 in Heiden.

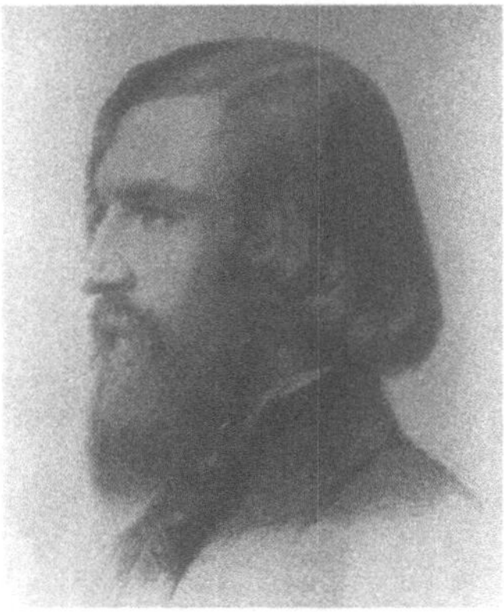

Albrecht von Graefe
1828 – 1870

Graefe-Operation: 1. Tenotomie bei Strabismus, 2. Iridektomie bei Glaukom, 3. extrakapsuläre Linsenextraktion, 4. plastische Operation zur Korrektur des Unterlids
Graefe-Syndrom: obere Bulbärparalyse infolge Degeneration der motorischen Nervenzellen

Albrecht von Graefe ist am 22. Mai 1828 als Sohn des Chirurgen Carl Ferdinand von Graefe in Berlin geboren, studierte in seiner Heimatstadt und hielt sich dann zu Studienzwecken in Prag, Paris, Wien und London auf. Seit 1850 war er in Berlin als Augenarzt tätig, 1852 habilitierte er sich und wurde 1857 zum außerordentlichen und 1866 zum ordentlichen Professor ernannt. Nur 42jährig ist er am 20. Juli 1870 in Berlin gestorben. Albrecht von Graefe ist der Begründer der modernen Ophthalmologie. Er führte als erster den von Helmholtz erfundenen Augenspiegel in die Praxis ein, entwickelte die Iridektomie zur operativen Behandlung des Glaukoms und verbesserte die bis dahin übliche Operation beim grauen Star ganz erheblich. Ferner wies er als erster auf die Zusammenhänge von Augenerkrankungen mit Gehirnaffektionen und Allgemeinerkrankungen hin und klärte den Zusammenhang zwischen Stauungspapille und Hirntumoren. Er besaß als Augenarzt Weltruf und war der Begründer einer ophthalmologischen Schule.

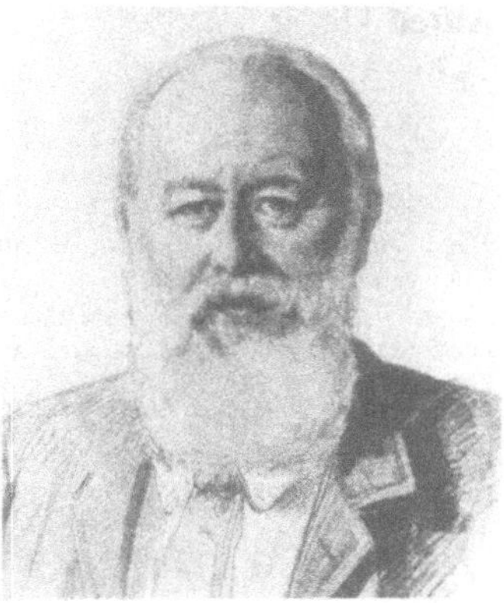

Theodor Billroth
1829–1894

Billroth-Klemme: lange, nicht gezähnte Gefäßklemme
Billroth-Operation: 1. Magenresektion mit nachfolgender End-zu-Endvereinigung von Magen und Duodenum, 2. Magenresektion mit nachfolgendem Blindverschluß des Duodenums und Seit-zu-Endvereinigung von Jejunum und Magen

Am 29. Januar 1881 führte der Chirurg Theodor Billroth in Wien die erste erfolgreiche Magenresektion durch. Bisher hatte er sich schon einen Namen gemacht als genialer Chirurg, der vor allem neue Operationsmethoden angewendet oder bereits bestehende vervollkommnet hatte. Dazu gehörten die Kehlkopfexstirpation, die Kropfoperation, die vaginale Entfernung des Uterus, Operationen an Leber, Milz und Harnblase. Billroth war am 26. April 1829 in Bergen auf Rügen geboren, hatte in Greifswald, Göttingen und Berlin studiert und war Assistent bei Bernhard von Langenbeck in Berlin geworden, wo er sich 1856 für Chirurgie und pathologische Anatomie habilitierte. Einen Ruf als Ordinarius für Pathologie nach Greifswald lehnte er ab, ging 1860 als Chirurg nach Zürich und wechselte 1867 auf die II. Chirurgische Lehrkanzel nach Wien. Den ehrenvollen Ruf, Langenbecks Nachfolger in Berlin zu werden, lehnte er ab. Er starb am 6. März 1894 in Opatja. Durch seine breite Ausbildung gelang es ihm, Klinik und pathologische Anatomie zu einer Synthese zu bringen und für die Entwicklung der modernen wissenschaftlichen Chirurgie nutzbar zu machen. Billroth war ein wichtiger Förderer des Krankenhaus- und Krankenpflegewesens. Als hochmusikalischer Mensch war er mit Brahms und Hanslick befreundet.

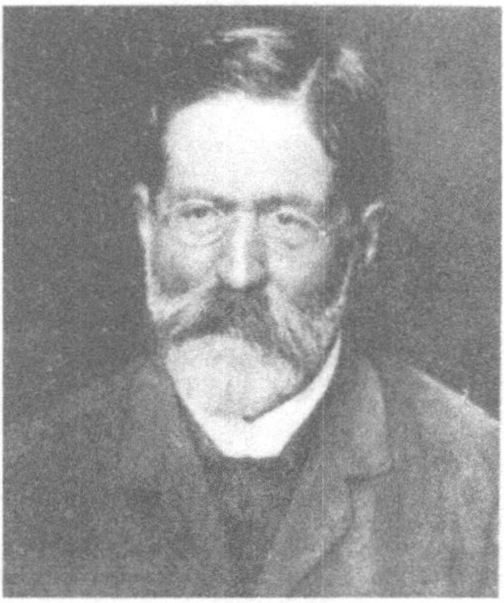

Alfred Hegar
1830–1914

Hegar-Nadelhalter: spezielle Form eines geraden Nadelhalters
Hegar-Stifte: Metallstifte verschiedener Stärke zur Dehnung des Zervikalkanals
Hegar-Zeichen: klassisches Zeichen der Frühschwangerschaft: Auflockerung des Zervikalabschnitts, die bimanuell tastbar ist

In der zweiten Hälfte des 19. Jahrhunderts erlebte die wissenschaftliche Gynäkologie und Geburtshilfe einen großen Aufschwung. Maßgeblich daran beteiligt war der Freiburger Ordinarius für dieses Fach Alfred Hegar, der von 1864 bis 1904 die Universitätsklinik leitete. Hegar stammte aus einem Arzthaus, sein Vater Johann August Hegar war hessischer Hofarzt in Darmstadt, wo Alfred am 6. Januar 1830 geboren wurde. Nach Studien in Gießen, Heidelberg, Berlin und Wien hatte er sich in seiner Heimatstadt als praktischer Arzt und Geburtshelfer niedergelassen. Nachdem er die Leitung der Klinik in Freiburg niedergelegt hatte, zog er sich nach Oberried zurück, wo er am 5. August 1914 gestorben ist. Hegar arbeitete auf allen Gebieten der Gynäkologie und Geburtshilfe, ganz besonders aber förderte er die operative Gynäkologie. Nach ihm wurden eine Reihe von Symptomen und Instrumenten benannt, wie z. B. das Hegarsche Schwangerschaftszeichen und die Hegar-Stifte zur Erweiterung des Muttermundes. Seine „Operative Gynäkologie", die er zusammen mit Kaltenbach herausgab, wurde zu einem Standardwerk. Hegar war einer der ersten, der Leben und Werk von Ignaz Philipp Semmelweis in einer Biographie würdigte.

Ernst von Leyden
1832–1910

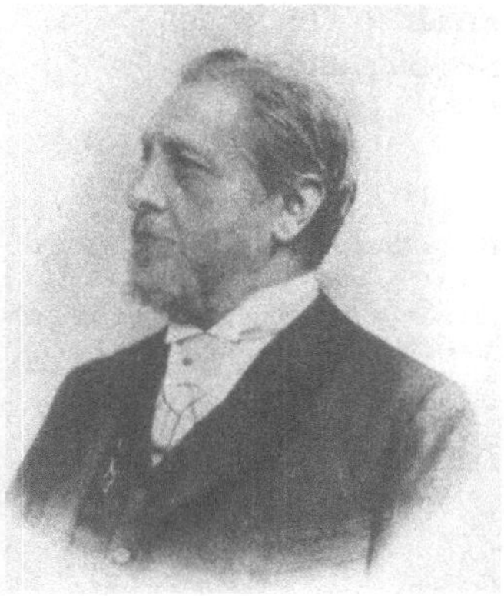

Leyden-Syndrom: Hemiplegia alternans oculomotorica
Leyden-Zeichen: Dämpfung und fehlendes Atemgeräusch an der Lungenbasis bei subphrenischem Abszeß
Leyden-Moebius-Dystrophie: progressive Muskeldystrophie
Charcot-Leyden-Kristalle: kompaßnadelähnliche Kristalle als Zeichen eines gehäuften Auftretens von eosinophilen Leukozyten

Ernst von Leyden, am 20. April 1832 in Danzig geboren, studierte an der Pépinière in Berlin Medizin und wurde nach Beendigung des Studiums an die Medizinische Klinik der Charité zu Schönlein und Traube abkommandiert. 1863 habilitierte er sich für Innere Medizin, 1865 wurde er nach Königsberg berufen, ging 1872 nach Straßburg und kehrte 1876 nach Berlin zurück, wo er zunächst als Nachfolger Traubes die Propädeutische Klinik und nach Frerichs Tod die I. Medizinische Klinik übernahm. 1907 wurde er emeritiert, am 5. Oktober 1910 ist er in Berlin gestorben. Ernst von Leyden gehört zu den Vertretern der Blüte der Berliner Medizin, seine wissenschaftlichen Interessen waren breit gestreut, sie betreffen die Krankheiten des Herzens, der Lunge und der Nieren, insbesondere aber die des Nervensystems. Hier erforschte er die Tabes dorsalis, die progressive Bulbärparalyse, die Myelitis, die spastische Spinalparalyse und die Polyneuritis. Er war ein vorbildlicher Therapeut, besonders auf dem Gebiet der Ernährungstherapie und der Diätetik, förderte die Heilstättenbehandlung der Tuberkulose und widmete sich ab 1903 als Leiter eines Krebsforschungsinstituts den immer drängender werdenden Problemen dieser Krankheit.

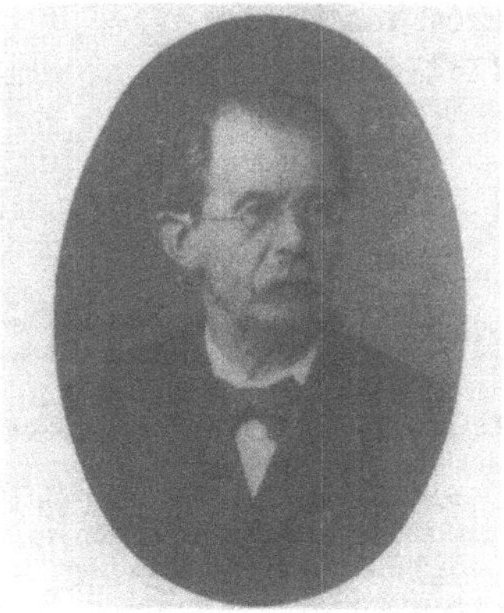

Friedrich Daniel von Recklinghausen
1833 – 1910

Recklinghausen-Fleck: Café au lait-Fleck
Recklinghausen-Krankheit: diffuse generalisierte Neurofibromatose

Einer der bedeutendsten Schüler Rudolf Virchows war Friedrich Daniel von Recklinghausen, der am 2. Dezember 1833 in Gütersloh geboren ist. Nach dem Medizinstudium in Bonn, Würzburg und Berlin und seiner Promotion 1855 blieb er bis 1864 an Virchows Institut, unterbrochen nur von einer ausgedehnten Studienreise nach Wien, Rom und Paris. 1865 wurde er Ordinarius für pathologische Anatomie in Königsberg, wechselte schon nach einem halben Jahr nach Würzburg und ging 1872 nach Straßburg, wo er am 26. August 1910 starb. Von Recklinghausen machte richtungsweisende Untersuchungen über die Auswanderung der sogenannten Wanderzellen aus den Gefäßen, wodurch er die Lehre von der Entzündung auf eine neue Grundlage stellte, indem er die Identität dieser Zellen mit den Leukozyten in der von ihm erfundenen „feuchten Kammer" demonstrieren konnte. Er klärte die Resorptionsvorgänge im Peritonealbereich durch seine Beschreibung der Lymphgefäße mit ihren Stomata. Weiter verbesserte er den Blutdruckmesser von Riva-Rocci und beschrieb die Neurofibromatose als generalisierte Erkrankung des Nervensystems.

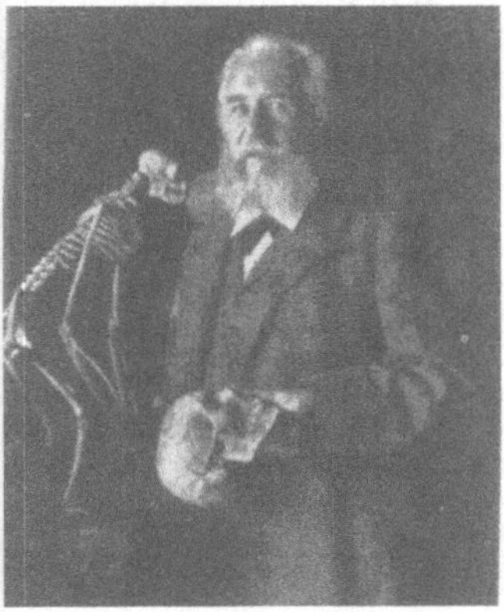

Ernst Haeckel
1834–1919

Haeckel-Gesetz: biogenetisches Grundgesetz. Die Ontogenese wird als eine kurze Rekapitulation der Phylogenese angesehen

Kaum ein anderer Wissenschaftler hat so wie Ernst Haeckel um die Wende zum 20. Jahrhundert die Gemüter der Kollegen und der Laien erhitzt. Seine „Welträtsel" wurden zum meistgelesenen Buch, das in vielen Auflagen und Übersetzungen erschien. Ernst Haeckel hatte sich schon sehr früh zum Fürsprecher des Darwinismus gemacht, hatte Darwins Ideen vereinfacht und popularisiert und ihnen so eine ungeheure Verbreitung gesichert. Sein biogenetisches Grundgesetz schien alle Rätsel der Evolutionstheorie lösen zu können. Haeckel hat darüber hinaus dem Sozialdarwinismus den Boden bereitet, indem er die Darwinschen Gesetze nicht nur für den biologischen Bereich, sondern auch für den sozialen und politischen Bereich zur Geltung bringen wollte, was zu einer neuen Weltanschauung, dem Monismus führte. Der am 16. Februar 1834 in Potsdam geborene Haeckel hatte in Berlin und Würzburg Medizin studiert, eine ärztliche Tätigkeit jedoch nie ausgeübt, sondern war, obwohl in der Medizinischen Fakultät Jena habilitiert, in erster Linie Zoologe. 1865 wurde er Ordinarius für Zoologie in Jena, wo er auch das Phyletische Museum gründete. Ernst Haeckel hat durch seine umfassende Vortragstätigkeit, durch seine populären Bücher, aber auch durch seine polemischen Auseinandersetzungen das öffentliche Interesse in besonderem Maße auf die Naturwissenschaften gelenkt. Er starb am 9. August 1919 in Jena.

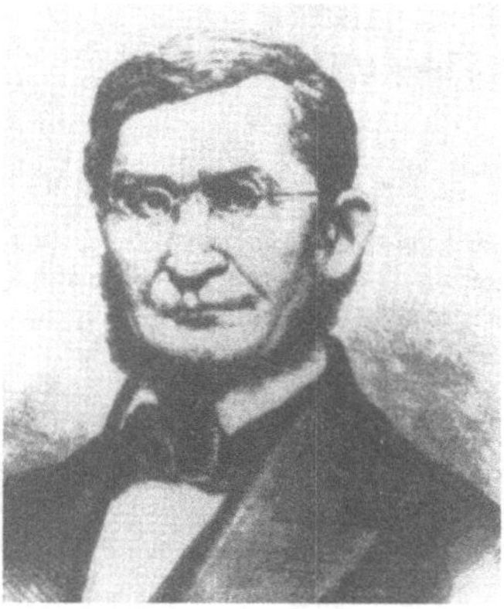

John H. Jackson
1834–1911

Jackson-Epilepsie: Krampferkrankung auf Grund eines lokalisierten Hirnrindenherdes
Jackson-Syndrom: Lähmung im Bereich einzelner Hirnnerven mit extrapyramidalen Symptomen infolge von Durchblutungsstörungen der oberen Medulla oblongata

Die Jackson-Epilepsie, die zum ersten Mal 1875 beschrieben wurde, wird ausgelöst durch Narben, Gefäßprozesse, Tumoren, aber auch Verletzungen im Bereich einer Hirnhälfte, die sich auf der Gegenseite des Körpers in klonisch-tonischen Krämpfen einzelner Muskelgruppen äußern. John H. Jackson, der die Erstbeschreibung lieferte, war am 4. April 1834 in Green Hammerton/Yorkshire geboren, hatte seine medizinische Grundausbildung in York erhalten und war dann ans St. Bartholomew's Hospital nach London gegangen. Einer kurzen Zeit als Arzt in York folgte der zweite Londoner Aufenthalt mit seiner Tätigkeit als Assistent Physician am London Hospital und dem Wechsel zum National Hospital for Nervous Diseases. Hier widmete er sich vor allem der Erforschung der Zusammenhänge der Krankheiten des Auges mit denen des Gehirns. Jacksons Stil war alles andere als bequem lesbar, so blieben seine vielen zum Teil wichtigen Artikel größtenteils ungelesen. Im Alter wurde Jackson in zunehmendem Maße skuril und menschenscheu. Er starb am 7. Oktober 1911 in London.

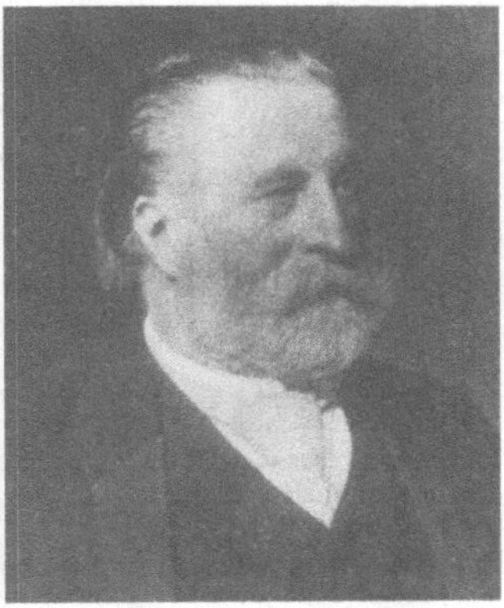

Ernst von Bergmann
1836–1907

Bergmann-Operation: Radikaloperation der Hydrozele
Bergmann-Gliafasern: senkrecht zur Oberfläche des Kleinhirnes emporsteigende Gliazellfortsätze

Am 16. Dezember 1836 wurde Ernst von Bergmann in Riga geboren. Da ihm wegen eines Numerus Clausus das Philologiestudium verwehrt war, studierte er von 1854 an in Dorpat Medizin. 1860 wurde er promoviert und erhielt in der chirurgischen Klinik eine Assistentenstelle. 1864 habilitierte er sich und war Professor in Dorpat und Würzburg, von wo er 1882 als Nachfolger von Langenbecks nach Berlin berufen wurde. Von Bergmann starb am 25. März 1907. Von Bergmann war einer der Meister der Chirurgie und zählte zu den stärksten Persönlichkeiten dieses Fachs in der zweiten Hälfte des 19. Jahrhunderts. In vielem bahnte er der Chirurgie neue Wege. Er beherrschte die virtuose Technik der vorantiseptischen Zeit, wurde indes der Hauptschöpfer der modernen Aseptik in der Wundbehandlung und der Operationstechnik. Nachdem er die Karbolantiseptik durch die Sublimatantiseptik ersetzt hatte, führte er die Dampfsterilisation ein. Ebenfalls grundlegend war von Bergmanns Einfluß auf die Entwicklung der Hirnchirurgie. Allgemein bekannt wurde er, als er die Kehlkopferkrankung des Kronprinzen Friedrich, entgegen allen anderen Ansichten, als beginnendes Karzinom erkannte und die Radikaloperation empfahl, die bekanntlich nicht durchgeführt wurde.

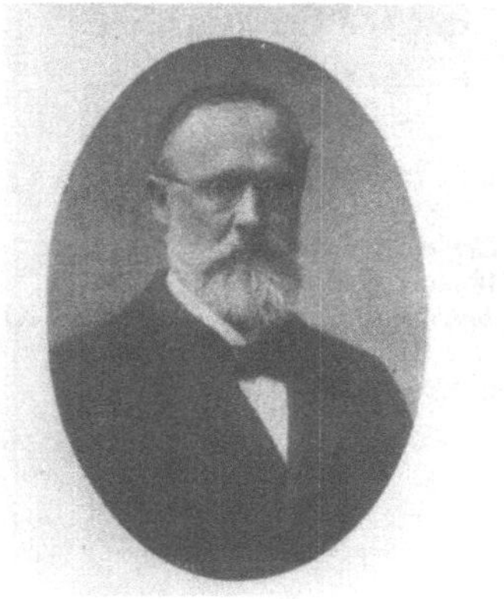

Wilhelm Heinrich Erb
1840–1921

Erb-Westphal-Zeichen: Fehlen des Patellarsehnenreflexes bei Tabes dorsalis
Erb-Lähmung: obere Armplexuslähmung
Erb-Punkt: zentraler Auskultationspunkt des Herzens
Erb-Zeichen: gesteigerte Erregbarkeit der motorischen Nerven als Zeichen bei Tetanie
Erb-Syndrom: erbliche dystrophische Myopathie

Wilhelm Heinrich Erb wurde am 30. November 1840 in Winnweiler/Pfalz geboren, studierte Medizin in Heidelberg und wurde 1864 zum Doktor der Medizin promoviert. 1865 habilitierte er sich für Innere Medizin und 1869 wurde er zum außerordentlichen Professor ernannt. 1880 wurde er als Ordinarius nach Leipzig berufen und kehrte 1883 nach Heidelberg zurück, wo er 1907 emeritiert wurde und am 29. Oktober 1921 starb. Erb war bahnbrechend in der Neuropathologie, der Elektrodiagnostik und -therapie. Er entdeckte die Entartungsreaktion bei erkrankten Nerven, wies die gesteigerte galvanische Erregbarkeit der Nerven bei Tetanie nach, fand den nach ihm benannten Erbschen Punkt am Plexus brachialis und beschrieb die typische Schulter-Arm-Lähmung. Außerdem hat er den Zusammenhang der Tabes dorsalis mit der Syphilis endgültig nachgewiesen und die Bedeutung des Fehlens des Patellarsehnenreflexes bei dieser Erkrankung erkannt. Weitere bedeutende Arbeiten beschäftigen sich mit Erkrankungen des Rückenmarks, der Medulla oblongata und der progressiven Muskeldystrophie.

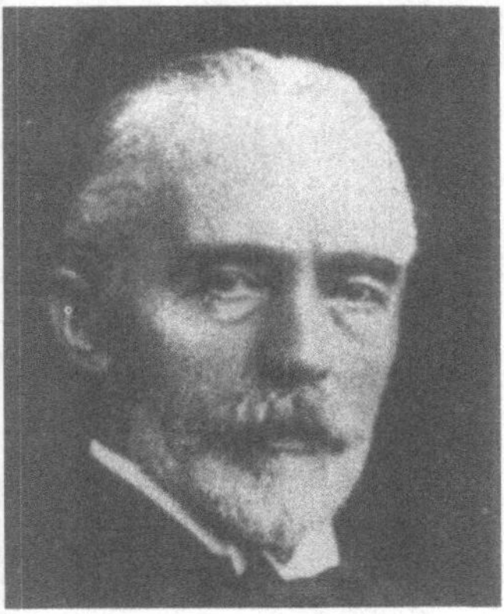

Theodor Kocher
1841 – 1917

Kocher-Klemme: besondere Form der Operationsklemme
Kocher-Naht: 1. provisorische Steppnaht; 2. zirkuläre Darmnaht
Kocher-Reposition: Handgriff zur Reposition einer unteren oder vorderen Schulterluxation
Kocher-Test: leichte seitliche Kompression der Schilddrüse zur Auslösung eines Stridors bei Säbelscheidentrachea

Theodor Kocher ist am 25. August 1841 in Bern geboren, wo er auch studierte und promovierte. Nach einer längeren Studienreise nach London und Paris wurde er bereits 1872 zum Ordinarius für Chirurgie an der Universität Bern ernannt. Sein rasch wachsendes Ansehen brachte ihm Berufungen auf die Lehrstühle nach Prag, Bonn, Wien und Berlin ein, die er jedoch alle ablehnte, und 45 Jahre lang in Bern die Chirurgie im Inselspital aufbaute und die große Berner Chirurgenschule begründete. In Bern ist er auch am 27. Juli 1917 gestorben. Kocher war ein vielseitiger Chirurg, der über Infektionen, Schußwunden, Hernien, Magenoperationen, Verletzungen der Wirbelsäule, Schädeltrepanationen und vieles andere arbeitete. Am bekanntesten wurden seine Kropfoperationen und seine Studien über die Ursachen und Folgen der Kropferkrankung. 1902 legte er eine umfassende Darstellung seiner Forschungen auf dem Deutschen Chirurgenkongreß vor, in der er auch die Kachexia thyreopriva schilderte. Für seine Schilddrüsenforschungen erhielt Kocher 1909 den Nobelpreis. Über diese Erfolge sollte nicht vergessen werden, daß Kocher einer der ersten war, der die Listersche Antisepsis auf dem Kontinent einführte und schon früh zur Asepsis überging.

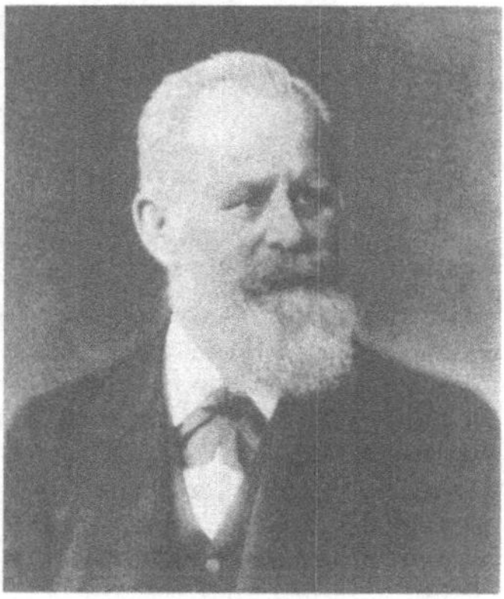

Hermann Nothnagel
1841–1905

Nothnagel-Syndrom: neurologischer Symptomenkomplex bei Hirntumoren

Hermann Nothnagel ist am 28. September 1841 als Sohn eines Arztes in Alt-Lietzegöricke in Brandenburg geboren, studierte in Berlin, wo er 1863 promoviert wurde und wurde dann, da er Schüler der Friedrich-Wilhelms-Akademie war, zum Dienst in der Charité abkommandiert, wo Traube sein Lehrer wurde. 1865 wurde er Assistent bei Leyden in Königsberg, wo er sich 1866 für Innere Medizin habilitierte. Nach Berlin zurückbeordert, hielt er neben seinem Militärdienst Vorlesungen an der Universität. Erst mit dem Ruf nach Freiburg als Professor der Arzneimittellehre und der medizinischen Poliklinik im Jahre 1872 konnte er aus dem Militärdienst ausscheiden. 1874 wurde er Ordinarius für Innere Medizin in Jena, 1882 in Wien. Dort ist er am 7. Juli 1905 gestorben. Schwerpunkt von Nothnagels Forschungen waren Physiologie und Pathologie des Gehirns und des Nervensystems. Seine „Topische Diagnostik der Gehirnkrankheiten" von 1879 stellt einen Meilenstein der Neurologie dar. In der Wiener Zeit standen Forschungen zu Herz- und Darmkrankheiten im Vordergrund. In seinem „Handbuch der Arzneimittellehre" versuchte er, die praktische Therapie auf der theoretischen Pharmakologie aufzubauen.

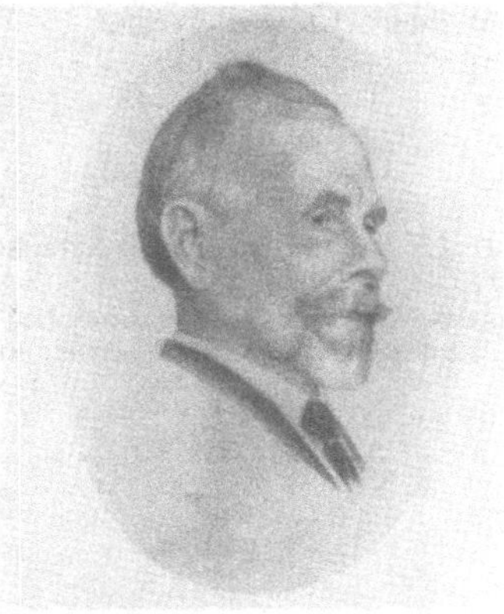

Heinrich Quincke
1842–1922

Quincke-Lagerung: Oberkörpertieflage zum besseren Abfluß von Bronchialsekret
Quincke-Ödem: umschriebenes Haut- oder Schleimhautödem auf dem Boden einer allergischen Reaktion
Quincke-Puls: sichtbares Pulsieren der Kapillaren bei Aorteninsuffizienz

Heinrich Quincke, als Sohn eines Arztes am 26. August 1842 in Frankfurt/Oder geboren, studierte in Berlin, Würzburg und Heidelberg und promovierte 1863 in Berlin. Nach kurzer Zeit als Assistent am physiologischen Institut in Wien kehrte er nach Berlin zurück und war Assistent auf der inneren Station des Krankenhauses Bethanien und in der Medizinischen Klinik der Charité. 1870 wurde er Privatdozent, 1873 Ordinarius für Innere Medizin in Bern, von wo er 1878 nach Kiel wechselte, wo er bis zu seiner Emeritierung 1908 blieb. Danach hielt er noch Vorlesungen in Frankfurt/Main, wo er am 19. Mai 1922 starb. Sein größtes Verdienst war die Entdeckung der Lumbalpunktion, die er zunächst aus therapeutischen Erwägungen einsetzte. Sehr bald erkannte er aber auch die diagnostischen Möglichkeiten mit den sich daraus ergebenden Konsequenzen für die Liquorforschung. Mit seinem Namen verknüpft sind der Kapillarpuls, den er 1868 beschrieb und das umschriebene Hautödem, dessen Beobachtung von 1882 stammt. Bei seiner Beschäftigung mit den Lungenkrankheiten entwickelte er die chirurgische Therapie der Lungenabzesse und der Lungentuberkulose.

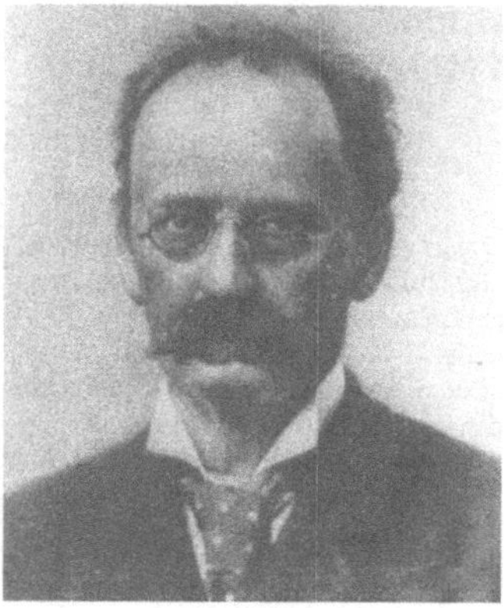

Wilhelm Olivier Leube
1842–1922

Leube-Ulkuskur: Diät bei Ulkuskrankheit
Leube-Rosenthal-Fleischextrakt: Leurose, leicht verdaulicher Fleischextrakt

Wilhelm Olivier Leube wurde am 14. September 1842 in Ulm als Sohn eines Arztes geboren, studierte in Tübingen und Zürich und wurde 1866 in Berlin promoviert. Seine weitere Ausbildung erhielt er in der Chemie bei Liebig, in der Physiologie bei Kühne und in der Inneren Medizin bei Frerichs, Traube und Griesinger in Berlin. 1868 wurde er Assistent in der Medizinischen Klinik in Erlangen, wo er sich 1869 habilitierte und 1871 außerordentlicher Professor wurde. 1872 wurde er nach Jena, 1874 zurück nach Erlangen berufen und wechselte 1885 nach Würzburg, wo er 1911 emeritiert wurde. Er starb am 16. Mai 1922 in Bad Langenargen. Leube gehört zu den Pionieren auf dem Gebiet der Magen- und Darmkrankheiten. Seine Veröffentlichungen „Über die Therapie der Magenkrankheiten", „Die Ernährung des Kranken vom Mastdarm aus" und „Die Störungen des Stoffwechsels" sind grundlegend. Insbesondere seine Versuche, Magen- und Darmkrankheiten diätetisch zu therapieren, waren für seine Zeit neuartig und bestimmten die Therapie für lange Zeit.

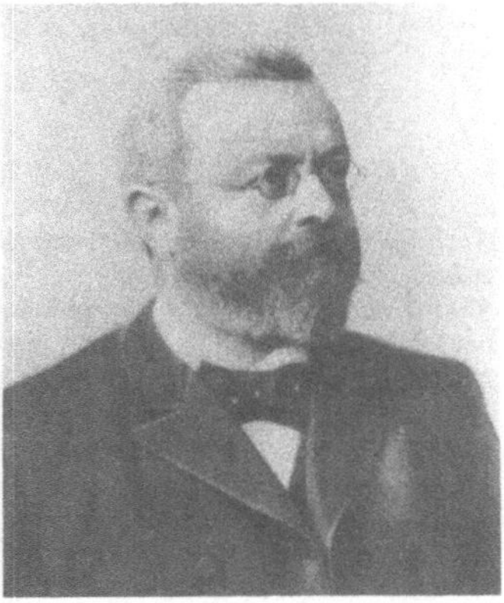

Otto Heubner
1843–1926

Heubner-Herter-Syndrom: schwere chronische Verdauungsinsuffizienz des Kindesalters

In der zweiten Hälfte des 19. Jahrhunderts entwickelte sich die Kinderheilkunde zu einem eigenständigen medizinischen Spezialfach, das auch an den Universitäten durch Lehrstühle und eigene Kliniken vertreten war. Die Lebensspanne Otto Heubners umfaßt diesen Zeitraum. Geboren am 21. Januar 1843 in Mühltroff/Vogtland war er nach dem Studium in Leipzig Assistent bei Wunderlich in Leipzig geworden und hatte sich 1868 für Innere Medizin habilitiert. 1873 war er zum a. o. Professor ernannt und 1876 mit der Leitung der Distriktspoliklinik betraut worden. Hier bekam er zum ersten Mal intensiven Kontakt mit den Problemen kranker Kinder, der schließlich dazu führte, daß er aus privaten Mitteln ein Kinderkrankenhaus errichtete, was ihm 1891 die Ernennung zum Ordinarius für Kinderheilkunde brachte. Schon 1894 holte ihn Althoff an die Charité nach Berlin, wo es ihm gelang, bald die Achtung auch der zunächst ablehnenden Koryphäen der Fakultät zu gewinnen und einen Klinikneubau durchzusetzen. 1913 trat er in den Ruhestand und starb am 17. Oktober 1926 in Loschwitz bei Dresden. Heubners Verdienste um die Entwicklung der Kinderheilkunde zeigen sich beispielhaft in seinen Forschungen zur Diphtherie, der Begründung der Physiologie des Kindesalters und der Gestaltung der Säuglingsfürsorge und des Säuglingsschutzes.

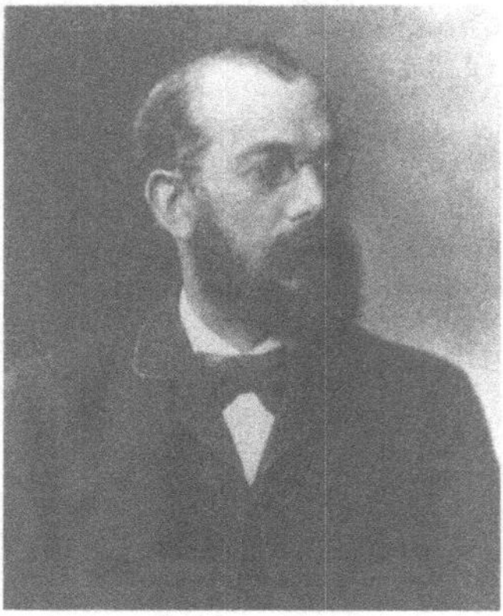

Robert Koch
1843 – 1910

Koch-Bazillus: Mycobacterium tuberculosis
Koch-Kammer: zentral hohlgeschliffener Objektträger mit Deckglas zur Untersuchung des hängenden Tropfens
Koch-Grundversuch: experimenteller Allergienachweis bei Tuberkulose
Koch-Postulate: Forderungen, die zur Anerkennung eines Mikroorganismus als Erreger einer Infektionskrankheit führen

Robert Koch, geboren am 11. Dezember 1843 in Clausthal, war nach dem Studium in Göttingen und verschiedenen ärztlichen Tätigkeiten Kreisphysikus in Wollstein/Posen geworden. Dort gelang ihm unter primitivsten Bedingungen der Nachweis, daß der Milzbrand der Schafe durch ein bestimmtes Bakterium hervorgerufen wird und daß sich diese Bakterien auf Nährböden isoliert züchten lassen. Ohne dieses Verfahren der Plattenkultur wäre die weitere Entwicklung der Bakteriologie nicht zu denken. 1880 wurde Koch ins Reichsgesundheitsamt berufen, wo ihm optimale Bedingungen geboten wurden. 1882 folgte die Entdeckung des Tuberkelbakteriums. Auch hier gelang es ihm, Reinkulturen zu züchten und das sogenannte Tuberkulin herzustellen, das als Heilmittel die in es gesetzten Erwartungen nicht erfüllte, als Diagnostikum jedoch von Wert war, 1893/4 entdeckte er auf einer Choleraexpedition den Choleraerreger, weitere Expeditionen galten der Erforschung der Pest, der Malaria, des Rückfallfiebers, der Schlafkrankheit. 1885 wurde er Direktor des Universitätsinstitutes für Hygiene, 1891 des neuen Institutes für Infektionskrankheiten. Seine Arbeiten wurden 1905 durch die Verleihung des Nobelpreises gewürdigt. Am 27. Mai 1910 ist er in Baden-Baden gestorben. Er ist der Begründer der modernen Bakteriologie und seine Forschungsergebnisse haben die moderne Medizin entscheidend beeinflußt.

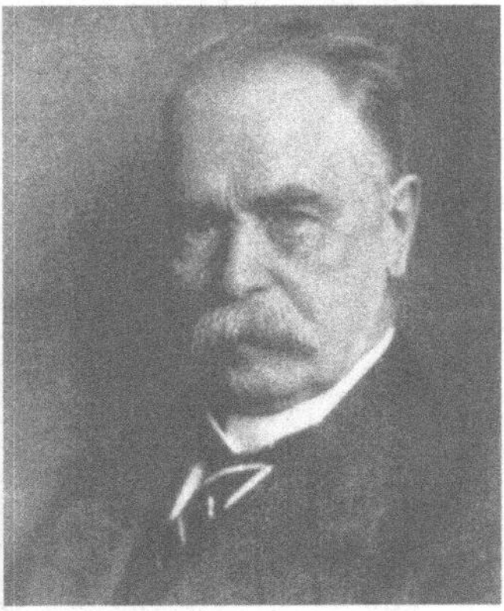

Friedrich Trendelenburg
1844 – 1924

Trendelenburg-Kanüle: Trachealkanüle mit aufblasbarer Gummimanschette
Trendelenburg-Lagerung: Beckenhochlagerung zur Durchführung von Operationen im unteren Bauchraum
Trendelenburg-Versuch: Funktionsprüfung des Klappensystems der Vena saphena
Trendelenburg-Zeichen: Zeichen für die Schwäche der Hüftmuskulatur z. B. bei angeborener Hüftluxation

Friedrich Trendelenburg wurde in Berlin als Sohn des Philosophen Friedrich Adolf Trendelenburg am 24. Mai 1844 geboren, studierte Medizin in Glasgow und Berlin und wurde 1866 mit einer Arbeit über die Chirurgie der Alten Inder promoviert. Von 1868 bis 1874 war er Assistent an der Chirurgischen Universitätsklinik bei von Langenbeck in Berlin, wurde 1874 ärztlicher Direktor der Chirurgie des Krankenhauses Friedrichshain in Berlin und nahm 1875 einen Ruf auf das Ordinariat für Chirurgie in Rostock an, wechselte 1882 nach Bonn und 1895 nach Leipzig, wo er bis zu seiner Emiritierung 1911 blieb. Seinen Lebensabend verbrachte er in Berlin, wo er am 15. Dezember 1924 starb. Trendelenburg ist einer der vielen Langenbeckschüler, die das in Berlin Gelernte selbständig weiterführten. 1871 gab er die nach ihm benannte Trachealkanüle an, 1890 führte er die Beckenhochlagerung wieder in die Chirurgie ein, 1891 gab er seinen Versuch zur Prüfung der Klappenfunktion der Vena saphena bekannt, 1908 entwarf er den Plan zur operativen Behandlung der Lungenembolie. Aus seiner Feder stammt die Monographie über die ersten 25 Jahre der Deutschen Gesellschaft für Chirurgie.

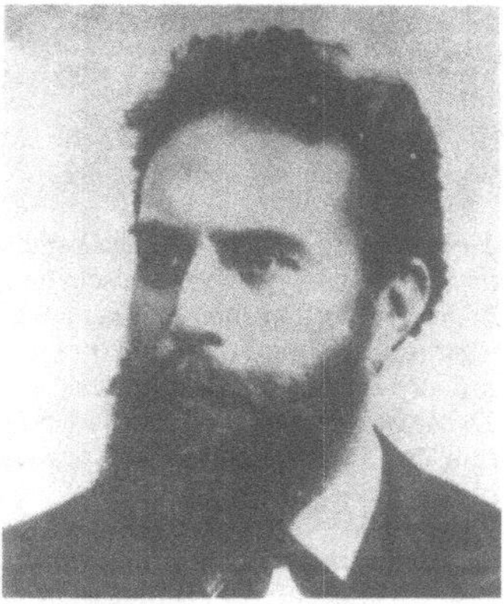

Conrad Wilhelm Röntgen
1845–1923

Kaum eine andere Entdeckung hat die Medizin so sehr beeinflußt wie die Entdeckung der X-Strahlen durch Conrad Wilhelm Röntgen. Schon in seiner vorläufigen Mitteilung „Über eine neue Art von Strahlen" von 1895 hatte Röntgen den Anstoß zur medizinischen Auswertung gegeben, hatte er doch als Demonstrationsobjekt unter anderem eine menschliche Hand gewählt. Schon zu Beginn des Jahres 1896 waren die medizinischen Verwendungsmöglichkeiten der Strahlen klar erkannt. Mehr als 1000 wissenschaftliche Arbeiten erschienen im ersten Jahr nach der Entdeckung, die ersten Spezialzeitschriften wurden gegründet. Überall entstanden Röntgenkabinette, 1919 wurde Heinrich Albers-Schönberg der erste Ordinarius für Röntgenologie. Conrad Wilhelm Röntgen ist am 27. März 1845 in Lennep geboren, studierte Maschinenbau in Zürich, beschäftigte sich dort schon mit Experimentalphysik und wurde Assistent des Physikers Adolf Kundt, mit dem er nach Würzburg und Straßburg ging, wo er sich 1874 habilitierte. Schon ein Jahr später wurde er an die Landwirtschaftliche Hochschule Hohenheim berufen, kehrte 1876 nach Straßburg zurück und wurde 1879 Ordinarius in Gießen, 1888 in Würzburg und 1900 in München, wo er am 23. Februar 1923 starb. 1901 wurde er für seine Entdeckung mit dem ersten Nobelpreis für Physik ausgezeichnet.

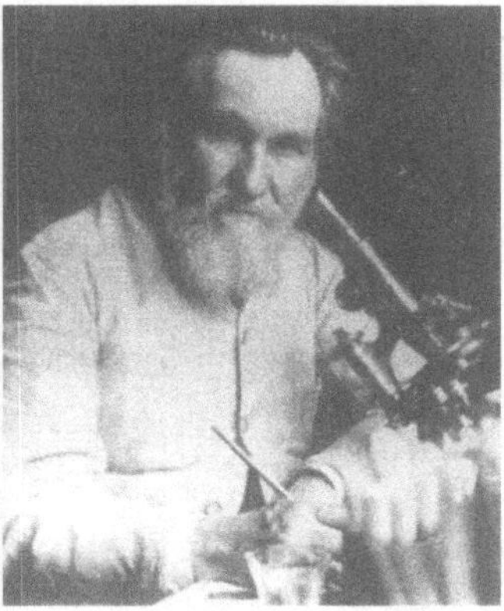

Elias Metschnikoff
1845–1916

Metschnikoff-Theorie: Immunitätstheorie, die den Phagozyten eine zentrale Stellung zumißt

Elias Metschnikoff, am 16. Mai 1845 in Charkow geboren, studierte dort Naturwissenschaften, dann in Gießen, Göttingen und München Zoologie. 1867 habilitierte er sich an der neugegründeten Universität Odessa für Zoologie, wurde 1870 Professor, trat aber 1882 aus politischen Gründen zurück. Nach einer vierjährigen Tätigkeit im Ausland, vor allem in Messina, kehrte er 1886 nach Odessa zurück, ging aber schon 1888 nach Paris ans Institut Pasteur, dessen Vizedirektor er 1904 wurde. 1908 erhielt er zusammen mit Paul Ehrlich den Nobelpreis, am 15. Juli 1916 ist er in Paris gestorben. Als Hauptleistung seines Lebens gilt die Phagozytenlehre, der er in der Immunantwort des Körpers die zentrale Stellung einräumte, und die das Studium der Infektionen und deren Bekämpfung stark beeinflußte. 1903 gelang ihm mit E. Roux die Übertragung der Syphilis auf Affen. Im Alter beschäftigte er sich mit dem Problem des Alterns, das er auf eine Vergiftung durch Verdauungsprodukte zurückführte. Zu deren Bekämpfung empfahl er Milchsäurebakterien, Sauermilch und Joghurt. Weitere Untersuchungen Metschnikoffs betreffen den Pleomorphismus der Bakterien, die bakterizide Kraft des Blutes und die Toxine und Antitoxine der Cholera.

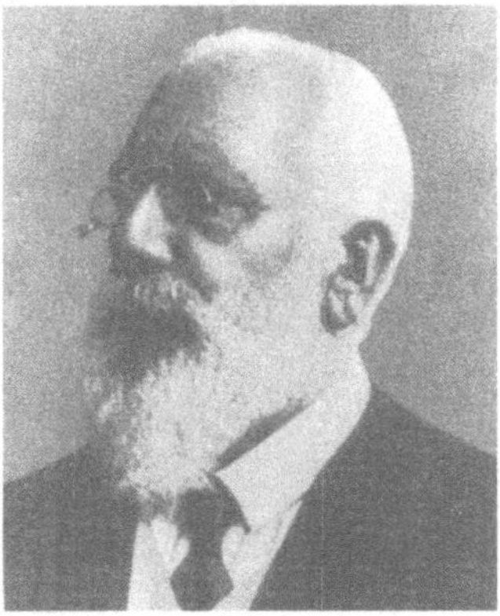

Heinrich Curschmann
1846–1910

Cruschmann-Spiralen: Schleimspiralen im Auswurf bei Asthma bronchiale
Curschmann-Methode: Ableitung subkutaner Ödeme mit dem Curschmann-Trokar

Heinrich Curschmanns vielleicht bedeutendste Tat war der Entwurf, die Planung und Einrichtung des Krankenhauses Hamburg-Eppendorf, der heutigen Universitätsklinik, in den 80er Jahren des vorigen Jahrhunderts, das im europäischen Raum bald Vorbildcharakter erlangen sollte. Aber Curschmann war nicht nur ein hervorragender Organisator, sondern auch ein bedeutender Kliniker, der sich vor allen Dingen mit Erkrankungen der Respirationsorgane und der Leber beschäftigte. Aus seiner Feder stammen aber auch wichtige Arbeiten auf dem Gebiet der Infektionskrankheiten (Pocken, Fleckfieber, Typhus). Heinrich Curschmann war am 28. Juni 1846 in Gießen geboren, hatte dort Medizin studiert und 1868 promoviert. Nach dreijähriger Tätigkeit in Mainz war er als Assistent an die Berliner Charité zu Traube gekommen. Nach seiner Habilitation 1875 wurde er zum dirigierenden Arzt des Krankenhauses Moabit ernannt und 1879 erhielt er die Berufung als Direktor der städtischen Krankenhäuser der Stadt Hamburg. Kurz vor Fertigstellung des Krankenhauses Eppendorf folgte er 1888 einem Ruf auf das Ordinariat für Innere Medizin nach Leipzig. Dort ist er am 6. Mai 1910 gestorben.

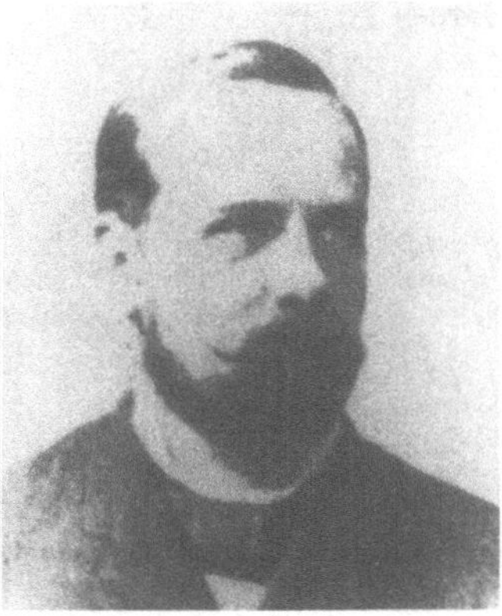

Paul Langerhans
1847–1888

Langerhans-Adenom: metastasierendes Adenom der Schilddrüse
Langerhans-Inseln: Im exokrinen Drüsengewebe des Pankreas liegende endokrine Zellinseln, die Glukagon und Insulin produzieren

1869 schrieb der am 25. Juli 1847 in Berlin geborene Paul Langerhans seine Dissertation bei Rudolf Virchow. Die nur 32 Seiten starke Arbeit „Beiträge zur mikroskopischen Anatomie der Bauchspeicheldrüse" enthält auch die genaue Beschreibung der Inselzellen, deren Bedeutung der Autor freilich noch nicht ahnte. Erst 1893 brachte Edouard Laguesse sie in Zusammenhang mit den endokrinen Leistungen des Pankreas, die Virchow schon 1854 postuliert hatte, und gab ihnen den Namen „Langerhanssche Inseln". Noch ehe das Hormon 1921 von Best und Banting entdeckt wurde, hatte 1909 Jean de Meyer die noch hypothetische Wirksubstanz Insulin genannt. Langerhans hatte in Jena und Berlin studiert. Danach wurde er Assistent in Leipzig und Prosektor in Freiburg, wo er sich für Pathologische Anatomie habilitierte und 1874 zum außerordentlichen Professor ernannt wurde. Wegen einer Tuberkulose verbrachte er mehrere Jahre im Süden, unter anderem in Neapel, wo er an der Zoologischen Station bei Anton Dohrn arbeitete, und siedelte schließlich ganz nach Madeira über, wo er als praktischer Arzt tätig war. Aus dieser Zeit stammen zoologische und topographische Arbeiten und ein Handbuch für Madeirareisende. Am 20. Juli 1888 starb Langerhans in Funchal/Madeira.

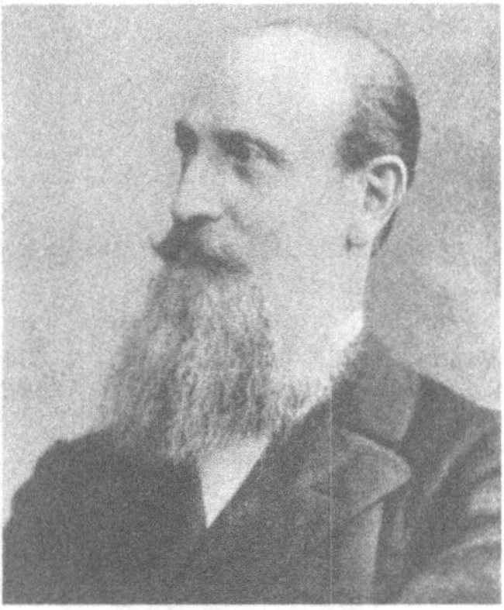

James Israel
1848–1926

Israel-Schnitt: Flankenschnitt
Israel-Wundhaken: stumpfer Rechenhaken mit leicht aufgebogenen Zinken

James Israel gehört zu den jüdischen Ärzten, die die deutsche Medizin der zweiten Hälfte des 19. Jahrhunderts wesentlich mitgestaltet haben. Am 2. Februar 1848 in Berlin geboren, studierte er in Berlin und wurde Assistenzarzt am Jüdischen Krankenhaus in Berlin, wo von Langenbeck sein Lehrer wurde. Israel war einer der ersten, die die bahnbrechende Bedeutung von Listers Antisepsis erkannten. Nachdem er sie an Ort und Stelle studiert hatte, führte er sie in Berlin ein. 1878 wurde er Chefarzt der chirurgischen Station. In dieser Zeit erschienen seine grundlegenden Arbeiten über die Aktinomykose. Anfang der 90er Jahre wurde ihm bedeutet, er könne einen Lehrstuhl an der Berliner Universität erhalten, wenn er sich taufen ließe, ein Ansinnen, das er weit von sich wies. 1894 erhielt er dennoch den Professorentitel, das jüdische Krankenhaus war indes zur Geburts- und Lehrstätte der urologischen Chirurgie geworden und Israel publizierte seine „Erfahrungen der Nierenchirurgie“. 1915 wurde er zur Behandlung des Sultans in die Türkei berufen, ein Zeichen dafür, wie hoch man seine ärztliche Kunst einschätzte. 1917 zog sich Israel aus dem jüdischen Krankenhaus zurück, behielt aber seine Praxis bei. Am 20. Februar 1926 ist er in Berlin gestorben.

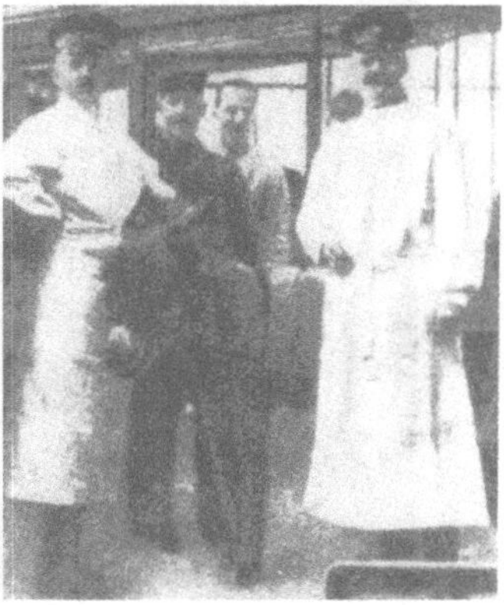

Adolf Weil
1848–1916

Weil-Krankheit: Leptospirosis ictero-haemorrhagica
Weil-Serum: durch künstliche Immunisierung gewonnenes Serum zur Diagnostik der Weil-Krankheit

Adolf Weil ist am 7. Februar 1848 in Heidelberg geboren, studierte in seiner Heimatstadt und wurde 1871 promoviert. Seine Ausbildung vervollkommnete er in Berlin und Wien, ehe er eine Assistentenstelle in Heidelberg bei Friedreich antrat. 1872 habilitierte er sich für Innere Medizin und wurde 1876 zum Extraordinarius ernannt. Nach dem Tode seines Chefs leitete er die Klinik selbständig und wurde 1886 als Ordinarius für Innere Medizin nach Dorpat berufen. Diese Stellung mußte er jedoch schon nach einem Jahr wegen einer Kehlkopftuberkulose wieder aufgeben. Für einige Jahre praktizierte er im Sommer in Badenweiler und im Winter in Ospedaletti und San Remo und ließ sich 1893 in Wiesbaden als Internist nieder, wo er am 23. Juli 1916 starb. Weil, der nach seinem Weggang von der Universität nicht mehr wissenschaftlich tätig war, ist bekannt durch die Beschreibung der nach ihm benannten Krankheit aus dem Jahr 1886 „Über eine eigenthümliche mit Milztumor, Icterus und Nephritis einhergehende acute Infektionskrankheit". Daneben beschäftigte er sich mit der Vervollkommnung von Perkussion und Auskultation, mit Lungen- und Magen-Darm-Erkrankungen und mit Fragen der Vererbung von Krankheiten.

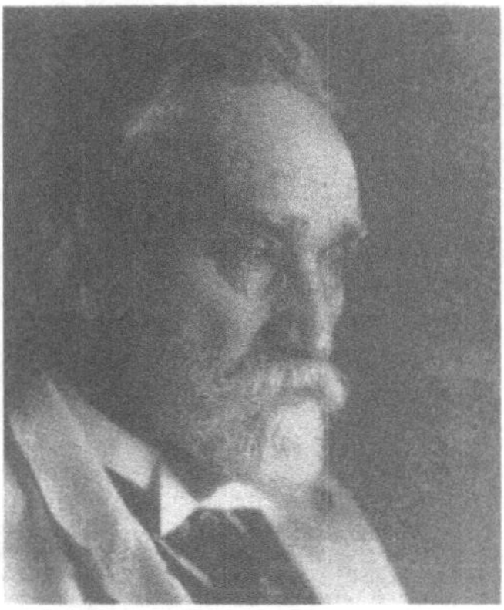

Albert Fraenkel
1848–1916

Fraenkel-Bazillus: Diplokokkus pneumoniae

Albert Fraenkel ist am 10. März 1848 in Frankfurt/Oder geboren, studierte Medizin in Berlin und war dann Assistent an der Inneren Klinik, wo er sich 1877 habilitieren konnte und 1884 zum außerplanmäßigen Professor ernannt wurde. 1890 wurde er an das neueröffnete städtische Krankenhaus Am Urban berufen, wo er bis kurz vor seinem Tod am 6. Juli 1916 tätig war. Fraenkels Arbeiten galten vor allem den Krankheiten der Lunge und des Herzens. Seine Erfolge verdankte er der engen Verbindung von experimenteller Arbeit und Beobachtung am Krankenbett. 1884 war es ihm gelungen, den Diplokokkus pneumoniae aus einem Exsudat einer pneumonischen Lunge zu züchten und sich damit in die Reihe der bakteriologischen Entdecker seiner Zeit einzureihen. Aus Versuchen an Katzen und nachfolgender vorsichtiger Anwendung am Menschen entstand die im wesentlichen von ihm inaugurierte moderne Strophantintherapie, über deren Erfolge er zuerst 1906 berichten konnte.

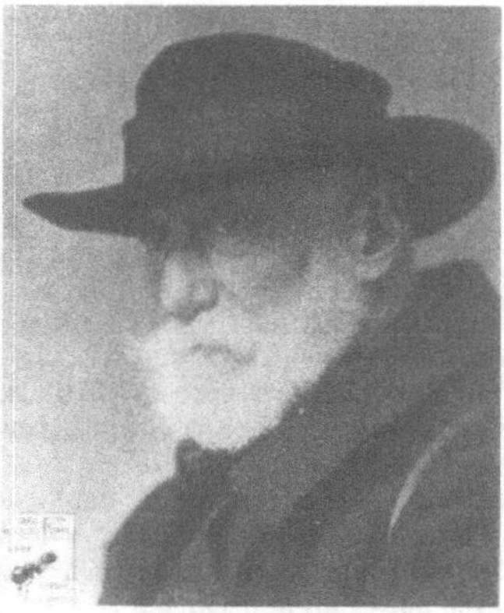

Auguste Forel
1848–1931

Forel-Bündel: Fasciculus thalmaticus
Forel-Feld: Regio subthalamica
Forel-Hypnosestadien: Einteilung der Hypnosetiefe in die Stadien der Somnolenz, der Hypotaxie und des Somnambulismus

Auguste Forel ist am 1. September 1848 bei Morges/Waadt geboren. Er studierte in Zürich, Wien und Lausanne, schloß sein Studium 1872 in Zürich ab und wurde Assistenzarzt an der Kreisirrenanstalt in München, wo er sich 1877 für Psychiatrie habilitierte. 1879 wurde er nach Zürich berufen und erhielt gleichzeitig die Direktion der kantonalen Irrenanstalt Burghölzli. 1898 legte er alle Ämter nieder, um fortan als Privatgelehrter zu arbeiten. Er starb am 27. Juli in Yvorne. Forels Interessen waren weitgestreut: große Verdienste erwarb er sich um die Anatomie des Gehirns, wobei er den Ursprung des Nervus acusticus entdeckte und den Hypothalamus beschrieb. Auf dem Gebiet der Hypnose galt er als anerkannte Autorität. Er begründete die Zeitschrift für Hypnotismus, die später zum Journal für Psychologie und Neurologie werden sollte. Seine Tätigkeit als Gutachter führte dazu, daß er ein engagierter Verfechter einer Strafrechtsreform wurde. Sein Hauptaugenmerk galt indes der Frage des Alkoholismus und seiner Folgen, er war ein entschiedener Verfechter des Abstinenzgedankens und gründete die erste Heilstätte für Alkoholiker in der Schweiz. Von Jugend an bis ins hohe Alter galt sein Interesse der Insektenkunde, und er war eine Autorität der Ameisenkunde.

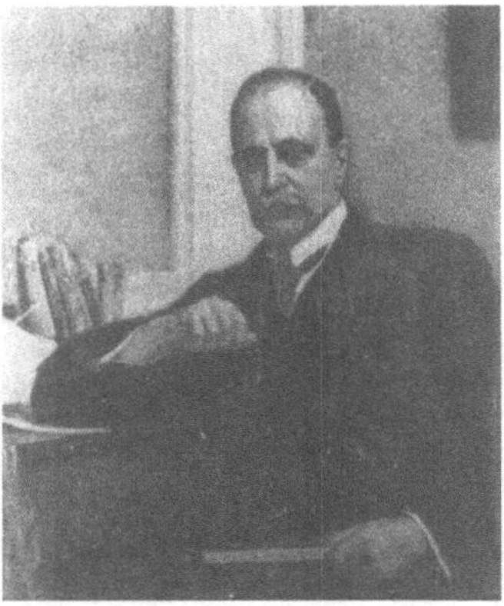

William Osler
1849–1919

Osler-Endokarditis: subakute bakterielle Endokarditis
Osler-Knötchen: rötliche Hautknötchen ohne Erregernachweis bei Osler-Endokarditis, aber auch bei Typhus, Gonorrhoe und Lupus Erythematodes
Osler-Syndrom: hereditäre multiple Teleangiektasien der Haut und Schleimhäute sowie der inneren Organe mit Blutungsneigung

William Osler, am 12. Juli 1849 im kanadischen Bond Head geboren, sollte zunächst wie sein Vater Theologe werden, zog es aber dann vor, Medizin zu studieren. Nach seinem Abschluß an der Medical School in Montreal ging er nach Europa, um in London, Berlin und Wien weitere Studien zu treiben. Nach Amerika zurückgekehrt wurde er Lecturer, 1875 Professor an der Mac Gill University in Montreal und Pathologe am Montreal General Hospital. 1889 an die Johns Hopkins University nach Baltimore berufen, organisierte er dort den medizinischen Unterricht und die klinische Ausbildung in großzügiger und moderner Weise. 1905 folgte er dem Ruf als Regius Professor nach Oxford, wo er am 29. Dezember 1919 starb. Oslers Ruf ist nicht durch eine herausragende Entdeckung oder durch ein besonders herausragendes Lehrbuch begründet, obwohl er ein viel beachtetes Lehrbuch schrieb. Sein Ruf beruht auf seiner Persönlichkeit als Arzt, Lehrer und Mensch. Seine Verknüpfung der klinischen Medizin mit der Laboratoriumsarbeit, verbunden mit einem hohen ärztlichen Ethos, machen ihn zum bedeutendsten Vertreter der amerikanischen Medizin um die Jahrhundertwende.

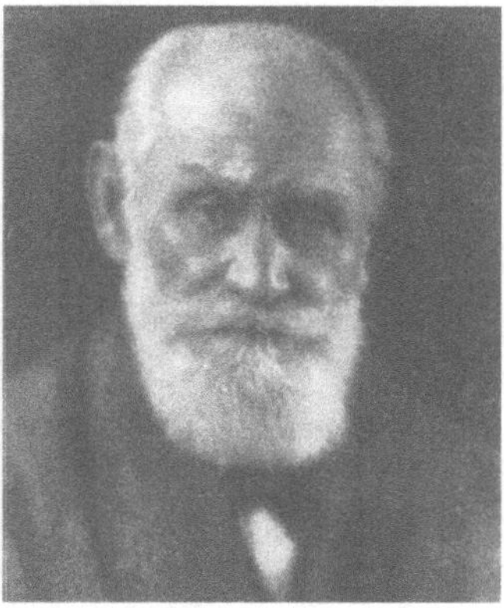

Iwan Petrowitsch Pawlow
1849–1936

Pawlow-Reflex: bedingter Reflex, der nicht durch eine Reflexbahn, sondern durch Bahnung und Koppelung an bestimmte äußere Bedingungen ausgelöst wird

Iwan Petrowitsch Pawlow, am 14. September 1849 in Rjasan geboren, erhielt seine physiologische und medizinische Ausbildung in St. Petersburg, wo er sich 1884 habilitierte. Nach einem zweijährigen Studienaufenthalt in Deutschland wurde er Professor der Pharmakologie, 1895 der Physiologie an der Militärärztlichen Akademie in St. Petersburg. Seine bahnbrechenden Versuche hat er jedoch nicht an der Akademie durchgeführt, sondern am Institut für experimentelle Medizin, dessen Direktor er 1891 geworden war. Nachdem er sich bis dahin mit der Innervation des Herzens beschäftigt hatte, galt nun sein Interesse der Innervation des Magendarmtrakts. Ausgangspunkt für alle weiteren Untersuchungen wurde das klassisch gewordene Hundeexperiment: Gibt man einem Hund eine bestimmte Menge Säure, so wird eine bestimmte Menge Speichel produziert, verbindet man die Gabe mit einem akustischen oder optischen Signal, so reicht nach einer bestimmten Zeit nur dieses Signal, um die Produktion des Speichels anzuregen. Aus dem unbedingten ist ein bedingter Reflex geworden. Pawlow hat seine Lehre über Jahre ausgebaut mit dem Ziel, Zugang auch zur Hirnrinde und ihren physiologischen Leistungen zu finden. 1904 sind seine Forschungen mit dem Nobelpreis ausgezeichnet worden. Am 27. Februar 1936 ist er in Leningrad gestorben.

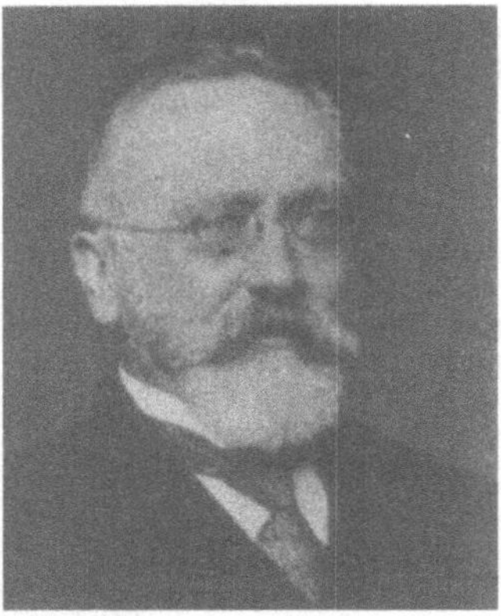

Georg Gaffky
1850–1918

Gaffky-Eberth-Bazillen: Salmonella typhosa
Gaffkya: pathogene Keime der Familie Micrococcaceae
Gaffky-Skala: Schema für die quantitative Bewertung des Vorkommens von Tuberkelbakterien im Sputum

Georg Gaffky, geboren am 17. Februar 1850 in Hannover, studierte in Berlin und wurde 1873 zum Doktor der Medizin promoviert. Zunächst war er als Militärarzt tätig und wurde 1880 an das Kaiserliche Gesundheitsamt zu Koch abkommandiert. 1883/84 war er Teilnehmer der deutschen Expedition nach Ägypten und Indien, die das Ziel hatte, die Cholera zu erforschen. 1884 veröffentlichte er seine Untersuchungen über den Bauchtyphus, in deren Verlauf es ihm gelungen war, den Erreger zum ersten Mal rein zu züchten. 1885 wurde er Mitglied des Gesundheitsamtes und 1888 als Ordinarius für Hygiene nach Gießen berufen. 1892 war er während der Choleraepidemie in Hamburg als hygienischer Berater tätig und führte 1897 die zur Erforschung der Pest nach Indien entsandte Reichskommission. Nach Kochs Rücktritt übernahm er die Direktion des Instituts für Infektionskrankheiten des Reichsgesundheitsamtes, die er bis 1913 innehatte. Am 23. September 1918 ist er in Hannover gestorben. Neben den genannten Untersuchungen und den Expeditionsberichten publizierte Gaffky über den Milzbrand, über Wurst- und Fleischvergiftungen und über allgemeine Probleme der Hygiene.

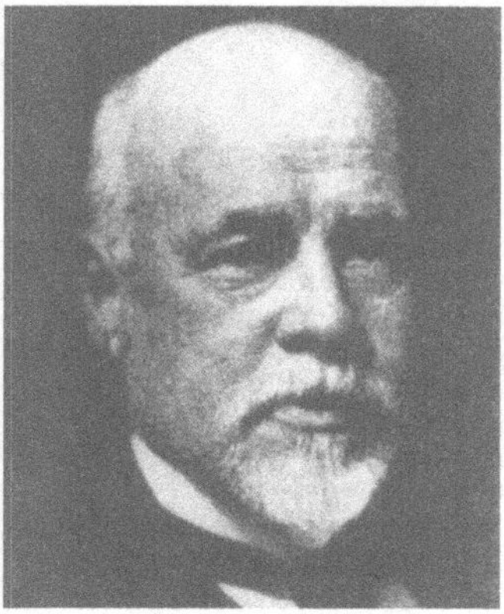

William H. Welch
1850 – 1934

Welch-Bazillus: Clostridium perfringens
Welch-Methode: Kapselfärbung bei Pneumokokken

William Henry Welch, als Sohn einer Arztfamilie in Norfolk/Connecticut am 8. April 1850 geboren, studierte in New York Medizin, in New Haven Chemie. 1875 beendete er sein Studium und ging nach Europa, wo er in Straßburg, Leipzig, Berlin und Breslau arbeitete. 1878 richtete er im Bellevue Hospital Medical College in New York das erste pathologische Institut auf amerikanischem Boden ein, 1884 erhielt er den Ruf als Professor für Pathologie an die Johns Hopkins University nach Baltimore, deren treibende Kraft er für 50 Jahre werden sollte. Zuerst aber erbat er sich ein neues Jahr Arbeitsurlaub in Deutschland, den er in München, Göttingen und Berlin verbrachte. Dann war er bis 1916 als Pathologe in Baltimore; in diesem Jahr gründete er die School of Hygiene und Public Health, deren Direktor er bis 1926 war, um dann den Lehrstuhl für Geschichte der Medizin zu übernehmen, eine großartige Bibliothek zu schaffen und ein Institut für Geschichte der Medizin aufzubauen. Er starb am 30. April 1934. Welchs Name wurde nicht nur durch seine großartigen organisatorischen Leistungen berühmt, seine Untersuchungen über das Lungenödem, über Thrombose und Embolie machten ihn ebenso bekannt, wie die Entdeckung des Erregers des Gasbrandes.

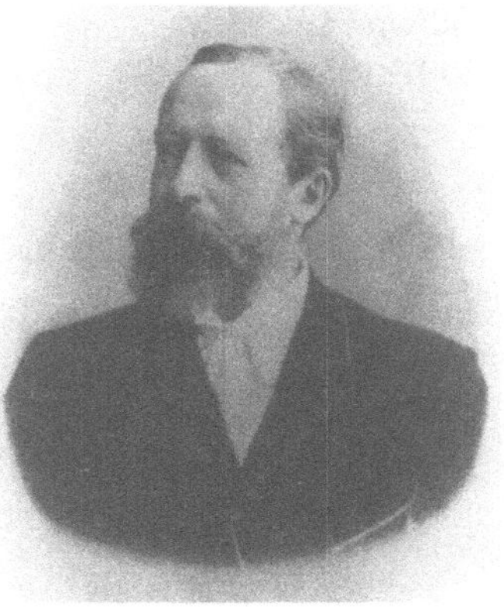

Johann von Mikulicz-Radecky
1850–1905

Mikulicz-Anastomose: Seit-zu-Seit-Anastomose mit dreischichtiger Naht
Mikulicz-Instrumente: 1. Peritonealklemme; 2. Spornquetsche; 3. Darmanastomosenklemme; 4. Leber- und Darmhaken; 5. Bauchdeckenhalter; 6. Zungenzange
Mikulicz-Linie: geometrische Längsachse des Beins
Mikulicz-Syndrom: reaktive Schwellung der Tränen- und Speicheldrüsen bei Allgemeinerkrankungen

Johann von Mikulicz-Radecky, geboren am 16. Mai 1850 in Cernowitz, studierte in Wien, wo er nach seiner Promotion 1875 Assistent in der Chirurgischen Klinik bei Billroth war. 1880 habilitierte er sich und wurde 1882 als Ordinarius nach Krakau, 1887 nach Königsberg und 1890 nach Breslau berufen. Hier starb er am 14. Juni 1905. Mikulicz gehört zu den bedeutendsten Vertretern der wissenschaftlichen Chirurgie des 19. Jahrhunderts. Sein besonderes Interesse galt zunächst der Anti- und Aseptik; er legte besonderen Wert auf die Händedesinfektion und führte den Gebrauch der Zwirnhandschuhe und des Mundschutzes ein. Neben neuen Methoden der Narkose und der Lokalanästhesie galt sein Interesse einer verbesserten Diagnostik und verfeinerten Operationsverfahren. Er schuf als erster ein brauchbares Verfahren zur Oesophago- und Gastroskopie und führte neue Methoden der Kropfoperation, der Pyloroplastik, der Magenresektion und der Darmoperationen ein. Er regte seinen jungen Assistenten Ferdinand Sauerbruch zur Konstruktion der pneumatischen Kammer an, die Operationen im Thoraxbereich ermöglichen sollte.

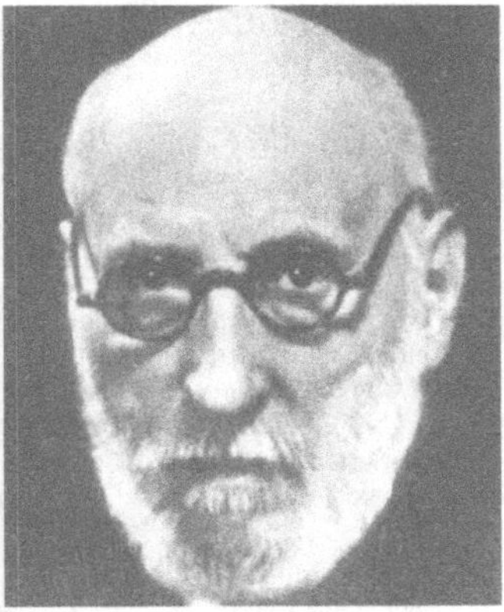

Santiago Ramón y Cajal
1852–1934

Cajal-Goldsublimat-Methode: Imprägnierungsmethode zur Darstellung von Gliastrukturen
Cajal-Silberimprägnation: Darstellungsmethode für Neurofibrillen
Cajal-Zelle: 1. Horizontalzelle in der Hirnrinde; 2. Spindelzelle in der Hörrinde; 3. Riesensternzelle in der Sehrinde

Lange Zeit hatte Spanien nach seiner großen Vergangenheit ein Schattendasein in der Medizin und in den Naturwissenschaften geführt. Es ist vor allem Santiago Ramón y Cajal zu verdanken, daß um die Jahrhundertwende der Anschluß an die europäische Wissenschaft nicht nur wieder hergestellt wurde, sondern daß sich in Madrid ein bedeutendes Zentrum der Neuroanatomie bildete. Cajal war am 1. Mai 1852 als Sohn eines Arztes in Petilla de Aragon geboren, studierte, nachdem der Vater seinen künstlerischen Neigungen nicht nachgegeben hatte, in Saragossa Medizin. 1895 wurde er dort Assistent, 1877 Professor, 1884 wechselte er nach Valencia, 1887 nach Barcelona und 1892 nach Madrid, wo er 30 Jahre lang wirkte. 1906 erhielt er zusammen mit Golgi den Nobelpreis. Am 17. Oktober 1934 ist er gestorben. Grundlegend sind Ramón y Cajals Untersuchungen zur Histologie des Rückenmarks und des Gehirns, zur Feinstruktur des Sympathikus, über den Aufbau der Netzhaut, den Bau des Gehörorgans, über embryonale Entwicklung und Regeneration der Nerven und Nervenendigungen. Seine Methoden zur Erforschung der Anatomie des Nervensystems gaben der Neurophysiologie und -pathologie erst ihre Grundlage.

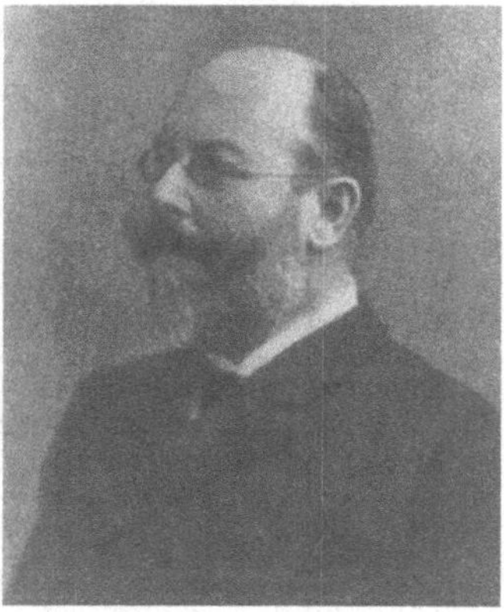

Friedrich Loeffler
1852–1915

Loeffler-Bazillus: Corynebacterium diphteriae
Loeffler-Geißelfärbung: Methode zur Darstellung von Bakteriengeißeln
Loeffler-Methylenblau: Lösung zur Färbung von Ausstrichpräparaten
Loeffler-Serum: Nährsubstrat zur Kultivierung von Bakterien

Zu den Bakteriologen der Ersten Stunde gehört Friedrich Loeffler, der zu den frühen Mitarbeitern Robert Kochs gehörte. Loeffler ist am 24. Juni 1852 in Frankfurt/Oder geboren, studierte in Würzburg und Berlin an der Friedrich-Wilhelms-Akademie, schloß sein Studium 1874 ab und wurde 1879 an das Kaiserliche Gesundheitsamt kommandiert, wo er sich zunächst mit allgemeinhygienischen Fragen beschäftigte. 1880 habilitierte er sich für Hygiene und wurde 1888 auf den neuerrichteten Lehrstuhl des Faches nach Greifswald berufen. 1913 kam er als Direktor des Instituts für Infektionskrankheiten nach Berlin zurück, wo er schon am 9. April 1915 starb. Loeffler bewies experimentell das Zustandekommen der Immunität nach Überstehen einer bakteriellen Krankheit. Er entdeckte den Erreger der Rotzkrankheit der Pferde, dann den des Schweinerotlaufs und schließlich, 1884, den Erreger der Diphtherie. 1891 fand er den Erreger des Mäusetyphus und hatte die Idee, diesen zur Mäusebekämpfung einzusetzen. Große Verdienste erwarb er sich um die Erprobung von Immunisierungsverfahren gegen die Maul- und Klauenseuche, wobei er die Filtrierbarkeit von Bakterien und Viren entdeckte. Die bakteriologische Technik bereicherte er durch eine Reihe neuer Verfahren.

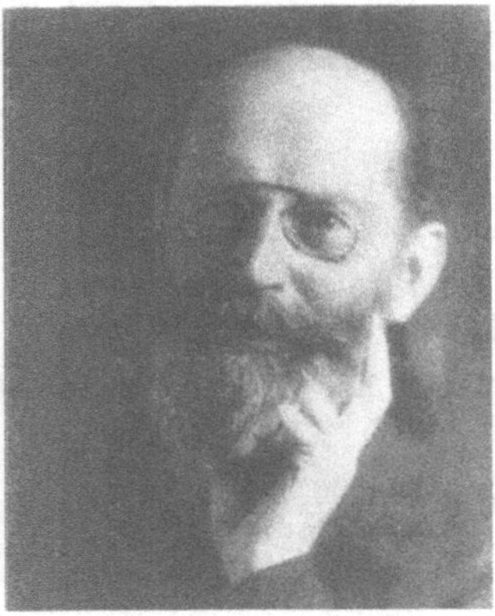

Emil Fischer
1852–1919

Fischer-Zuckerprobe: Glukosenachweis im Harn durch Phenylglukosazonbildung
Fischer-Projektionsformel: zeichnerische, nicht wirklichkeitsgetreue Darstellung organischer Moleküle durch Projektion des Tetraedermodells in die Papierebene

Emil Fischer legte mit seinen Arbeiten über den Zucker, über die Enzyme, die Proteine und die Purinkörper die Grundlagen für die moderne Biochemie. Für einen Teil dieser Arbeiten wurde ihm 1902 der Nobelpreis verliehen. Emil Fischer, am 9. Oktober 1852 in Euskirchen geboren, studierte Chemie in Bonn und Straßburg, wo er 1874 promoviert wurde, war dann Assistent in München, habilitierte sich dort 1878 und wurde ein Jahr später Professor. 1882 wurde er Ordinarius in Erlangen, wechselte 1885 nach Würzburg und 1892 nach Berlin. Dort ist er am 15. Juli 1919 gestorben. Emil Fischers Schicksalssubstanz wurde das Phenylhydrazin, mit dessen Hilfe er die verschiedenen Zuckerarten voneinander trennen konnte, das aber auch die Ursache chronischer Ekzeme und schwerer Magen- und Darmstörungen war. Durch seine Untersuchungen der Purinkörper hat Fischer nicht nur die Synthese des Coffeins ermöglicht, sondern vor allen Dingen die Grundlagen für die Chemie des Zellkerns geschaffen. Die Eiweißstudien schließlich führten zur Kenntnis der Aminosäuren und zur Chemie polymerer Stoffe. Emil Fischer war an Gründung und Aufbau der Kaiser-Wilhelm-Institute maßgeblich beteiligt.

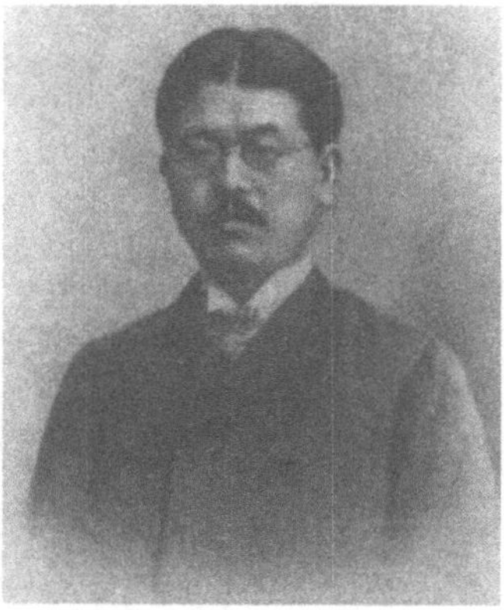

Shibasaburo Kitasato
1852–1931

Kitasato-Bazillus: Pasteurella pestis
Kitasato-Filter: Filterkerze aus Porzellan zur Entkeimung durch Saugfiltration
Kitasato-Salkowski-Probe: Indolnachweis mit KNO_2 + H_2SO_4

Shibasaburo Kitasato, am 20. Dezember 1852 in Kumamoto geboren, erhielt seinen ersten medizinischen Unterricht in seiner Heimatstadt und beendete seine Studien in Tokio. 1885 kam er nach Deutschland, um sich bei Robert Koch in der Bakteriologie fortzubilden. Dort gelang ihm die erste Reinzüchtung der Tetanusbazillen und – zusammen mit Behring – die Entwicklung des Tetanusserums. 1892 erhielt er den preußischen Professorentitel und kehrte nach Japan zurück, wo er ein privates bakteriologisches Laboratorium gründete, das später vom Staat übernommen und mit den Impf- und Seruminstituten zusammengelegt wurde. 1894 hat Kitasato anläßlich einer Pestepidemie in Hongkong den Erreger der Pest entdeckt, unabhängig von Yersin, der nur wenige Tage später die gleiche Entdeckung machte. Ab 1914 leitete er das Kitasato-Institut für Infektionskrankheiten in Tokio. Er bildete eine große Zahl hervorragender Schüler aus, trug wesentlich zur Entwicklung und Ausgestaltung der medizinischen Ausbildung in Japan bei und institutionalisierte die öffentliche Gesundheitspflege. Sein Lehrbuch der Bakteriologie und Infektionskrankheiten blieb lange das Standardwerk auf diesen Gebieten. Kitasato starb am 13. Juni 1931 in Nakanocho.

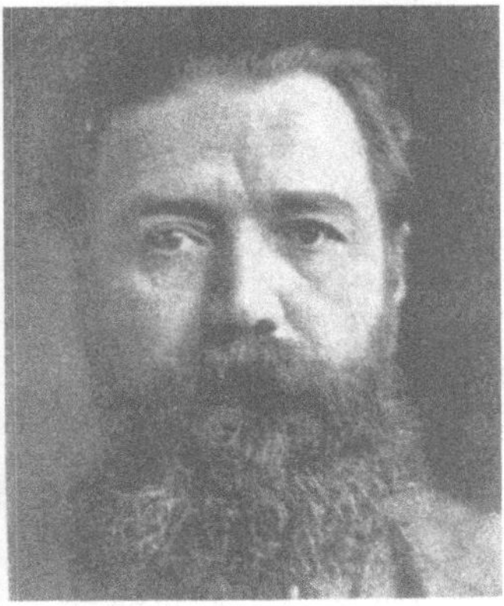

Paul Möbius
1853–1907

Möbius-Syndrom: kongenitale Lähmung einzelner Hirnnerven
Möbius-Zeichen: charakteristische Konvergenzschwäche beim Basedow-Exophthalmus

Paul Möbius, am 24. Januar 1853 in Leipzig geboren und aus einer Gelehrtenfamilie stammend, studierte in Jena und Marburg Theologie und Philosophie und wurde zum Doktor der Philosophie promoviert, ehe er das Studium der Medizin aufnahm und 1877 erfolgreich abschloß. Eine Tätigkeit als Militärarzt war nur von kurzer Dauer; er ließ sich in Leipzig als Neurologe nieder und wurde gleichzeitig Assistent an der Universitäts-Poliklinik. Für einige Jahre übernahm er die Leitung der Nervenpoliklinik des Albert-Vereins und habilitierte sich 1883 für Neurologie. Da er keine akademischen Aufstiegsmöglichkeiten für sich sah, legte er 1893 die Venia legendi nieder, praktizierte als Neurologe und widmete sich vor allem seiner literarischen Tätigkeit bis zu seinem Tod am 8. Januar 1907. Nach einigen anatomisch-neurologischen Arbeiten, die sich vor allem mit Augenmuskellähmungen beschäftigten, galt sein Interesse den funktionellen Nervenkrankheiten wie Hysterie, Neurasthenie und Migräne. Später beschäftigte er sich mit philosophischen und literarischen Themen, in deren Mittelpunkt die Pathographien großer Männer standen. Schon zu ihrer Entstehungszeit stark angegriffen wurde Möbius' Schrift von 1900 „Über den physiologischen Schwachsinn des Weibes".

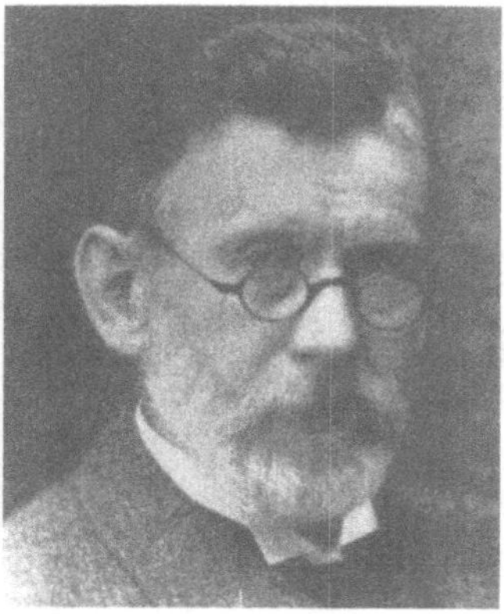

Paul Ehrlich
1854–1915

Ehrlich-Diazoreaktion: chemische Reaktion zum Nachweis von Diazokörpern im Harn bei bestimmten Infektionskrankheiten
Ehrlich-Seitenkettentheorie: erste, nicht bestätigte Theorie der Antikörperentstehung: ein in den Organismus eingedrungenes Antigen geht mit einer Seitenkette des Protoplasma eine streng spezifische Bindungsreaktion ein.

Durch zwei Entdeckungen hat der am 14. März 1854 in Strehlen/Oberschlesien geborene Paul Ehrlich zu Beginn unseres Jahrhunderts die medizinische Welt in Aufregung versetzt. Seine Arbeiten in Berlin führten zur Erkenntnis der Immunität, seine Forschungen in Frankfurt zur Entwicklung des Salvarsans, des ersten wirksamen Chemotherapeutikums. Eine dritte Tat ist mindestens ebenso bedeutsam, Ehrlich entwickelte eine große Zahl von Färbemethoden für histologische Präparate. Ehrlich hatte in Straßburg, Breslau, Freiburg und Leipzig studiert und war dann Assistent und Oberarzt an der Berliner Charité geworden. Von dort war er als Assistent zu Robert Koch gegangen, ehe er 1896 in Steglitz ein eigenes kleines Institut für Serumforschung erhielt, das 1898 nach Frankfurt am Main umzog und dort zusammen mit dem Georg-Speyer-Haus größere Möglichkeiten der Forschung bot. Ehrlich kam auf Grund ausgedehnter Versuche und einer – wie wir heute wissen – falschen Theorie zu den Grundbegriffen der aktiven und passiven Immunität und bereitete damit den Boden für die von Behring entwickelte Serumbehandlung. Mit dem 1907 entdeckten Salvarsan, der „magischen Kugel“ fühlte sich Ehrlich auf dem richtigen Weg zur Therapia magna sterilisans. 1908 wurde ihm der Nobelpreis verliehen, am 20. August 1915 ist er in Bad Homburg gestorben.

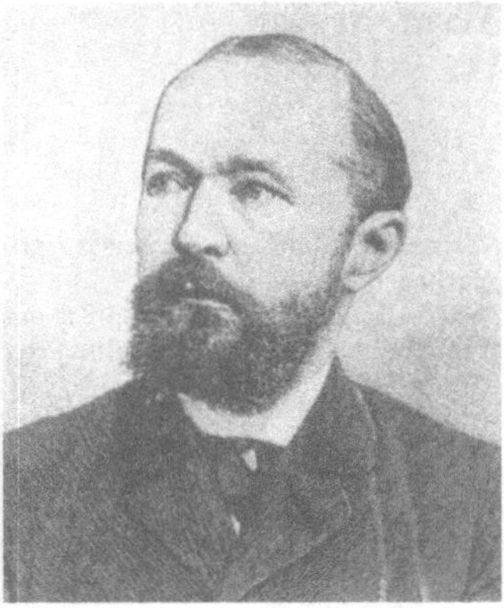

Emil von Behring
1854–1917

Behring-Gesetz: das Serum eines gegen eine Infektionskrankheit immunen Individuums schützt bei Übertragung den Empfänger gegen diese Krankheit

Emil von Behring, geboren am 15. März 1854 in Hansdorf (Westpreußen), studierte Medizin an der Pépinière in Berlin, war Militärarzt, dann Assistent am Hygiene-Institut, später am Institut für Infektionskrankheiten bei Robert Koch. 1894 wurde er Professor in Halle, 1895 in Marburg. 1901 erhielt er den Nobelpreis. Er starb am 31. März 1917. Behring befaßte sich vorwiegend mit Immunitätsfragen und wurde der Begründer der Serumtherapie. Im Blut diphtheriekranker Tiere hatte er ein Antitoxin entdeckt, das in der Lage war, im Tierkörper ebenso wie im Reagenzglas, Diphtherietoxin zu binden. Behring erkannte, daß dieses Antitoxin einen Heilwert besitzt, wenn die Krankheit bereits ausgebrochen ist, da dadurch die körpereigene Leistung unterstüzt wird. Durch dieses Verfahren wurde die passive Immunisierung geschaffen, die Behring später auch bei der Tetanusinfektion einführte. Durch die Behringsche Serumtherapie hat die Diphtherie, die bis dahin eine der gefürchtetsten Kinderkrankheiten war, ihre Schrecken verloren. Die Sterblichkeit konnte auf ein Zehntel des Wertes vor der Entdeckung gesenkt werden.

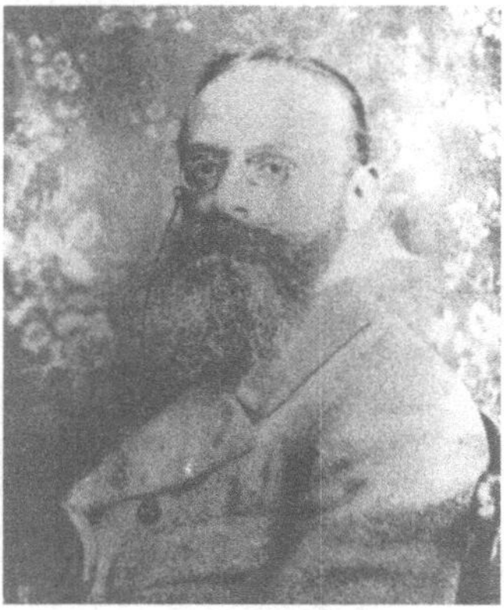

Albert Neisser
1855–1916

Neisser-Diplokokken: Neisseria gonorrhoeae
Neisser-Spritze: Harnröhrenspritze mit stumpfen Ansatz zur Behandlung der Urethritis

Albert Neisser ist am 22. Januar 1855 in Breslau geboren, studierte in Breslau und Erlangen und wurde Assistent an der neuerrichteten Dermatologischen Klinik in Breslau, wo er sich habilitierte und 1882 die Leitung der Klinik übernahm. Bis zu seinem Tod am 30. Juli 1916 ist er trotz ehrenvoller Rufe in Breslau geblieben. Neisser hat die experimentell-pathologische Arbeitsweise, die histologische Betrachtungsweise und die Methoden der Bakteriologie für die klinische Forschung adaptiert. So entdeckte er 1879 den Erreger der Gonorrhoe, den Gonokokkus und erschloß dessen ätiologische Bedeutung aus der Konstanz des Vorkommens. Diagnostik und Therapie der Gonorrhoe hat er ausgebaut. Neisser gelang es auch, den von Hansen entdeckten Leprabazillus mit Hilfe moderner Färbemethoden so sichtbar zu machen, daß an dessen Existenz keine Zweifel mehr angemeldet werden konnten. Einen wichtigen, wenn auch umstrittenen Teil seiner Arbeiten widmete er der Syphilis. Seine Versuche, ein Antisyphilisserum zu entwickeln, führten zum ersten Prozeß um Versuche am Menschen, für die das Gericht schon damals den informed consent forderte. 1902 war Neisser Mitbegründer der Deutschen Gesellschaft zur Bekämpfung der Geschlechtskrankheiten.

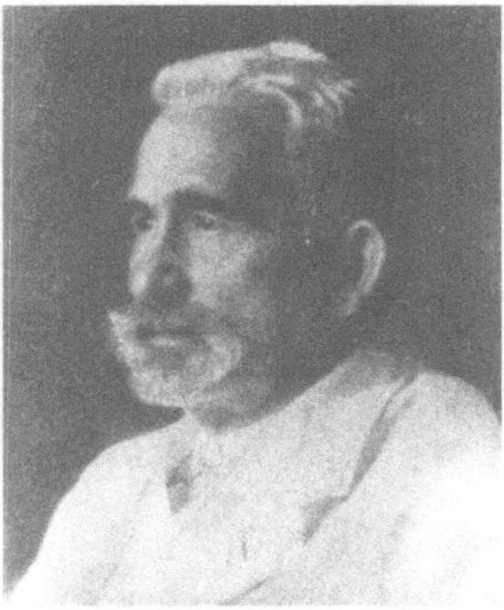

Emil Kraepelin
1856–1926

Kraepelin-Klassifikation: nosologisches System psychischer Krankheiten
Kraepelin-Krankheit: präseniles Irresein
Kraepelin-Syndrom: Emotions- oder Schreckneurose

Emil Kraepelin, am 15. Februar 1856 in Neustrelitz geboren, studierte in Würzburg und München. Seine Arbeit „Über den Einfluß akuter Krankheiten auf die Entstehung von Geisteskrankheiten" wurde mit einem Preis der Würzburger Fakultät ausgezeichnet. Nach seiner Promotion war er in München, danach in Leipzig tätig, wo er sich habilitierte. 1886 wurde er als Ordinarius für Psychiatrie nach Dorpat, 1891 nach Heidelberg und 1904 nach München berufen, wo er 1922 emeritiert wurde. Trotz der Kriegswirren gelang Kraepelin 1917 die Gründung der Deutschen Forschungsanstalt für Psychiatrie, die später von der Kaiser-Wilhelm-Gesellschaft übernommen wurde. Kraepelins Hauptinteresse galt, ungeachtet seiner Arbeiten zur Pharmakopsychologie und zur experimentellen Psychopathologie, der klinischen Psychiatrie. Seine Klassifikation psychischer Krankheiten, die auch ätiologische Momente berücksichtigte, wurde, trotz ihrer biologistischen Einseitigkeit, richtungsweisend für die Psychiatrie des 20. Jahrhunderts. Die Krankheitsbezeichnungen „Dementia praecox" und „manisch-depressives Irresein" als grundlegende Psychoseformen gehen auf Kraepelin zurück. Im Bereich des Anstaltswesens bemühte er sich um organisatorische Erneuerung und humanen Umgang mit den Patienten.

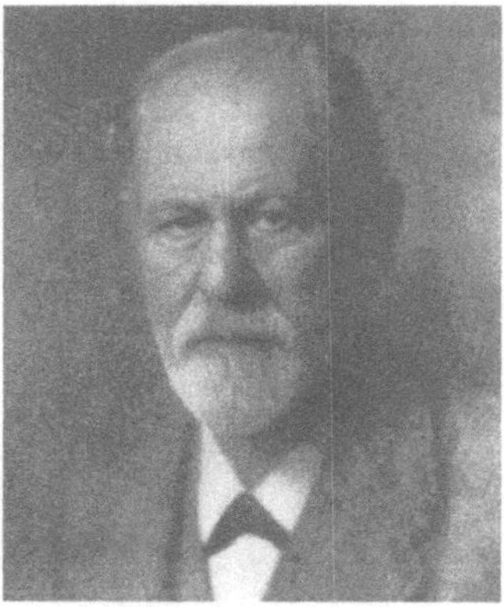

Sigmund Freud
1856–1839

Sigmund Freud, der Begründer der Psychoanalyse, ist am 6. Mai 1856 in Freiberg/Sachsen geboren. In Wien hat er Medizin studiert und dann als Assistent am Physiologischen Institut gearbeitet. Seine ersten wissenschaftlichen Arbeiten waren hirnanatomische Forschungen. Ein Studienaufenthalt bei Charcot in Paris und Bernheim in Nancy wandte sein Interesse auf Erkrankungen ohne organischen Befund, die dort durch Suggestion und Hypnose behandelt wurden. In Wien entwikkelte er nach seiner Rückkehr mit Breuer die kathartische Methode zur Abreaktion verdrängter Erfahrungen. Als Hauptantrieb des menschlichen Verhaltens sah er die Libido, der er später den Todestrieb als Antagonisten an die Seite stellte. Die von Freud entwickelte analytische Methode führte zu neuen Einsichten: Unbewußtes, Ich und Über-Ich wurden konzipiert, ebenso eine eigene Theorie der Neurosen. Freuds Bedeutung liegt vor allem in der Einbeziehung des Unbewußten in die Forschung und in der Möglichkeit, seinen Ansatz auf weite Gebiete des menschlichen Lebens, so die Völkerpsychologie und die Religionssoziologie auszudehnen. Freud mußte 1938 Österreich vor den Nazis verlassen und starb am 23. September 1939 in London.

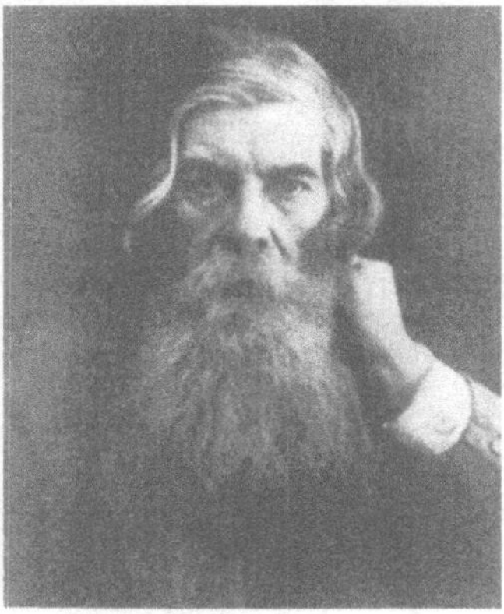

Wladimir Bechterew
1857 – 1927

Morbus Bechterew: Spondylosis ankylopoetica
Bechterew-Symptom: Ausbleiben der Schmerzempfindung auf kräftigen Druck auf den Nervus fibularis bei Tabes dorsalis
Bechterew-Kern: Nucleus superior nervi vestibularis

Wladimir Bechterew, geboren am 20. Januar 1857 in Wjalka, studierte in St. Petersburg, wurde 1878 Arzt und 1881 zum Dr. der Medizin promoviert. Im selben Jahr habilitierte er sich in St. Petersburg, wurde 1885 als Professor der Psychiatrie nach Kasan berufen und kehrte 1893 nach St. Petersburg zurück, wo er neben der Klinik aus Privatmitteln ein Psychoneurologisches Institut ins Leben rief. Neben seiner ausgedehnten Forschungs- und Lehrtätigkeit fand Bechterew Zeit, eine große Zahl wissenschaftlicher Gesellschaften und Zeitschriften zu gründen, die ihm und seinen Schülern als Forum ihrer Forschungen dienten. Bechterew starb am 24. Dezember 1927 in Moskau. Die fast unübersehbare literarische Tätigkeit Bechterews bezieht sich auf die Anatomie und Physiologie des Gehirns, die Klinik der Geistes- und Nervenkrankheiten, die Reflexe, aber auch auf die Hypnose und Fragen der Psychologie der Persönlichkeit. Fast alle seine Schriften wurden schnell ins Deutsche und Französische übersetzt.

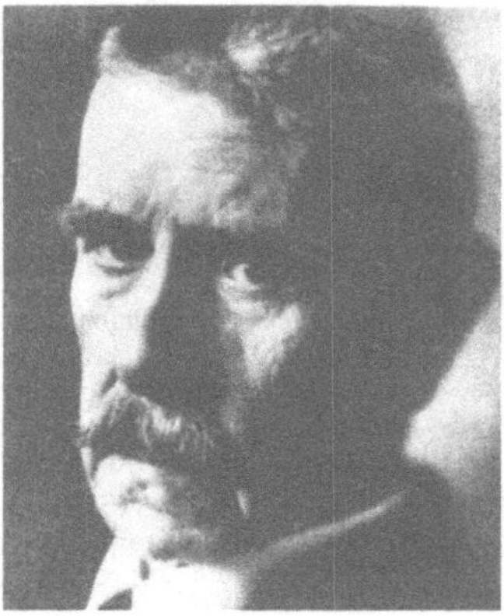

Julius Wagner von Jauregg
1857–1940

Wagner-Jauregg-Symptom: bei Hemiplegie durch Druck auf das Auge der gesunden, nicht aber der gelähmten Seite auslösbare Kontraktion der Gesichtsmuskulatur.

Julius Wagner Ritter von Jauregg wurde am 7. März 1857 in Wels geboren, studierte in Wien, war Assistent am Lehrstuhl für allgemeine und experimentelle Pathologie von 1876 bis 1882, an der Psychiatrischen Klinik von 1883 bis 1889, habilitierte sich in Wien für Neurologie und Psychiatrie und wurde 1889 außerordentlicher Professor in Graz. 1893 wurde er Ordinarius in Wien; 1928 emeritiert, ist er am 27. September 1940 in Wien gestorben. Nach frühen Arbeiten über die Erkrankungen der Hirnnerven war ein erster Schwerpunkt seiner Forschungen das Kretinismusproblem. Er konnte den Zusammenhang von Kretinismus und Schilddrüsenfunktion nachweisen, versuchte eine Kretinismustherapie mit Schilddrüsenextrakt und eine Kropfprophylaxe mit kleinen Jodgaben. Schon 1887 erschien seine erste Arbeit über die Einwirkung fieberhafter Erkrankungen auf Psychosen, die ihn auf die Idee der Fiebertherapie mit Tuberkulin und Vakzinen brachte. 1917 begann er mit Malariaimpfungen zur Behandlung der progressiven Paralyse und anderer Psychosen, die von der Psychiatrie in Ermangelung einer anderen Therapie begeistert aufgenommen wurde. 1927 erhielt er für seine Entdeckung den Nobelpreis.

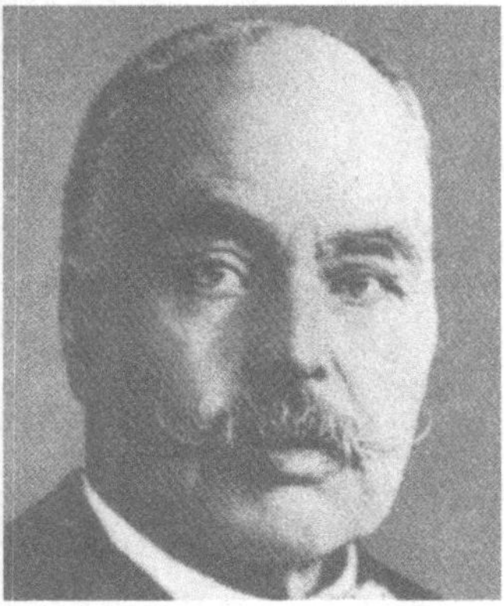

Ronald Ross
1857–1932

Ross-Körper: im Darm malariainfizierter Mücken auftretende dunkle Oozystenreste
Ross-Methode: mikroskopische Untersuchungsmethode lebender Zellen im Nährboden

Das Leben von Ronald Ross galt der Erforschung und Bekämpfung einer Krankheit, der Malaria. Er war am 13. Mai 1857 in Almora/Indien geboren und hatte im Londoner Saint Bartholomew's Hospital seine medizinische Ausbildung erhalten. Eine Zeitlang war er als Schiffsarzt tätig, dann trat er in den militärärztlichen Dienst ein, den er hauptsächlich in Indien verbrachte. 1889 begann er seine Studien über die Malaria, die aber zunächst nicht sehr erfolgreich verliefen. Erst die Bekanntschaft mit Patrick Manson, der in Moskitos die Zwischenwirte der Malariaparasiten sah, führte ihn auf die richtige Spur. Schon 1880 hatte Charles Laveran als Militärarzt in Algier die Erreger im Blut von Malariakranken nachgewiesen, doch war der Infektionsweg noch immer unbekannt. Ross fand 1895 Bakteriengeißelfäden im Magen von Moskitos, 1897 die dunklen Bakterienreste im Darm von Anopheles und 1898 die Erreger in den Speicheldrüsen von Moskitos. Dadurch wurde die Hypothese von der ausschließlichen Übertragung durch Insektenstiche gesichert. Ross erhielt dafür 1902 den Nobelpreis. Schon 1899 war er Lehrer an der Schule für Tropenmedizin in Liverpool geworden, 1902 wurde er Ordinarius für Tropenmedizin, 1923 Direktor des Royal Institute of Tropical Diseases und 1926 Chef des nach ihm benannten Ross-Instituts. Er starb am 16. September 1932 in Putney Heath.

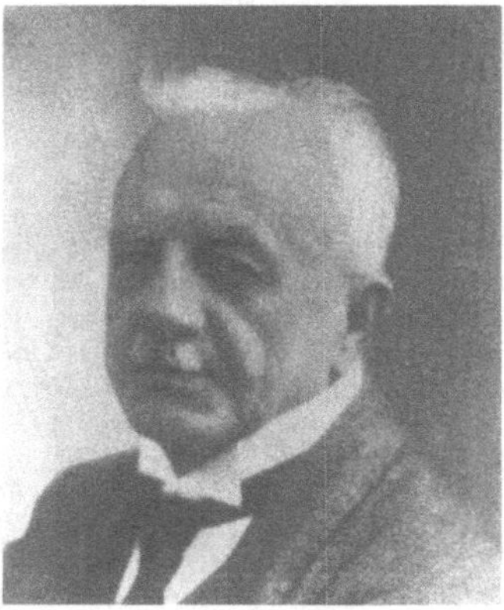

Bernhard Nocht
1857 – 1945

Nocht-Rot: roter Farbstoff zum färberischen Nachweis von Blutparasiten

Bernhard Nocht wurde am 4. November 1857 in Landeshut in Schlesien geboren, studierte in Berlin als Zögling der Pépinière und wurde 1881 zum Doktor der Medizin promoviert. Von 1883 bis 1892 diente er in der kaiserlichen Marine und war 1887 bis 1890 an das Hygiene-Institut der Universität Berlin zu Robert Koch abkommandiert. 1892 übernahm er die Hafenarztstelle in Hamburg, wo er in mustergültiger Weise die gesundheitliche Betreuung im hafen- und schiffshygienischen Dienst organisierte. 1900 gründete er das Institut für Schiffs- und Tropenkrankheiten in Hamburg, das seit 1942 seinen Namen trägt. 1906 wurde er Titularprofessor und Leiter des gesamten Hamburger Medizinalwesens und 1919 bei der Gründung der Universität Hamburg zum Ordinarius für Tropenhygiene berufen. 1930 trat er in den Ruhestand, am 5. Juni 1945 ist er in Wiesbaden gestorben. Nocht betrieb Studien über das Schwarzwasserfieber und über die Malaria. Er führte die Malariabehandlung mit kleinen Chinindosen ein und gab durch seine Untersuchungen den Anstoß zur modernen Beriberiforschung. Seine „Vorlesungen für Schiffsärzte der Handelsmarine über Schiffshygiene, Schiffs- und Tropenkrankheiten" von 1906 waren ebenso ein Standardwerk wie seine „Tropenhygiene" von 1908.

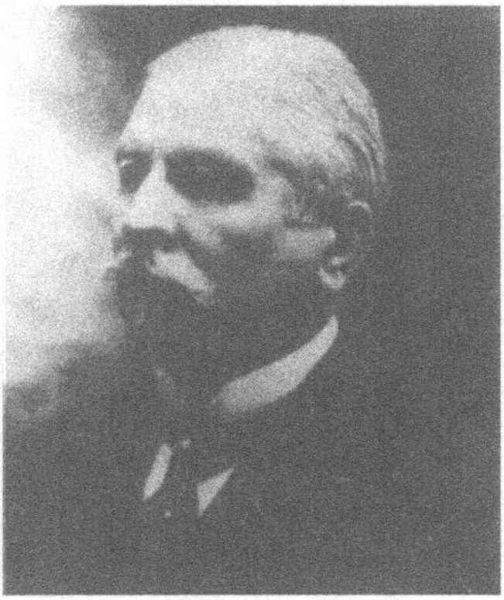

Joseph Babinski
1857 – 1932

Babinski-Reflex: träge Dorsalflexion der Großzehe nach Bestreichen der Fußsohle als Zeichen einer Pyramidenbahnläsion
Babinski-Nageotte-Syndrom: zentralnervöses Krankheitsbild durch Läsion dorsallateraler Anteile der Medulla oblongata
Babinski-Vaguez-Syndrom: ältere Bezeichnung für eine besondere Verlaufsform der Spätsyphilis

Joseph Babinski wurde als Sohn polnischer Eltern am 17. November 1857 in Paris geboren. Dort absolvierte er auch sein Medizinstudium und wurde Schüler und Assistent von Charcot an der Salpetrière. 1890 wurde er Médecin des Hôpitaux und 1893 nach dem Tod Charcots Direktor der neurologischen Abteilung der Pitié, eines der größten Pariser Hospitäler. Seine bedeutenden Arbeiten betreffen die Reflexe, die Pathophysiologie des Kleinhirns, die Tabes dorsalis und die Hysterie, die er nur für Phänomene gelten ließ, die durch Suggestion hervorgerufen und beseitigt werden konnten. Auch für die Entwicklung der Neurochirurgie ist er von Bedeutung: 1911 diagnostizierte er einen Rückenmarktumor und assistierte seinem Kollegen Lecène bei der erfolgreichen Operation. Seine Schüler de Martel und Clovis Vincent gehören zu den Begründern der modernen Neurochirurgie. Das nach ihm benannte Zeichen beschrieb er 1896. Zwei Jahre später legte er in einem weiteren Aufsatz die pathophysiologischen Ursachen dieser Abweichung dar. Babinski besaß nicht die glänzende Persönlichkeit seines Lehrers Charcot, aber seine Beobachtungen waren schärfer und seine Schlüsse logischer. Babinski ist am 29. Januar 1932 in Paris gestorben.

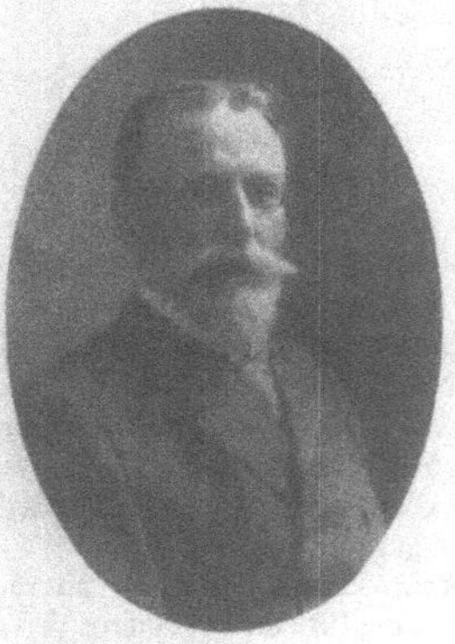

Theodor Escherich
1857–1911

Escherichia: Gattungsbegriff für gramnegative stäbchenförmige Bakterien der Familie Enterobacteriaceae
Escherich-Reaktion: Tbc-Nachweis durch subkutane Injektion von Tuberkulin

Theodor Escherich wurde als Sohn eines Arztes am 29. November 1857 in Ansbach geboren, studierte Medizin in Würzburg, Straßburg, Kiel und Berlin und wurde 1881 promoviert. Einer internistischen Ausbildung folgten Assistentenjahre an der Universitätskinderklinik in München, wo er sich 1886 habilitierte. 1890 erhielt er einen Ruf nach Graz als Extraordinarius und wurde 1894 zum Ordinarius ernannt. 1902 wechselte er nach Wien. Dort ist er am 15. Februar 1911 gestorben. Die dortige Klinik hatte er um eine Säuglings- und Neugeborenenabteilung erweitert und den Grundstein einer der modernsten Kinderkliniken gelegt. In seinen Forschungen nehmen die Arbeiten über die Darmbakterien, die grundlegend für die gesamte weitere Arbeit auf diesem Gebiet wurden, die erste Stelle ein. Er entdeckte das Colibakterium, beschrieb das Bild der Colizystistis, der Streptokokkenenteritis und der kindlichen Tetanie. Weitere Arbeiten galten der Diphtherie, der Säuglingsernährung und der Tuberkulose.

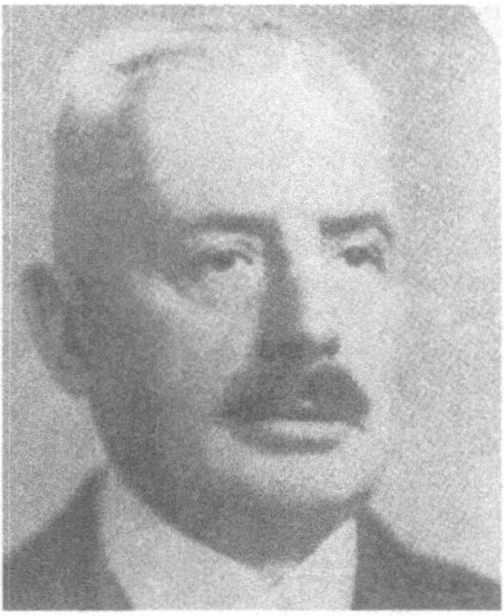

Ernst Bumm
1858 – 1925

Bumm-Kürette: stumpfe Kürette zur Entfernung von Plazentaresten nach der Geburt
Bumm-Untersuchungstisch: spezieller gynäkologischer Untersuchungsstuhl
Bumm-Uterusfaßzange: lange Faßzange mit ringförmigen Branchenenden zum schonenden Fassen der Gebärmutter

Ernst Bumm war in Berlin nicht nur bekannt wegen der Scherze, die er selbst mit seinem Namen trieb – die Anekdoten darüber sind zahlreich –, sondern vor allem wegen seiner Fähigkeiten als Arzt und Geburtshelfer, als Wissenschaftler und als akademischer Lehrer. Ernst Bumm, Sohn eines Taubstummenlehrers in Würzburg, geboren am 15. April 1858, brachte es wie seine drei Brüder zu Erfolg und Ansehen. Nach seinem Medizinstudium in Würzburg und der 1880 erfolgten Promotion wurde er Assistent von Scanzoni und habilitierte sich 1885 für Geburtshilfe und Gynäkologie. Als erster seines Fachgebietes begann er in dieser Zeit sich mit bakteriologischen Fragestellungen zu beschäftigen. 1894 wurde er als Ordinarius nach Basel berufen, 1900 nach Halle und 1904 nach Berlin an die Frauenklinik der Charité. 1910 wechselte er an die Universitätsfrauenklinik in der Artilleriestraße über und blieb dort Direktor bis zu seinem Tod am 2. Januar 1925 in München. Sein geburtshilfliches Lehrbuch war für Jahrzehnte das Standardwerk wegen seiner klaren Darstellungsweise und der von ihm selbst stammenden Illustrationen.

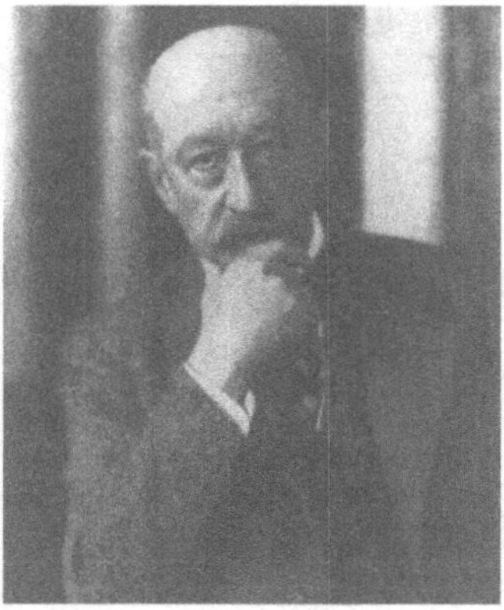

Friedrich von Müller
1858–1941

Müller-Zeichen: Pulsation des weichen Gaumens und der Uvula bei Aorteninsuffizienz

Friedrich von Müller war einer der hervorragendsten Kliniker und Universitätslehrer der ersten Hälfte des 20. Jahrhunderts in Deutschland. Er ist am 17. September 1858 als Sohn des Direktors der Medizinischen Abteilung des Augsburger Krankenhauses geboren, studierte zunächst Naturwissenschaften in München, dann Medizin in München und Marburg. 1883 wurde er Assistent im Juliusspital in Würzburg bei Gerhardt, mit dem er 1885 nach Berlin ging. Dort habilitierte er sich 1888 und wurde im folgenden Jahr als Extraordinarius für klinische Propädeutik und Laryngologie nach Bonn berufen, ging 1890 nach Breslau und wurde 1892 Ordinarius in Marburg, 1899 in Basel und 1902 in München, wo er am 18. November 1941 starb. Seine ersten Arbeiten galten hauptsächlich physiologisch-chemischen Problemen, dem Eiweißstoffwechsel, der Fettresorption, dem Stoffwechsel bei fieberhaften Krankheiten. Später arbeitete er auf verschiedenen Teilgebieten der Inneren Medizin, schrieb über Krankheiten der Atmungsorgane, des Darmes und der Niere. Beim Naturforscherkongreß in Meran 1905 stellte er sein Konzept der Nephrose vor, in dem er die degenerativen Erkrankungen der Niere zusammenfaßte. Sein „Taschenbuch der medizinisch-klinischen Diagnostik", zuerst 1886 erschienen, erlebte 30 Neuauflagen.

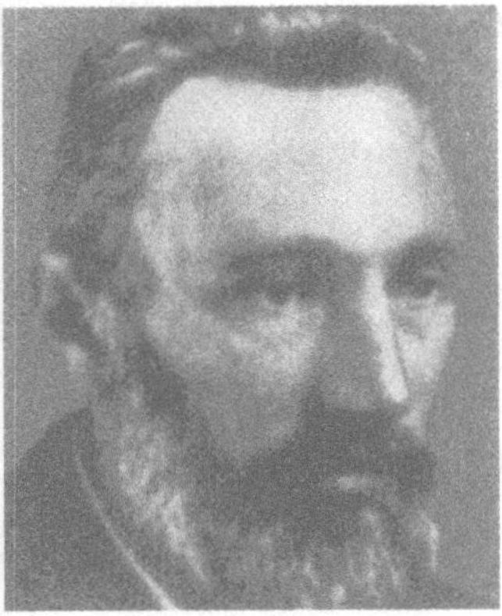

Pierre Curie
1859–1906

Curiemeter: nukleardiagnostisches Laborgerät
Curie-Therapie: historische Bezeichnung für die Strahlentherapie

Pierre Curies wissenschaftliches Werk umfaßt drei Perioden; in der ersten beschäftigte er sich zusammen mit seinem Bruder Jacques mit Fragen der Piezoelektrizität, in der zweiten mit Problemen der Kristallographie und des Magnetismus, die dritte Periode ist gekennzeichnet durch die gemeinsam mit seiner Frau durchgeführten Forschungen zur Radioaktivität. Pierre Curie ist am 15. Mai 1859 in Paris geboren. Nachdem er Assistent im Physikalischen Laboratorium der Sorbonne gewesen war, trat er 1882 einen Posten als Direktor der École Municipale de Physique et Chimie an. 1895 heiratete er Maria Sklodowska. Die Zusammenarbeit der beiden sollte zur Entdeckung der Elemente Polonium und Radium führen. Nachdem Henri Becquerel 1896 die radioaktive Strahlung entdeckt hatte, folgte 1898 der Aufsatz der beiden Curies: „Über eine neue radioaktive Substanz, die in der Pechblende enthalten ist", der erste Schritt auf dem Wege ihrer Entdeckungen. Sehr früh hat sich Pierre Curie bereits mit den medizinischen Wirkungen der Radioaktivität auseinandergesetzt. Zusammen mit seiner Frau und Becquerel erhielt er 1903 den Nobelpreis für Physik. In seiner Nobel-Rede hat er auch schon auf die möglichen Gefahren für die Menschheit, die sich aus seiner Entdeckung ergeben, hingewiesen. Pierre Curie ist am 19. April 1906 an den Folgen eines Unfalls gestorben.

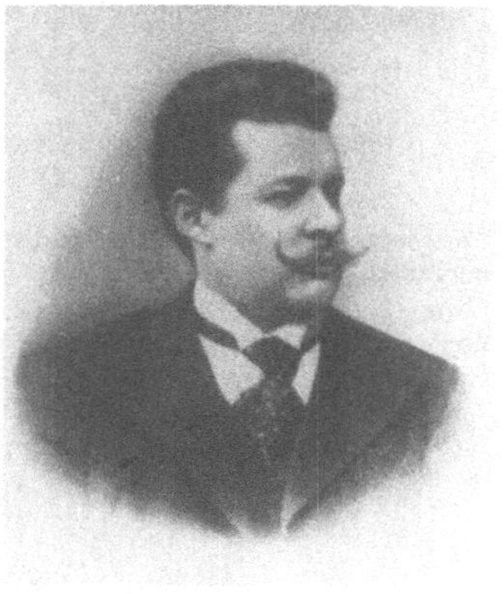

Carl Ludwig Schleich
1859–1922

Carl Ludwig Schleich wurde am 19. Juli 1859 als Sohn eines bekannten Ophthalmologen in Stettin geboren. Er studierte in Zürich, Greifswald und Berlin, arbeitete als Famulus bei von Bergmann, Senator und Virchow. 1887 promovierte er in Greifswald, wo er danach seine chirurgische Ausbildung erhielt. 1889 ließ er sich in Berlin als Chirurg und Besitzer einer Privatklinik nieder. 1900 wurde er für kurze Zeit Leiter des Teltower Kreiskrankenhauses in Lichterfelde. Er starb am 7. März 1922 im Sanatorium in Pieskow bei Berlin. 1892 berichtete er auf dem Chirurgenkongreß in Berlin zum ersten Mal über die von ihm entwickelte Infiltrationsanaesthesie, die trotz schroffer Ablehnung auf dem Kongreß in kürzester Zeit Anerkennung fand und bahnbrechende Wirkung hatte, wodurch die allgemeine Narkose erheblich eingeschränkt werden konnte. Seine 1894 erschienene Monographie zur Infiltrationsanaesthesie „Schmerzlose Operationen" wurde 1899 bereits zum vierten Mal aufgelegt. Der vielseitig begabte Schleich hatte Kontakte zu bekannten Künstlern, seine Auseinandersetzungen mit Grundfragen der Zeit brachten ihm Anerkennung als Essayist und Erzähler ein. C. G. Jung bezeichnete ihn, der auch über psychiatrische und psychologische Fragen schrieb, als Revolutionär, der, obgleich durchdrungen von anatomischen und physiologischen Vorstellungen, mit kühner Überzeugung seine Hand nach den seelischen Bereichen ausstreckte.

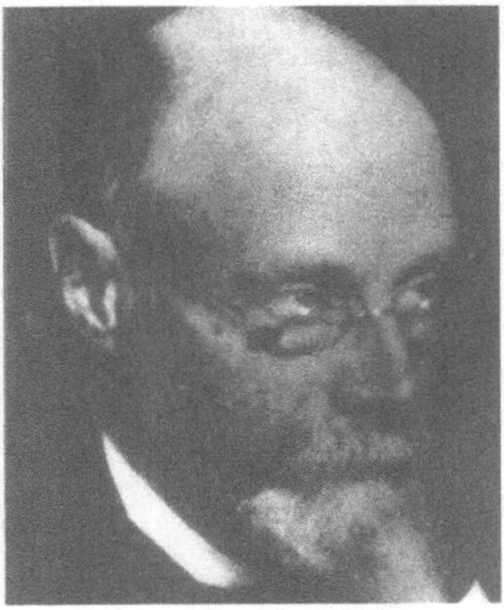

Willem Einthoven
1860–1927

Einthoven-Ableitungen: bipolare Extremitätenableitungen beim EKG
Einthoven-Dreieck: hypothetisches gleichseitiges Dreieck, an dessen Spitzen die Ableitungen und in dessen Mitte das Herz als elektrischer Dipol liegen.

Willem Einthoven wurde am 21. Mai 1860 in Semarang auf Java geboren, wo sein Vater als Arzt tätig war. Nach dem frühen Tod des Vaters kehrte die Familie in die Niederlande zurück, wo Willem seine Schul- und Universitätsausbildung erhielt. 1885 erwarb er den Doktorgrad und erhielt noch im selben Jahr eine Professorenstelle für Physiologie und Histologie in Leiden. 1895 hatte der Londoner Physiologe A. D. Waller zum ersten Mal Herzstromkurven aufgezeichnet, ohne daß er konkrete Schlüsse daraus ziehen konnte. Einthoven wiederholte seine Experimente, entwickelte standardisierte Aufzeichnungsmethoden und nannte das ganze Elektrokardiogramm. Im Verlauf dieser Arbeiten entwickelte er das Saitengalvanometer. 1903 definierte er die noch heute gültige Schreibweise des EKG, versah die Kurve mit den noch heute üblichen Zeichen P,Q,R,S und T und etablierte die drei Standardableitungen. Bereits 1903 gab es in Leiden die ersten Telekardiogramme, die über eine Entfernung von mehr als eineinhalb Kilometer aufgenommen wurden. 1924 erhielt Einthoven den Nobelpreis. Am 28. September 1927 ist er in Leiden gestorben.

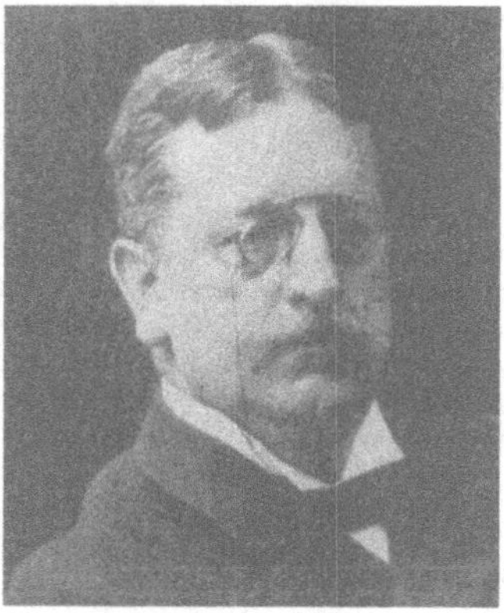

Albert Döderlein
1860–1941

Döderlein-Bazillus: Lactobacillus acidophilus
Döderlein-Handgriff: unterstützender Handgriff bei Entbindung eines toten Kindes

Albert Döderlein wurde am 5. Juli 1860 in Augsburg geboren, studierte in Erlangen und München, wo er 1884 promoviert wurde. Nach Assistentenjahren in Erlangen und Leipzig habilitierte er sich 1887 für Gynäkologie und Geburtshilfe und wurde 1893 zum außerordentlichen Professor ernannt. 1897 wurde er als Ordinarius nach Groningen berufen, kehrte im selben Jahr nach Tübingen zurück und ging 1907 nach München. Döderlein hat sich seit seiner Habilitation mit den Problemen der Bakteriologie in der Gynäkologie und Geburtshilfe auseinandergesetzt, daneben war er einer der wichtigsten Verfechter der Asepsis in der Geburtshilfe, der die Gummihandschuhe einführte. Weitere Forschungen galten der Schmerzbekämpfung unter der Geburt, der Verhütung des Kindbettfiebers und der operativen Technik. Eine Reihe von Operationstechniken hat er wesentlich beeinflußt, so den extraperitonealen Kaiserschnitt, Myom- und Karzinomoperationen. Trotz seiner glänzenden Operationstechnik wurde er zu einem Wegbereiter der Strahlentherapie, für deren Erforschung und Weiterentwicklung er lebhaft eintrat. Döderlein ist am 10. Dezember 1941 in München gestorben.

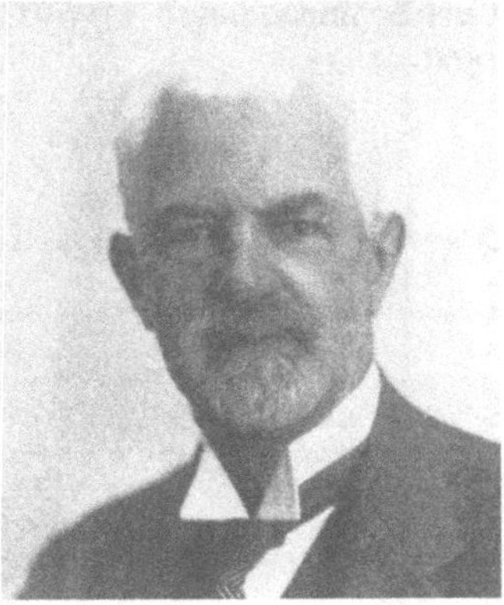

Anton von Eiselsberg
1860–1939

v. Eiselsberg-Operation: 1. Magenresektion; 2. unilaterale Pylorusausschaltung; 3. abdominale Kolopexie; 4. hohe Jejunostomie; 5. plastische Unterkieferoperation; 6. Verschluß des vorderen harten Gaumens; 7. Transplantation eines Epithelkörperschens; 8. transsphenoidale Hypophysenfreilegung
v. Eiselsberg-Phänomen: Schmerzen in der rechten Schulter bei Erkrankung der Gallenblase

Anton Freiherr von Eiselsberg wurde am 31. Juli 1860 in Steinhaus/Oberösterreich geboren, studierte an den Universitäten Wien, Würzburg, Zürich und Paris, wurde 1884 in Wien promoviert und Assistent an der Chirurgischen Klinik unter Billroth, dessen Privatassistent er 1887 wurde. 1890 habilitierte er sich für Chirurgie in Wien und erhielt 1893 einen Ruf nach Utrecht. 1896 wurde er nach Königsberg berufen und kehrte 1901 nach Wien zurück, wo er bis zu seiner Emeritierung 1931 die I. Chirurgische Klinik leitete. Dort wurde er zum Haupt einer chirurgischen Schule, die sich vor allen Dingen mit der Magendarmchirurgie beschäftigte, aber auch wesentliche Beiträge zur Gehirn- und Rückenmarkschirurgie leistete. Von Eiselsberg befaßt sich daneben intensiv mit bakteriologischen Themen und mit experimentellen Untersuchungen der Schilddrüse und Nebenschilddrüse. Mit F. Müller gab er die „Mitteilungen aus den Grenzgebieten der Medizin und der Chirurgie" heraus. Am 26. Oktober 1939 ist er in Wien gestorben.

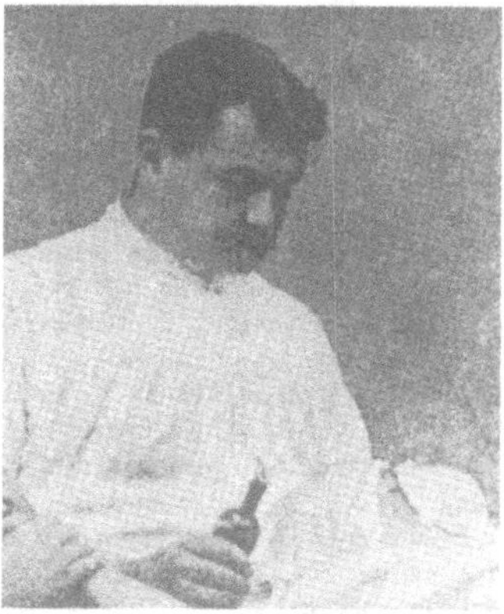

Curt Schimmelbusch
1860–1895

Schimmelbusch-Maske: Gesichtsmaske für Tropfnarkose
Schimmelbusch-Operation: Rhinoplastik
Schimmelbusch-Trommel: Behälter mit Schiebeklappenverschluß für die Dampfsterilisation

Curt Schimmelbusch wurde am 16. November 1860 als Sohn eines Rittergutsbesitzers in Groß-Nogath/Westpreußen geboren. Nachdem er zunächst eine naturwissenschaftliche Ausbildung begonnen hatte, wechselte er 1882 zur Medizin über und studierte in Würzburg, Göttingen, Berlin und Halle. In Halle arbeitete er bereits während des Studiums an bakteriellen Untersuchungen mit dem Anatomen Carl Ebert und erforschte mit diesem zusammen den Gerinnungsvorgang des Blutes. Auch die Entdeckung des Erregers der Frettchenseuche entsprang der gemeinsamen Arbeit. 1888 ging er als Assistent ans Kölner Bürgerspital, wo Bernhard Bardenheuer gerade die Dampfsterilisation einführte. 1889 von Ernst von Bergmann nach Berlin geholt und 1892 für Chirurgie habilitiert, widmete Schimmelbusch sich der Weiterentwicklung und experimentellen Begründung der Sterilisationsmethoden. Er entwarf Dampfsterilisatoren für Verbandsstoffe und Operationskleidung, den Instrumentenkocher und verbesserte die Methoden der mechanischen Händedesinfektion. Sein Buch „Anleitung zur aseptischen Wundbehandlung“ von 1892 erlangte Weltruf und gehört zu den Klassikern in der Geschichte der Aseptik. Am 2. August 1895 starb Schimmelbusch, erst 34 Jahre alt, in Berlin.

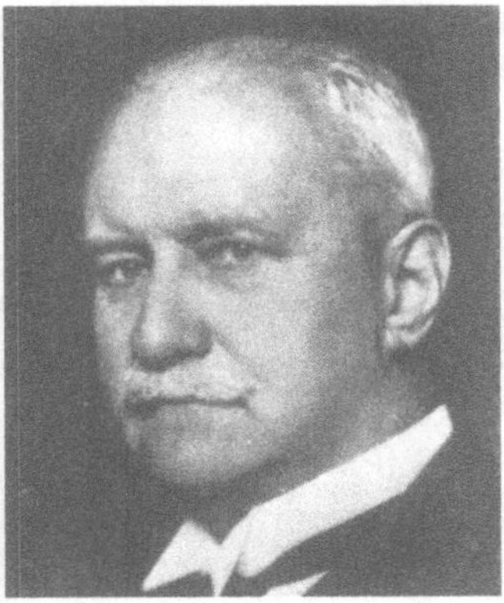

August Bier
1861 – 1949

Bier-Lumbalkanüle: lange Punktionskanüle für die Lumbalpunktion
Bier-Operation: 1. Verfahren zur Verlängerung des Oberschenkels, 2. osteoplastische Unterschenkelamputation, 3. osteoplastische Sequestrotomie im Tibiabereich
Bier'sche Saugglocke: gläserne Saugglocke zur Erzeugung einer Hyperämie zu Heilzwecken
Bier'sche Stauung: wiederholte leichte venöse Extremitätenstauung zur Erzielung einer Hyperämie zu Heilzwekken.

August Bier wurde am 24. November 1861 als Sohn eines Registrators in Helsen im Fürstentum Waldeck geboren. Er studierte von 1881 bis 1886 in Berlin, Leipzig und Kiel, wo er sich unter dem Einfluß von Friedrich von Esmarch der Chirurgie zuwandte. Nachdem er zunächst als Landarzt, aber auch als Schiffsarzt, praktiziert hatte, trat er 1888 als Assistent in die Chirurgische Universitätsklinik Kiel ein, habilitierte sich dort 1889 und wurde 1894 Extraordinarius. 1898 erprobte er im Selbstversuch die Lumbalanästhesie, was ihn schlagartig berühmt machte. 1899 erhielt er einen Ruf nach Greifswald, 1903 ging er nach Bonn und 1907 als Nachfolger von Bergmanns nach Berlin, wo er bis 1932 die Klinik in der Ziegelstraße leitete. Zahlreiche operationstechnische Verbesserungen, aber auch die Einführung des Stahlhelms, gehen auf Bier zurück. Neben seiner allseits anerkannten Tätigkeit als Chirurg, schuf sich Bier durch sein Eintreten für natürliche Heilmethoden, darunter die von ihm besonders geschätzte Hyperämiebehandlung, viele Gegner; sein populäres Buch „Die Seele" fand außerhalb von Fachkreisen begeisterte Leser. Nach seiner Emeritierung zog sich Bier auf sein Landgut Sauen bei Fürstenwalde zurück, wo er am 12. März 1949 gestorben ist.

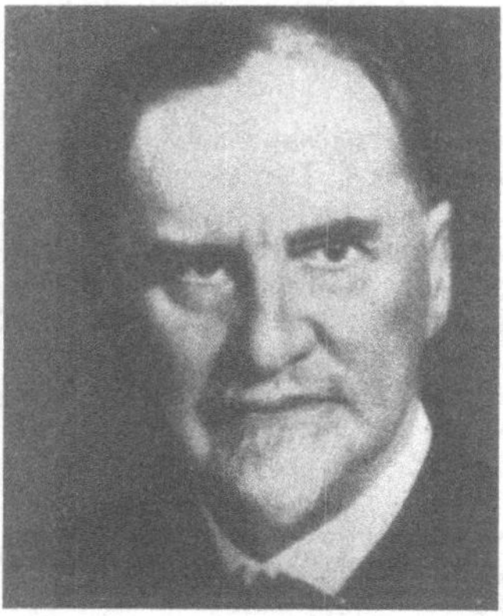

Ludolf von Krehl
1861–1937

Ludolf von Krehl wurde am 26. Dezember 1861 in Leipzig geboren, studierte Medizin in Leipzig, Jena, Heidelberg und Berlin, war dann Assistent in Leipzig, wo er sich 1888 für Innere Medizin habilitierte. Stationen seiner akademischen Laufbahn waren Jena, Marburg, Greifswald, Tübingen und Straßburg, wohin er als Nachfolger Naunyns berufen worden war. Naunyn war geneigt, auch die klinische Medizin als exakte Wissenschaft zu betrachten, Krehl ging über diesen Ansatz, den er nie verleugnete, hinaus, vor allem als er 1907 nach Heidelberg berufen wurde. In der Heidelberger Zeit baute er seine Vorstellungen von einer patientenorientierten Medizin aus. Er warnte vor der schablonenhaften Anwendung von Krankheitsbildern und forderte statt dessen die Erkenntnis des nirgends beschriebenen persönlichen Krankheitsgeschehens, in der der Patient nie Objekt, sondern gleichberechtigtes Subjekt ist. Nach seiner Emeritierung 1930 wurde Krehl Direktor des Institutes für Pathologie des Kaiser-Wilhelm-Institutes für Medizinische Forschung, dessen Gründung er wesentlich beeinflußt hatte. Er starb am 26. Mai 1937 in Heidelberg.

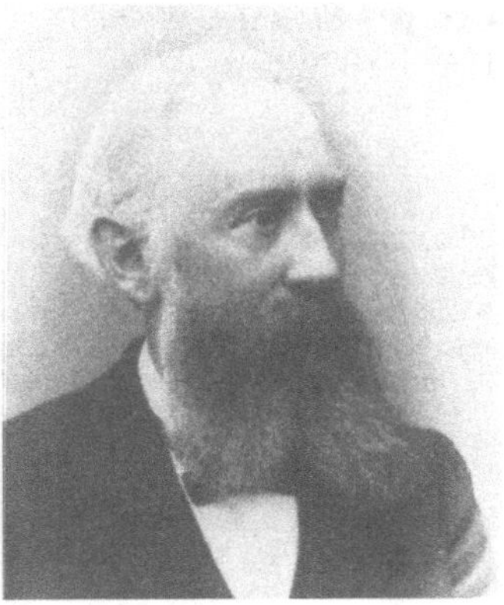

Heinrich Braun
1862–1934

Braun-Schiene: aus Metallstangen bestehendes, verstellbares Gerät zur Lagerung des Beines in leichter Flexion

Heinrich Braun ist am 1. Januar 1862 in Rawitsch bei Posen geboren, studierte Medizin in Straßburg, Leipzig und Greifswald, wurde dort 1887 promoviert und ein Jahr später Assistent an der chirurgischen Klinik in Halle bei Volkmann und von Bramann. Danach ließ er sich in Leipzig nieder, wo er sich 1894 für Chirurgie habilitierte und zum Oberarzt der Chirurgischen Abteilung des Diakonischen Krankenhauses gewählt wurde. 1905 wurde er zum Professor Extraordinarius ernannt und übernahm die Leitung des königlich sächsischen Krankenstifts in Zwickau. Braun zog sich nach seiner Pensionierung nach Überlingen zurück, wo er am 9. Mai 1934 starb. Er hat sich besondere Verdienste um den Ausbau der Lokalanästhesie erworben, – auf ihn geht die Verbindung von Novocain und Suprarenin zurück –, die er in einem häufig aufgelegten und in andere Sprachen übersetzten Lehrbuch beschrieb. Daneben galt sein Interesse dem Problem der Lagerung verletzter Gliedmaßen. Er ist der Mitinitiator des seit 1913 erschienenen umfassenden Lehrbuchs der Chirurgie „Chirurgische Operationslehre“, das er mit Bier und Kümmel herausgegeben hat.

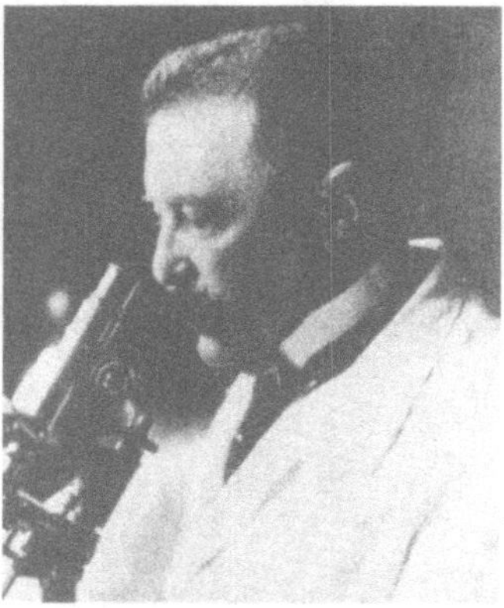

Georges Fernand Widal
1862 – 1929

Widal-Krise: reaktive Verdauungsleukopenie
Widal-Reaktion: serologischer Nachweis spezifischer gegen bestimmte Darmbakterien gerichteter Antikörper

Georges Fernand Widal ist am 9. März 1862 in Dellys/Algier geboren und studierte in Paris, wo er 1889 Doktor der Medizin wurde. 1893 wurde er Médecin des Hôpitaux, 1911 übernahm er den Lehrstuhl für Pathologie, 1918 den für Innere Medizin, seit 1919 gehörte er der Académie des Sciences an. Er starb am 14. Januar 1929 in Paris. Widals frühe Arbeiten beschäftigten sich mit bakteriologischen Fragestellungen. Schon in seiner Dissertation hatte er den Nachweis geführt, daß Streptokokken der Erreger der puerperalen Venenentzündung sind. Besonders bekannt wurde er durch die Einführung der Agglutinationsprobe zum Nachweis spezifischer Antikörper gegen Typhuserreger und andere Darmbakterien, die zuerst der Münchener Hygieniker Gruber theoretisch entwickelt hatte. Im Ersten Weltkrieg führte er die Typhusschutzimfpung ein und entwickelte eine Reihe serodiagnostischer Verfahren. Widals Arbeiten über die Nierenkrankheiten führten zur Einführung der kochsalzarmen Diät. Die Bedeutung der von ihm entdeckten reaktiven Verdauungsleukopenie ist noch nicht restlos geklärt, sie kann sowohl als Zeichen einer Leberfunktionsstörung, wie als Teilaspekt eines allergischen Geschehens gedeutet werden.

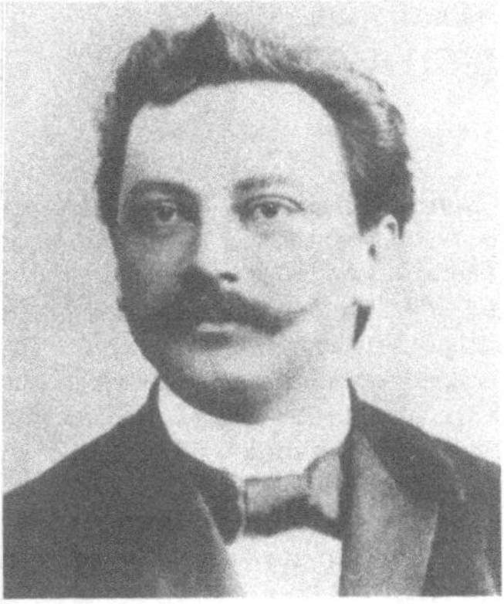

Adalbert Czerny
1863–1941

Czerny-Anämie: alimentäre Säuglingsanämie
Czerny-Diathese: lymphatisch-exsudative Diathese
Czerny-Phänomen: paradoxe Atmung

Adalbert Czerny wurde am 25. März 1863 in Szczakowa/Galizien geboren. Nach dem Medizinstudium an der deutschen Universität in Prag wurde er 1888 Assistent an der dortigen Landesfindelanstalt. 1893 habilitierte er sich und wurde 1894 als außerordentlicher Professor an die Universität Breslau berufen, wo er eine Kinderklinik aufbaute und das Fach Kinderheilkunde als eigenständiges Fach begründete, was mit seiner Ernennung zum Ordinarius 1903 honoriert wurde. 1910 ging Czerny nach Straßburg, 1913 wurde er Nachfolger Otto Heubners in Berlin, wo er bis 1932 blieb. Von 1935 bis 1937 übernahm er noch einmal einen Lehrstuhl, diesmal an der Medizinischen Akademie in Düsseldorf. Czerny hat sich um den Auf- und Ausbau der Kinderheilkunde große Verdienste erworben. Die von ihm gegründete Schule beschäftigte sich vor allen Dingen mit der Ernährungsphysiologie und der Stoffwechselpathologie des Säuglings. Durch die Einführung des Begriffs der exsudativen Diathese in die Medizin schuf er auch für die Kinderheilkunde das Gebiet der Konstitutionspathologie. Czerny, der von seinen Gegnern wegen seiner scharfen Zunge und seiner spitzen Feder gefürchtet war, starb am 3. Oktober 1941 in Berlin.

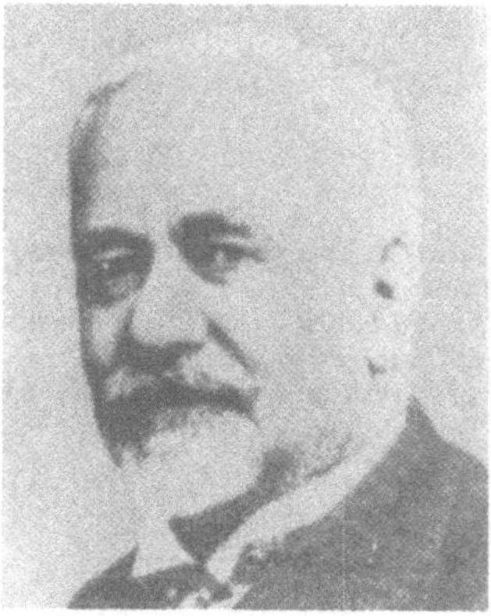

Albert Calmette
1863–1933

Calmette-Serum: aus Pferdeserum gewonnenes antitoxisches Serum zur Therapie von Schlangenbissen
BCG = Bazillus Calmette Guérin: in seiner Virulenz abgeschwächtes Tuberkelbakterium, das dennoch in der Lage ist, im menschlichen Körper die typischen immunologischen Vorgänge auszulösen
Calmette-Wolff-Eisner-Reaktion: Besondere Form der Tuberkulinreaktion am Auge

Albert Calmette, geboren am 12. Juli 1863 in Nizza, erhielt seine medizinische Ausbildung im Sanitätskorps der französischen Marine, war einer der ersten Schüler von Roux am Pasteur-Institut in Paris und wurde bald Leiter des Pasteur-Institutes in Saigon. Dort entwickelte er ein Schlangengiftserum. 1895 kehrte er nach Frankreich zurück und wurde Direktor des neugegründeten Pasteur-Instituts in Lille. Dort gelang ihm zusammen mit seinem Mitarbeiter Camille Guérin die Entwicklung eines Tuberkuloseimpfstoffes, des BCG (Bacillus Calmette Guérin). Der von ihm hergestellte Impfstoff enthält durch vielfache Überimpfungen avirulent gemachte Keime. Erste klinische Versuche wurden 1922 durchgeführt. Der ursprünglich oral angewandte Impfstoff wird heute nach einer Empfehlung von Nègre und Bretley bei Neugeborenen intrakutan geimpft. Dadurch sind Katastrophen, wie jene aus dem Jahre 1930 in Lübeck, bei der durch eine fehlerhafte Präparation des Impfstoffes viele Kinder starben, praktisch unmöglich geworden. Calmette wurde 1917 als Codirektor ans Pasteur-Institut nach Paris berufen. Dort ist er am 29. Oktober 1933 mitten in der Arbeit gestorben.

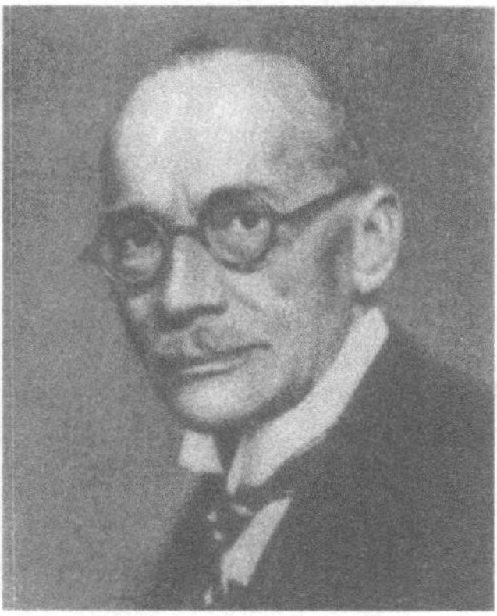

Wilhelm His
1863–1934

His-Bündel: Teil des Reizleitungssystemes im Herzen
His-Krankheit: Wollhynisches Fieber
His-Winkel: vom abdominalen Oesophagus und vom Magenfundus gebildeter Winkel

Wilhelm His, der Sohn des gleichnamigen Anatomen, wurde am 19. Dezember 1863 in Basel geboren, erhielt seine Ausbildung in Leipzig, Bern und Straßburg, wurde 1889 zum Doktor der Medizin promoviert und danach Assistent an der Medizinischen Klinik in Leipzig, wo er sich 1891 habilitierte und 1895 zum außerordentlichen Professor ernannt wurde. 1909 wurde er als Oberarzt an das Krankenhaus Friedrichstadt in Dresden berufen. 1902 erfolgte der Ruf als Ordinarius nach Basel, 1906 nach Göttingen und 1907 nach Berlin an die Charité. Am 10. November 1934 ist er in Brombach gestorben. Seine zahlreichen Schriften betreffen die verschiedensten Gebiete der inneren Medizin, vor allem aber die Krankheiten des Herzens und Stoffwechselkrankheiten. In seinem Buch „Die Tätigkeit des embryonalen Herzens und deren Bedeutung für die Lehre von der Herzbewegung beim Menschen“ hat er 1893 das nach ihm benannte Bündel im Reizleitungssystem des Herzens beschrieben. Seine historischen Interessen dokumentieren sich in einer Geschichte der Medizinischen Klinik zu Leipzig und in einer Lebensbeschreibung seines Vaters.

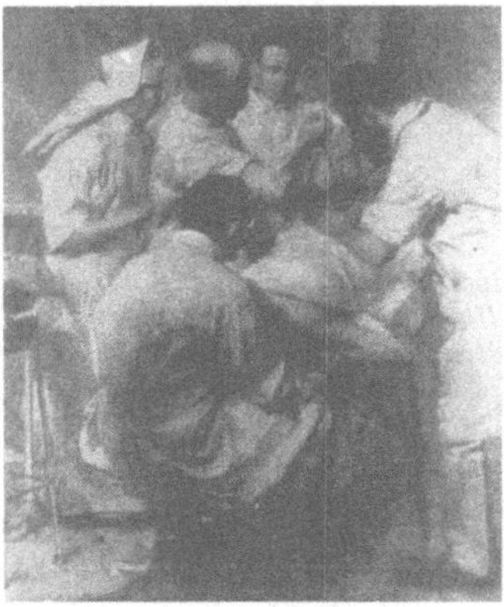

Ernst Wertheim
1864–1920

Wertheim-Operation: abdominale Uterusentfernung unter Mitnahme der Adnexe und des Parametriums bei Gebärmutterkarzinom
Wertheim-Serumagar: Medium zur Züchtung von Gonokokken

Ernst Wertheim ist am 21. Februar 1864 in Graz geboren, wo sein Vater Professor der Chemie war. Er studierte Medizin in seiner Heimatstadt und wurde 1888 promoviert. Es folgten Assistentenjahre in Graz und Wien, wo er unter anderem bei Billroth arbeitete. Mit Schauta, dessen Assistent er in Prag geworden war, kam er 1891 erneut nach Wien, wo er sich 1892 für Geburtshilfe und Gynäkologie habilitierte, 1897 eine Primararztstelle übernahm und 1899 zum Professor ernannt wurde. 1910 übernahm er die Leitung der Zweiten Wiener Frauenklinik. Er starb am 15. Februar 1920 in Wien. Wertheim gelang es 1892, einen für die Reinkultur und Weiterimpfung brauchbaren Nährboden für den zuvor von Neisser entdeckten Gonokokkus zu entwickeln. Im Kampf gegen das Uteruskarzinom erzielte er durch die von ihm entwickelte Radikaloperation durchschlagende Erfolge, über die er 1911 in einer Monographie berichtete. Daneben hat er auch die vaginale Operationstechnik durch eine Reihe neuer Methoden bereichert.

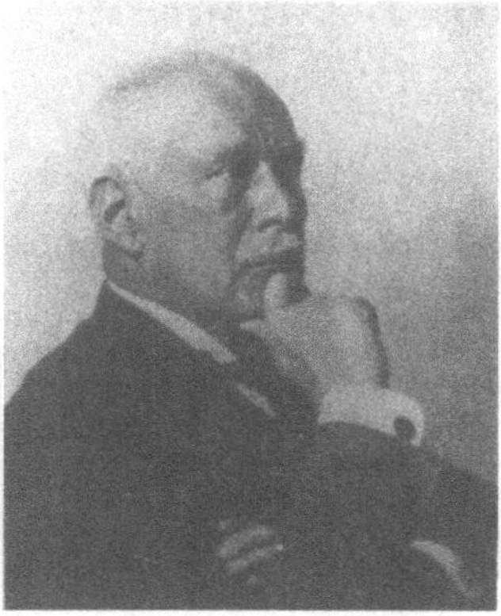

Emil Feer
1864 – 1955

Feersche Krankheit: Stammhirnenzephalopathie des Kleinkindalters
Feer-Nagellinie: trophische Störung des Nagelwachstums nach schweren Infektionskrankheiten

Emil Feer wurde am 5. März 1864 in Aarau/Schweiz geboren, studierte in München, Basel, Heidelberg und Wien und promovierte 1889 in Basel, wo er am Kinderspital Assistent wurde und sich 1892 in eigener Praxis niederließ. 1895 habilitierte er sich und wurde 1907 als außerordentlicher Professor nach Heidelberg berufen, von wo er 1911 als Ordinarius und Direktor der Kinderklinik nach Zürich ging. Dort ist er am 21. Oktober 1955 gestorben. Die von ihm 1923 beschriebene und nach ihm genannte Krankheit wurde zunächst als vegetative Neurose gedeutet, während heute eine allergisch-toxische, möglicherweise auch eine entzündlich-toxische Ätiologie diskutiert werden. Das von ihm begründete „Lehrbuch der Kinderheilkunde“, das in vielen Auflagen und Übersetzungen erschienen ist, wurde schon bald ein Standardwerk, ebenso die „Diagnostik der Kinderkrankheiten“, die zuerst 1921 erschien.

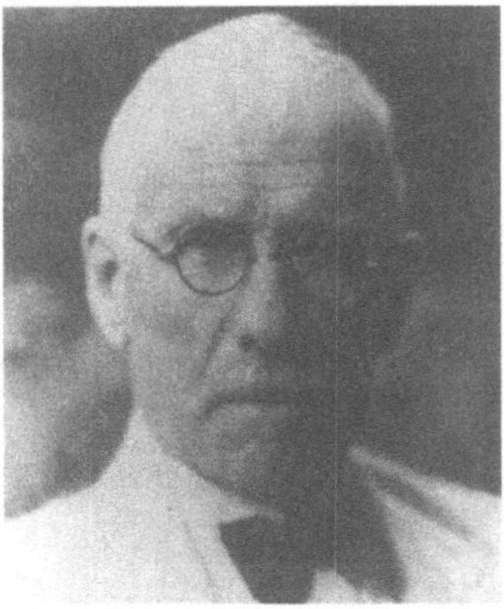

Karel Frederik Wenckebach
1864–1940

Wenckebach-Bündel: Herzmuskelbündel im rechten Herzvorhof
Wenckebach-Periode: Form der partiellen Reizleitungsstörung im Herzen mit charakteristischer Periodik
Wenckebach-Zeichen: inspiratorische Starre des unteren Thorax bei konstriktiver Perikarditis

Karel Frederik Wenckebach wurde am 24. März 1864 im Haag geboren, studierte an der Universität Utrecht, wo er 1888 promoviert wurde. Zunächst war er Assistent am Institut für Zoologie, wechselte dann ans Institut für pathologische und normale Anatomie und wurde 1901 zum Ordinarius für Innere Medizin nach Groningen berufen. Von 1911 bis 1914 war er in gleicher Stellung in Straßburg und wechselte danach nach Wien, wo er bis zu seiner Emeritierung im Jahr 1929 blieb. Am 11. November 1940 ist er gestorben. Während er sich anfangs vor allem mit embryologischen Arbeiten beschäftigte, widmete er sich später hauptsächlich dem Studium der Pathologie und Klinik der Herzkrankheiten. 1906 beschrieb er das Muskelbündel, das aus der oberen Hohlvene in den rechten Vorhof des Herzens zieht; mehrere große Publikationen beschäftigen sich mit der unregelmäßigen Herztätigkeit, so „Die Arrythmie als Ausdruck bestimmter Funktionsstörungen des Herzens“ von 1903, „Die unregelmäßige Herztätigkeit und ihre klinische Bedeutung“ von 1914 und „Unregelmäßige Herztätigkeit“ von 1927.

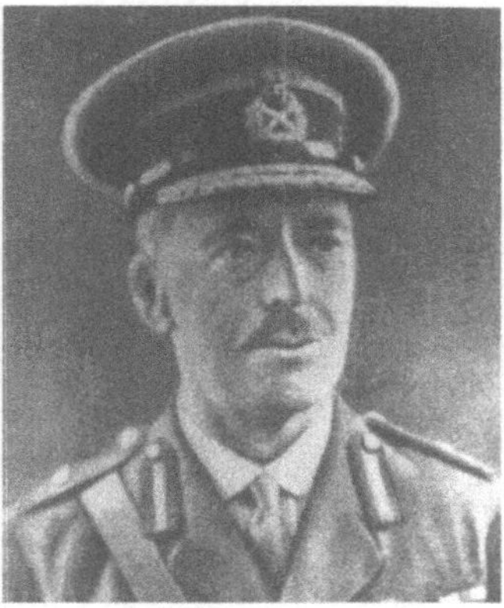

William B. Leishman
1865–1926

Leishmania: Protozoengattung mit Wirtswechsel zwischen Wirbeltier und Mücke
Leishmaniose: Erkrankung durch Leishmania
Leishman-Färbung: modifizierte Giemsa-Färbung
Leishman-Körperchen: intrazellulär nachweisbare Leishmanien

William B. Leishman wurde als Sohn des gleichnamigen Professors für Geburtshilfe an der Universität Glasgow am 6. November 1865 geboren, wo er auch Medizin studierte, um danach in die Armee einzutreten. Von 1890 bis 1897 war er in Indien tätig und kam dann an die Army Medical School in Netley, zunächst als Assistent, dann als Professor der Pathologie. 1913 trat er ins Kriegsministerium ein und wurde zunächst Expert in Tropical Diseases beim Army Medical Advisory Board, dann Direktor der Abteilung Pathologie beim Army Medical Department und schließlich bis zu seinem Tod am 2. Juni 1926 in Millbank Generaldirektor der Army Medical Services. Von seinen Leistungen wurde zunächst die nach ihm benannte Färbung bekannt, dann seine Arbeiten zur Phagozytoselehre, schließlich vor allem aber seine Entdeckung des Erregers der indischen Kala-Azar. Als erster sah er in der Milz von Leichen die später von Donovan auch beim Lebenden beobachteten Körperchen. Die Bezeichnung Leishmaniase ging später auf die Gesamtheit der durch Trypanosomen hervorgerufenen Krankheiten über. Weitere Forschungen galten der Recurrens-Spirochäte und der Typhus-Schutzimpfung.

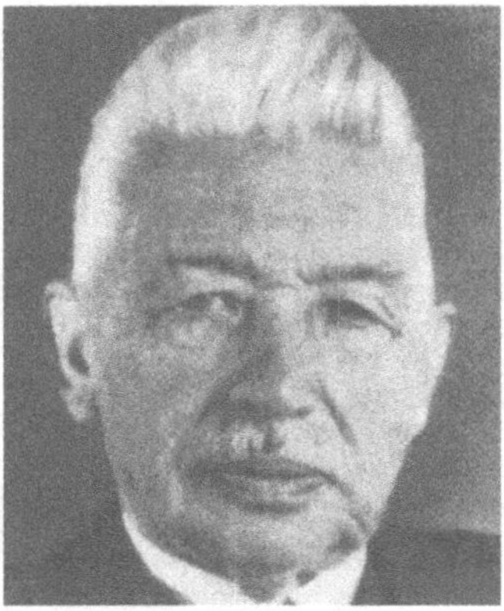

Ludwig Aschoff
1866–1942

Aschoff-Knötchen: Knötchen im perivaskulären Bindegewebe bei akuter Polyarthritis
Aschoff-Tawara-Knoten: Atrioventrikularknoten

Ludwig Aschoff ist am 10. Januar 1866 in Berlin geboren. Nach dem Studium der Medizin in Bonn und Straßburg war er Assistent bei v. Recklinghausen in Straßburg und Orth in Göttingen. Dort habilitierte er sich 1894 für Pathologische Anatomie, erhielt 1903 den Ruf nach Marburg und wurde 1906 Ordinarius in Freiburg/Breisgau. Dort ist er am 24. Juni 1942 gestorben. Aschoff war einer der bedeutendsten Pathologen nach Virchow, der Studenten und Assistenten aus aller Welt anzog. Zu seinen wichtigsten Leistungen gehören die Entdeckung der Knötchen im Bindegewebe bei Gelenkrheumatismus, die Beschreibung des Aschoff-Tawara-Knotens und des Reizleitungssystems im Herzen, die Forschungen zur Immunologie und Bakterienabwehr, die ihn den Begriff des Endothelialen Zellsystems prägen ließen. Weitere Arbeiten beschäftigten sich mit der Appendizitis, der Entstehung des Magengeschwürs und Problemen der allgemeinen Pathologie. Aschoff versuchte stets, die pathologische Anatomie als funktionelle zu betrachten, um so dem Kliniker von Nutzen sein zu können. Daneben bezog er auch die Geschichte der Medizin in seine Überlegungen ein und publizierte z. B. die „Übersichtstabelle zur Geschichte der Medizin".

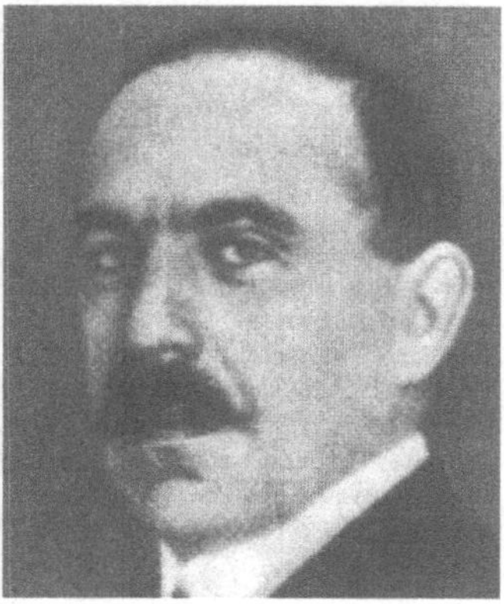

August Wassermann
1866–1925

Wassermann-Reaktion: Reaktion zur Serodiagnose der Syphilis, die auf dem Nachweis komplementbindender Antikörper beruht.

August Wassermann gehört zu dem großen Kreis der Schüler Robert Kochs, die die Bakteriologie und Immunologie durch ihre Forschungen wesentlich bereichert haben. Am 21. Februar 1866 in Bamberg geboren, hatte er in Erlangen, Wien, München und Straßburg studiert und war 1890 Assistent am Institut für Infektionskrankheiten in Berlin geworden, 1898 erhielt er den Professorentitel, 1901 wurde er Privatdozent, 1902 außerordentlicher und 1921 ordentlicher Honorarprofessor. 1906 war er Vorstand der Abteilung für experimentelle Therapie und Biochemie am Institut geworden. 1913 übernahm er die Leitung des neuerrichteten Instituts für experimentelle Therapie der Kaiser-Wilhelm-Gesellschaft in Berlin-Dahlem. Wassermanns Arbeiten über Bakterientoxine, über Antitoxine, über Schutzimpfungen und über die Möglichkeit der Unterscheidung verschiedener Blutarten mit Hilfe von Antiseren waren wichtige Etappen auf dem Weg der modernen Immunologie. Am bekanntesten wurde sein Name durch die von ihm zusammen mit Neisser und Bruck entwickelte Blutreaktion bei der Syphilis. „Wassermann positiv“ war für Generationen eine gefürchtete Aussage. Wassermann starb am 16. März 1925 in Berlin, nachdem in den letzten Jahren seine Forschungen der Tuberkulose und dem Krebs gegolten hatten.

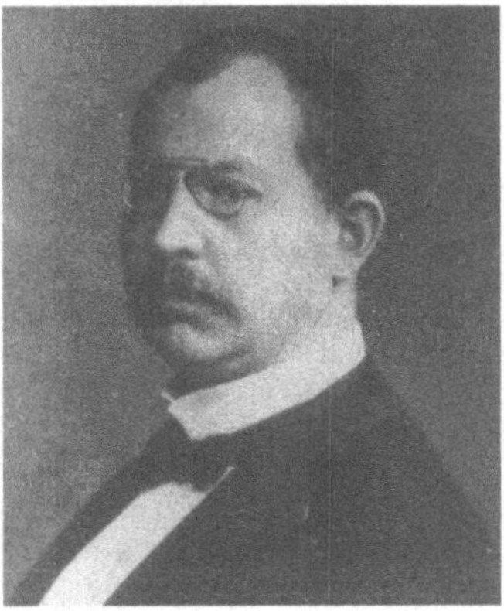

Erich Lexer
1867–1937

Lexer-Blattsilber: Silberfolie zum Abdecken von Transplantationswunden
Lexer-Instrumente: 1. chirurgische Pinzette; 2. langstieliger Blattspatel; 3. Flachmeißel; 4. Knochenklammer; 5. aufgebogene Präparierschere; 6. spitze Klemme; 7. Metallhammer
Lexer-Lappen: gestielter Arterienlappen zur Wangenplastik

Erich Lexer, der am 22. Mai 1867 in Freiburg geboren wurde, war außerordentlich künstlerisch begabt, was ihm später für seine Tätigkeit in der plastischen Chirurgie zugute kommen sollte. Schon mit neun Jahren lernte er bei einem Bildhauer zeichnen, malen und modellieren. Nach dem Studium der Medizin in Würzburg und der Promotion 1889 wurde er zunächst Assistent am Anatomischen Institut in Göttingen, wechselte 1892 zu dem Chirurgen Ernst von Bergmann nach Berlin, bei dem er sich 1898 habilitierte, wurde 1902 a. o. Professor und folgte 1905 einem Ruf nach Königsberg. 1910 ging er nach Jena, 1919 nach Freiburg und 1929 als Nachfolger Sauerbruchs nach München, wo er am 4. Dezember 1937 starb. Lexers wissenschaftlicher Weg begann mit Studien zur Osteomyelitis, wandte sich jedoch schon bald der plastischen Chirurgie zu, als deren Hauptvertreter in Deutschland er galt. Sein zweibändiges Werk „Die gesamte Wiederherstellungschirurgie“ wurde ebenso zu einem Standardwerk wie sein „Lehrbuch der Allgemeinen Chirurgie“, das 26 Auflagen erlebte und nach Lexers Tod von Eduard Rehn fortgesetzt wurde.

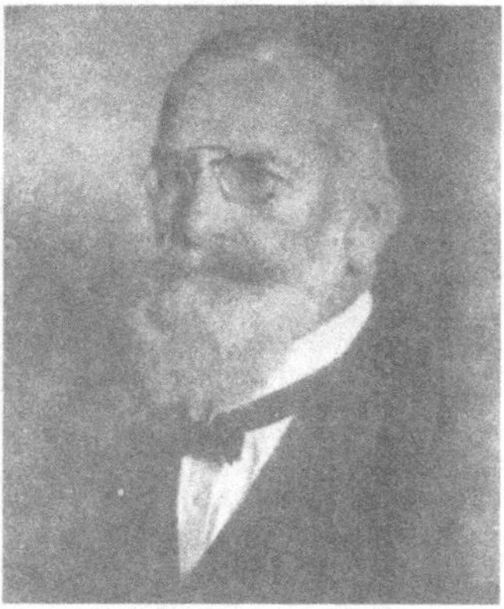

Maximilian Bircher-Benner
1867–1939

Bircher-Benner-Diät: vegetabilische Heildiät
Bircher-Müsli: Haferflocken, Kondensmilch, Zitronensaft, Äpfel und Nüsse

Maximilian Bircher-Benner ist einer der bedeutendsten Vertreter einer naturgemäßen Heilmethode, in deren Mittelpunkt er die Ernährung stellte. Bircher-Benner ist am 22. August 1867 in Aarau geboren, studierte Medizin in Berlin und Zürich, wo er 1891 zum Doktor promoviert wurde. Als Dreißigjähriger gründete er 1897 ein privates Sanatorium auf dem Zürichberg, dem er 38 Jahre lang bis zu seinem Tod am 24. Januar 1939 vorstand. Kurz vor seinem Tod eröffnete er in Zürich ein Volkssanatorium, das nach seinen Grundsätzen geführt wurde. Lange vor der Entdeckung der Bedeutung der Vitamine konnte er durch seine Rohkostdiät und die von ihm entwickelte Ernährungstherapie beachtliche Heilerfolge erzielen. Neben der Ernährungstherapie förderte er auch andere naturgemäße Heilmethoden, wie Sonnen- und Luftbäder, Wasseranwendungen und Heilgymnastik. Seine Gedanken vertrat er nicht nur in seinen viel gelesenen Büchern, sondern auch in der eigenen Zeitschrift „Der Wendepunkt im Leben und Leiden“.

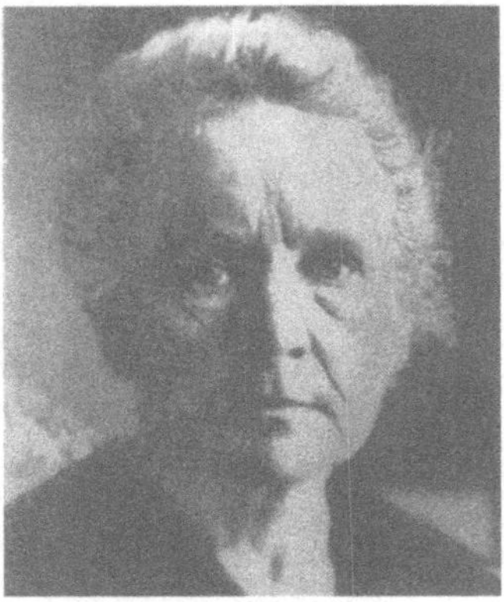

Marie Curie
1867–1934

Curie-Einheit: frühere Einheit der radiologischen Aktivität

Marie Curie, die als Maria Sklodowska am 7. November 1867 in Warschau geboren wurde, verdiente sich ihren Lebensunterhalt zunächst als Erzieherin in verschiedenen polnischen Familien, ehe sie 1891 ihrer Schwester nach Paris folgte, um dort Physik und Mathematik zu studieren. 1894 lernte sie Pierre Curie kennen, den sie am 26. Juli 1895 heiratete. Mit ihm zusammen führte sie einen Teil ihrer Untersuchungen durch. Sie entdeckte die radioaktiven Elemente Polonium, das sie nach ihrer Heimat benannte, und Radium. Auch der Begriff der Radioaktivität wurde von ihr geprägt. Gemeinsam mit Henri Becquerel und ihrem Manne erhielt sie 1903 den Nobelpreis für Physik, aber erst im Jahre 1904 erhielt sie eine bezahlte Stellung als Assistentin ihres Mannes an der Naturwissenschaftlichen Fakultät der Sorbonne und wurde nach dessen Tod 1906 seine Nachfolgerin. 1911 erhielt sie zum zweiten Mal den Nobelpreis für die „Verdienste um die Entwicklung der Chemie durch die Entdeckung der Elemente Radium und Polonium". 1914 wurde das Radiuminstitut gegründet, das einige Jahre später seine Arbeit aufnehmen konnte, 1920 folgte die Curie-Stiftung zur Einwerbung von privaten Geldern. 1922 wurde Marie Curie in die Académie de Médecine gewählt, am 4. Juli 1934 ist sie in einem Sanatorium in Sancellemoz gestorben.

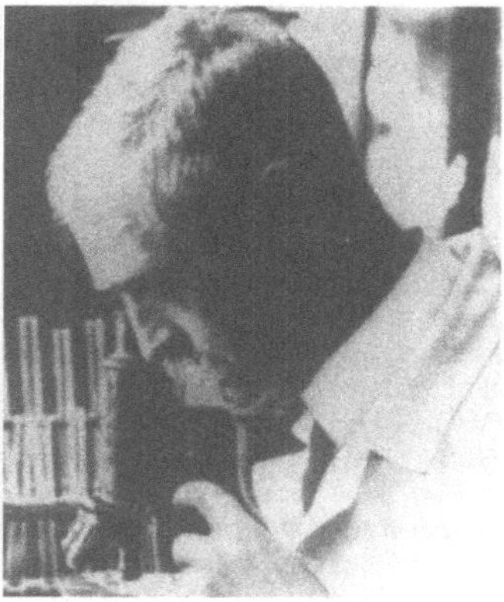

Karl Landsteiner
1868 – 1943

Landsteiner-Regel: immunologische Grundregel, die besagt, daß nur diejenigen Blutgruppen-Isoagglutinine im Organismus vorkommen, die sich nicht gegen eigene Erythrozyten richten.
Landsteiner-Fanconi-Andersen-Syndrom: Mukoviszidose

Karl Landsteiner, geboren am 14. Juni 1868 in Wien, studierte und promovierte dort und war Assistent in Würzburg und Zürich, ehe er 1894 nach Wien zurückkehrte, wo er in der Medizinischen Klinik, im Hygieneinstitut und ab 1897 im Institut für pathologische Anatomie arbeitete. 1908 wurde er Prosektor und 1909 habilitierte er sich. 1901 veröffentlichte er seine bedeutende Entdeckung der verschiedenen Blutgruppen, die er auf Grund von Agglutinationstests ermittelt hatte. Erst jetzt wurde eine gefahrlose Bluttransfusion möglich. Zur selben Zeit arbeitete er an der Erforschung der Kälteagglutinine. In den Jahren 1905/06 gelang ihm zusammen mit dem Dermatologen Finger die Übertragung des Syphiliserregers auf den Affen, und er schuf damit die Möglichkeit der experimentellen Forschung in der Venerologie. Auch den Mechanismus der Wassermannschen Reaktion konnte er in dieser Zeit aufklären. Die Übertragung der spinalen Kinderlähmung ebenfalls auf Affen, ließ ihn, da er keine Bakterien nachweisen konnte, zu dem Schluß kommen, daß die Krankheit durch ein Virus hervorgerufen werde. 1919 ging Landsteiner ans Ziekenhuis im Haag und 1922 ans Rockefeller Institute for Medical Research in New York. Dort gelangen ihm weitere Entdeckungen auf dem Gebiet der Serologie, nicht zuletzt die des Rhesusfaktors. Er starb am 26. Juni 1943 in New York.

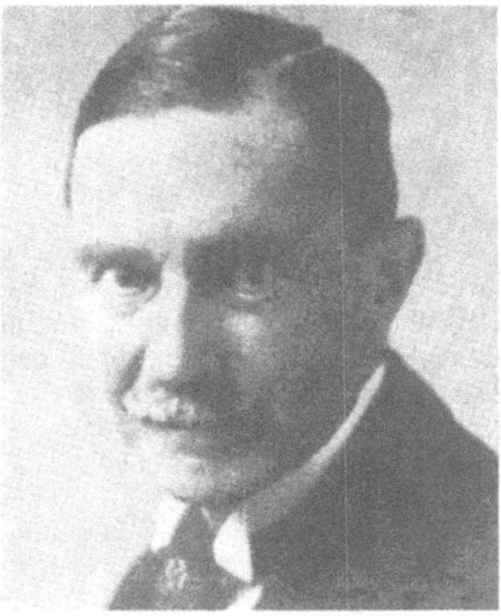

Georg Perthes
1869–1927

Perthes-Kompressor: Gerät zum Abschnüren von Gliedmaßen für Operationen in Blutleere
Perthes-Querschnitt: querer Oberbauchschnitt
Perthes-Versuch: klinischer Versuch zur Prüfung der Durchlässigkeit tiefer Venen bei Beinvarizen
Perthes-Krankheit: aseptische Osteonekrose des Oberschenkelkopfes im späten Kindesalter

Georg Perthes ist am 17. Januar 1869 in Mörs/Rheinland geboren, studierte in Freiburg, Berlin und Bonn, wo er 1891 zum Doktor der Medizin promoviert wurde. Danach war er Assistent in der Chirurgischen Klinik bei Trendelenburg, dem er 1895 nach Leipzig folgte. Dort habilitierte er sich 1898 und wurde 1903 zum Extraordinarius und Direktor des Chirurgisch-poliklinischen Instituts ernannt. 1910 wurde er als Ordinarius nach Tübingen berufen. In der Nacht vom 2. zum 3. Januar 1927 starb er in Arosa. Eines seiner Arbeitsgebiete war die Aufklärung der biologischen Wirkung der Röntgenstrahlen, wodurch er zum Begründer der Röntgentherapie in der Chirurgie wurde. Er führte eine lange Zeit gebrauchte Hohlmanschette zur Gefäßkompression an Extremitäten für Operationen in Blutleere ein und gab zahlreiche neue Operationsmethoden an. 1910 beschrieb er erstmals die nach ihm benannte aseptische Osteonekrose des Oberschenkels als Osteochondritis deformans juvenilis. Perthes ist auch durch Werke zur Kieferchirurgie hervorgetreten, von ihm stammt die erste grundlegende Monographie zum Thema. 1920 erschien seine Schrift „Über den Tod“.

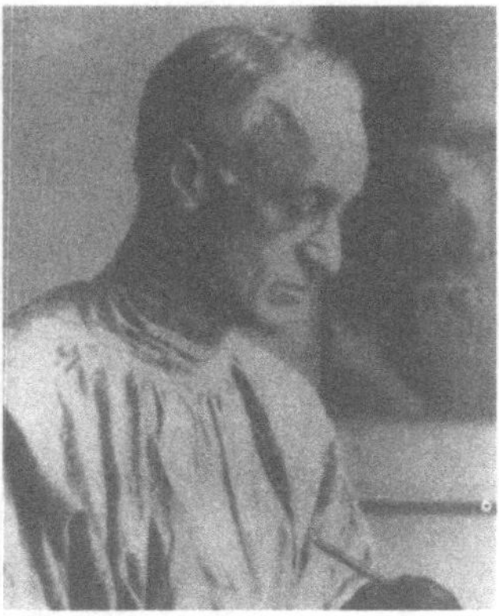

Harvey Cushing
1869 – 1939

Morbus Cushing: durch Stammfettsucht, Polyglobulie, Bluthochdruck, allgemeine Schwäche und Genitalatrophie gekennzeichnetes Krankheitsbild durch Überproduktion von Nebennierenrindenhormonen
Cushing-Syndrom: Kleinhirnbrückenwinkelsyndrom

Harvey Cushing, geboren am 8. April 1869, stammt aus einer alten Medizinerfamilie. Sein Vater war praktischer Arzt in Cleveland/Ohio und zeitweilig auch Professor für Geburtshilfe an der dortigen Medical School. Nach dem Collegebesuch in Yale studierte Cushing Medizin an der Harvard University und war von 1896 bis 1912 an der Johns Hopkins University in Baltimore tätig, die in dieser Zeit die führende Medizinschule Amerikas war. Zu seinen Lehrern gehörte neben Osler und Welch vor allem Halstedt, bei dem er in die Grundlagen der Chirurgie eingeführt wurde. Halstedt wies ihn auch auf das Gebiet der Neurochirurgie hin, auf dem Cushing seine bedeutendsten Leistungen vollbrachte und zum Begründer der Neurochirurgie wurde. Als er sich diesem Fachgebiet zuwandte, lag die Operationssterblichkeit bei Hirnoperationen bei 90%, als er sich 1932 zurückzog, war sie auf 10% gesunken. Von 1912 bis 1932 war Cushing Professor an der Harward Medical School. Nach seiner Emeritierung war er noch als Professor für Neurologie und für Geschichte der Medizin an der Yale University tätig. Er starb am 7. Oktober 1939 in New Haven. Er hat seine Erfolge vor allen Dingen drei Faktoren zugeschrieben, einer hochspezialisierten chirurgischen Technik, einer genauen Diagnostik und einer größeren Kenntnis der Geschwülste, die im Gehirn vorkommen können.

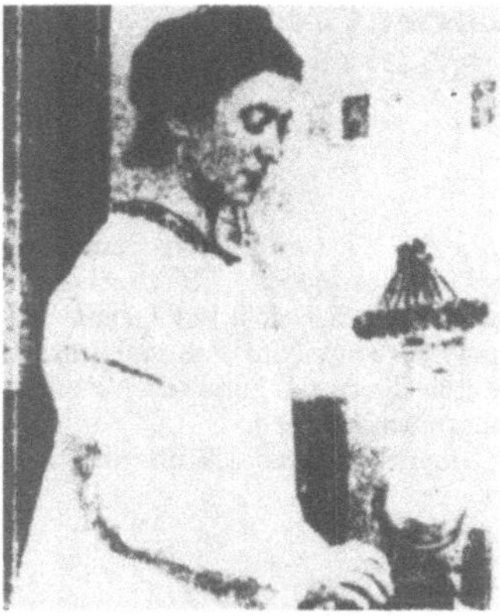

Rachel Hirsch
1870–1953

Hirsch-Effekt: Phänomen der Ausscheidung korpuskulärer Elemente durch die Niere im Harn

Rachel Hirsch war der erste weibliche Professor der Medizin in Preußen. Am 5. November 1913 war die am 15. November 1870 in Frankfurt/Main geborene Ärztin ernannt worden. Ihre Studien hatte sie in Zürich, Straßburg und Leipzig betrieben und war 1903 zum Doktor der Medizin promoviert und als Ärztin approbiert worden. Im selben Jahr kam sie an die Zweite Medizinische Klinik der Charité in Berlin, wo sie unter Kraus als Assistentin tätig war. Hier hat sie eine Reihe von wissenschaftlichen Arbeiten veröffentlicht, vor allem klinischen, klinisch-physiologischen und experimentellen Inhalts, darunter auch ihre Entdeckung des Vorkommens von Stärkekörnern im Blut und Urin, die aus der Nahrung stammten. Als Rachel Hirsch ihre Entdeckung des Übergehens korpuskulärer Elemente in den Harn 1907 in der Gesellschaft der Charité-Ärzte vortrug, wurde sie ausgelacht; erst 50 Jahre später wurde ihre Beobachtung, wieder in der Charité bestätigt. 1908 erhielt sie die Leitung der Poliklinik, verließ jedoch dann die Charité, um eine Praxis im Berliner Westen zu eröffnen. Obwohl als jüdische Ärztin von den Nazigesetzen in ihrer Berufsausübung hart getroffen, blieb sie bis 1938 in Deutschland. In London, ihrem Exil, hat sie nie richtig Fuß fassen können und ist am 6. Oktober 1953 gestorben. Rachel Hirsch hat nicht nur als Wissenschaftlerin Herausragendes geleistet, sie ist auch als Protagonistin der Körperkultur der Frau hervorgetreten.

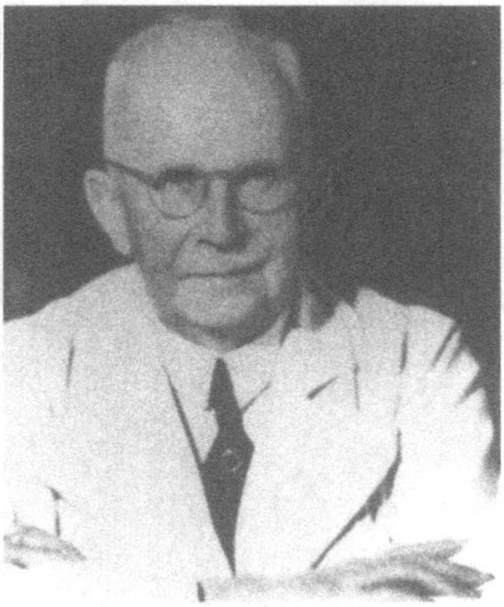

Walter Stoeckel
1871 – 1961

Stoeckel-Operation: Operation funktioneller Harninkontinenz
Stoeckel-Syndrom: Weitstellung der Hohlorgane mit glatter Muskulatur in der Schwangerschaft

Walter Stoeckel ist am 14. März 1871 in Stobingen bei Insterburg/Ostpreußen geboren, studierte in Leipzig, München, Jena und Königsberg, wo er 1886 sein Studium abschloß. Bevor er seine Ausbildung als Gynäkologe in Bonn begann, war er ein Jahr als Schiffsarzt tätig. In Bonn hatte damals Heinrich Fritsch den Lehrstuhl inne, der als der beste gynäkologische Operateur in Deutschland galt. Ein Aufenthalt in Breslau bei Viertel machte ihn mit der neuen Technik der Zystoskopie bekannt, 1901 wurde er zum Oberarzt ernannt. 1903 folgte die Habilitation in Erlangen und ein Jahr später der Wechsel zu Ernst Bumm in die Frauenklinik der Berliner Charité, wo Stoeckel 1905 zum Professor ernannt wurde. 1907 übernahm er den Lehrstuhl in Marburg, 1910 in Kiel, 1922 in Leipzig und kehrte 1926 als Nachfolger Bumms nach Berlin zurück, 1951 wurde er emiritiert, am 12. Februar 1961 ist er in Berlin gestorben. Stoeckel ist vor allen Dingen bekannt geworden durch seine „Gynäkologische Urologie". Seine Lehrbücher der Gynäkologie und der Geburtshilfe, in 14 bzw. 13 Auflagen verbreitet, haben ganze Generationen von Studenten mit dem Fach vertraut gemacht.

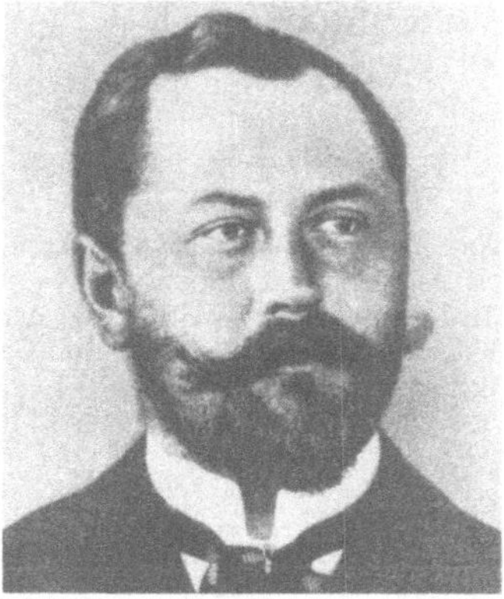

Fritz Schaudinn
1871 – 1906

Schaudinn-Lösung: Fixierlösung zur Feuchtfixierung.
Schaudinn-Spirochäte: Treponema pallidum.

Lange Zeit entzog sich der Erreger der Syphilis dem suchenden Auge der Bakteriologen. Erst im Frühjahr 1905 gelang es Fritz Schaudinn unter Mitarbeit von Erich Hoffmann das blasse, korkenzieherartig gewundene Bakterium, die Spirochaeta pallida, sichtbar zu machen und damit die vielfältigen therapeutischen Versuche auf eine wissenschaftliche Grundlage zu stellen. So wurde die Syphilis die erste Krankheit, gegen deren Erreger von Ehrlich und Hata ein spezifisch wirksames Medikament gefunden wurde. Fritz Schaudinn, am 19. September 1871 in Roesingken/Ostpreußen geboren, wollte ursprünglich Germanistik in Berlin studieren, wandte sich dann aber den Naturwissenschaften, speziell der Zoologie zu. Nach seiner Promotion wurde er 1894 Assistent am Berliner zoologischen Institut, wo er sich 1898 auch habilitieren konnte. Sein Hauptarbeitsgebiet in dieser Zeit waren die Einzeller, über die er eine Reihe von wichtigen Arbeiten vorlegte. Studien über die Fauna des Eismeeres und des Mittelmeeres folgten. Dabei entdeckte er den Erreger der tropischen Ruhr, die Entamoeba histolytica. 1904 wurde er als Leiter des Protozoenlaboratoriums ans Reichsgesundheitsamt berufen, 1906 wechselte er zum Institut für Tropenkrankheiten nach Hamburg. Am 22. Juni 1906 starb er 35jährig in Hamburg.

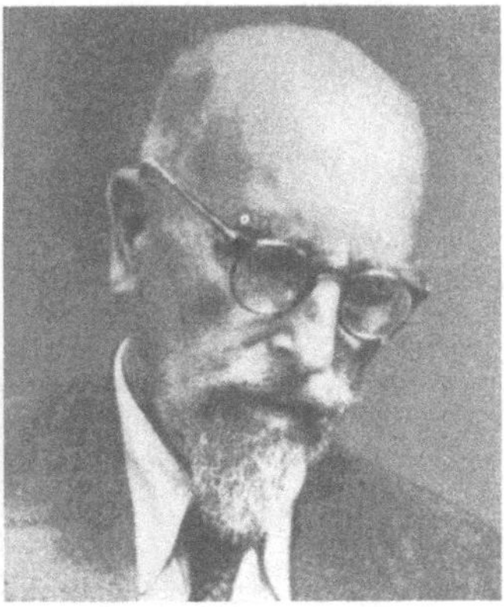

Franz Volhard
1872–1950

Volhard-Krankheit: Nephrosklerose mit malignem Hochdruck
Volhard-Trias: Symptomentrias der Glomerulonephritis: Hypertonie, Hämaturie und Ödeme
Volhard-Wasserversuch: klin. Prüfung der Verdünnungs- und Konzentrationsfähigkeit der Nieren

Für ein halbes Jahrhundert ist auf dem Gebiet der Nierenerkrankungen das Werk Franz Volhards in Deutschland bestimmend gewesen. Volhard, geboren am 2. Mai 1872 in München, war nach dem Studium in Bonn, Halle und Straßburg zunächst am Krankenhaus Friedrichshain in Berlin, dann an der Medizinischen Klinik in Gießen tätig gewesen, wo er sich 1901 habilitierte. 1905 war er Chefarzt in Dortmund, 1908 Krankenhausdirektor in Mannheim geworden. Aus dieser Zeit stammen seine ersten Nierenforschungen. Er publizierte seinen Wasserversuch, gab eine Klassifikation der Schrumpfniere, differenzierte die Brightsche Nierenkrankheit und entwickelte die Hunger- und Dursttherapie der Glomerulonephritis. 1918 nahm Volhard einen Ruf nach Halle an. Probleme des Zusammenhangs von Hochdruck und Nierenfunktion standen nun im Vordergrund der Forschung. 1927 wechselte er nach Frankfurt/Main, 1931 erschien sein großes zweibändiges Handbuch der Nierenkrankheiten, die Hochdruckstudien wurden fortgesetzt. 1938 wurde Volhard, er befand sich gerade auf einer Vortragsreise in Südamerika, zwangsemeritiert, von 1945 bis 1950 konnte er in seine Klinik zurückkehren. Am 24. Mai 1950 ist er an den Folgen eines Autounfalls gestorben.

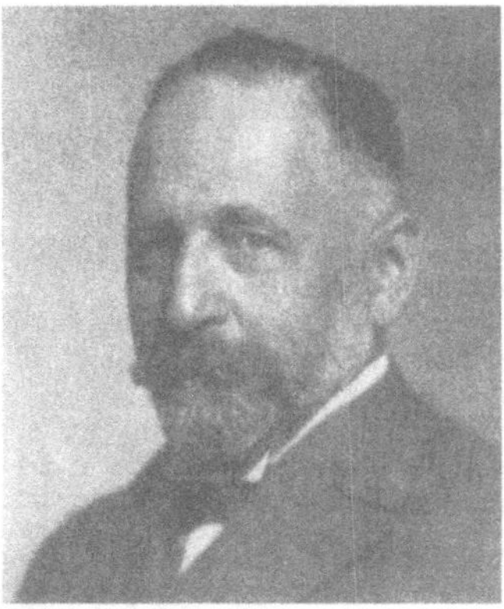

Richard Willstätter
1872–1942

Willstätter-Lipaseeinheit: Kennzahl der Lipaseaktivität
Willstätter-Methode: 1. jodometrische Bestimmung der Amylase-Aktivität, 2. volumetrische Aldosen-Bestimmung

Richard Willstätter, geboren am 13. August 1872 in Stuttgart, hatte in München Chemie studiert, wo er 1894 zum Doktor promoviert wurde, sich habilitierte und seit 1902 Extraordinarius wurde. 1905 bis 1912 war er Ordinarius in Zürich, ging dann als Direktor an das eben gegründete Kaiser-Wilhelm-Institut für Chemie nach Berlin und folgte 1916 einem Ruf auf das Ordinariat für Chemie der Universität München. 1925 legte er sein Amt dort, durch antisemitische Strömungen verletzt, nieder und lebte fortan als „freiresignierter" Professor und Forscher in München, bis ihn die politischen Ereignisse 1939 zur Emigration in die Schweiz zwangen. Am 3. August 1942 ist er in Locarno gestorben. Willstätter hat sich in seiner ersten Münchener Zeit vor allem der Erforschung pflanzlicher Alkaloide gewidmet und dabei die Synthese von Atropin und Kokain entwickelt. In seiner Zürcher und Berliner Zeit standen im Mittelpunkt seiner Forschungen die Untersuchungen über Pflanzenfarbstoffe, das Chlorophyll, dessen Reindarstellung und Zerlegung in die Komponenten A und B ihm gelang, und die Assimiliation der Kohlensäure. Für diese Arbeiten erhielt er 1915 den Nobelpreis für Chemie. In seiner zweiten Münchener Periode widmete er sich vorwiegend der Erforschung der Enzyme.

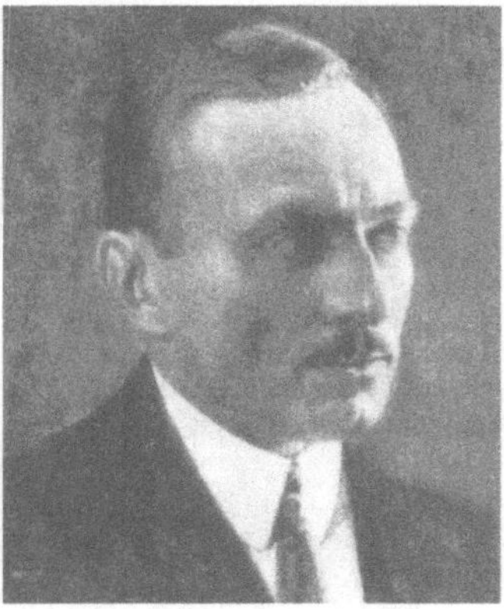

Guido Holzknecht
1872–1931

Holzknecht-Einheit: erste Dosiseinheit in der Radiologie, etwa 50 R entsprechend
Holzknecht-Raum: Retrokardialraum
Holzknecht-Syndrom: Gesamtheit der röntgenologischen Zeichen bei aspirierten obturierenden Bronchialfremdkörpern
Holzknecht-Jacobson-Zeichen: röntgenologisches Zeichen des sogenannten Mediastinalpendelns

Guido Holzknecht gehört zu den Pionieren der Röntgenologie. Als Student der Medizin hatte der am 3. Dezember 1872 Geborene die Entdeckung Röntgens erlebt, in seiner ärztlichen Tätigkeit in der Medizinischen Klinik Wien, begann er sich sogleich mit den neuen Möglichkeiten zu beschäftigen. Schon 1904 konnte er sich für das neue Fach Medizinische Strahlenkunde habilitieren, 1914 wurde er Professor im Allgemeinen Krankenhaus und übernahm 1928 die Leitung der röntgentechnischen Versuchsanstalt. Sein Verdienst ist es vor allem, die enge Beziehung von Klinik und Röntgenologie hergestellt zu haben. Er entwickelte das erste Dosierungsinstrument, gab eine Einheit der Dosis an, vervollkommnete die Methoden zur Lokalisation von Fremdkörpern, entwickelte die Untersuchung der Organe des Brustkorbes auch mittels Kontrastmitteldarstellung und gab Untersuchungsmethoden zur Krebsdiagnostik an. Neben der Röntgendiagnostik galt sein Interesse der Strahlentherapie, wobei er auf ein schonendes Vorgehen im Sinne eines biologischen Denkens Wert legte. Wie viele Röntgenologen der Ersten Stunde wurde Holzknecht ein Opfer seines Berufes. Die Strahlenschäden, die er an beiden Händen erlitten hatte, führten zu einem Röntgenkarzinom, dem er nach schwerer Krankheit und mehr als 30 Operationen am 30. Oktober 1931 erlag.

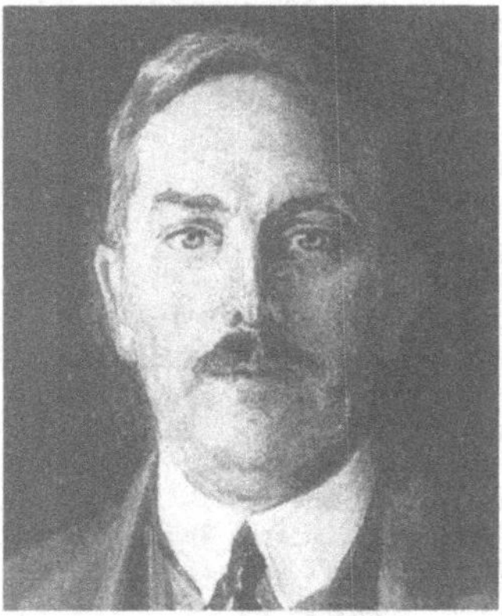

Clemens von Pirquet
1874–1929

Pirquet-Index: somatometrischer Index für den Ernährungszustand des Kindes
Pirquet-Probe: klassische Methode der lokalen perkutanen Prüfung auf Tuberkulinempfindlichkeit

Clemens von Pirquet ist am 12. Mai 1874 in Hirschstetten/Niederösterreich geboren, studierte in Graz Medizin und wurde Assistent an der Kinderklinik in Wien. 1908 habilitierte er sich für Kinderheilkunde und wurde an die Johns Hopkins University nach Baltimore berufen, wechselte 1910 nach Breslau und 1911 nach Wien, wo er bis zu seinem Tod am 28. Februar 1929 tätig war. Pirquets herausragende wissenschaftliche Leistung ist die Entdeckung der Allergie, ein Name, den er einführte, und die das Verständnis vieler Krankheitsbilder erst möglich machte. Klinisch-praktisches Ergebnis dieser Forschung war die Entdeckung der Tuberkulinreaktion, die für die Diagnostik der Tuberkulose im Kindesalter ungemein wichtig wurde. In den Umkreis dieser Forschungen gehören auch seine Arbeiten über die Serumkrankheit. Die Arbeiten der zweiten Wiener Periode beschäftigen sich mit Ernährungsproblemen und biometrischen Studien. Als Organisator der Kinderhilfsaktion nach dem Ersten Weltkrieg hat er sich ebenso Verdienste erworben, wie durch die Gründung der Österreichischen Gesellschaft für Volksgesundheit und seine Tätigkeit im Komitee für Säuglingsfürsorge des Völkerbundes.

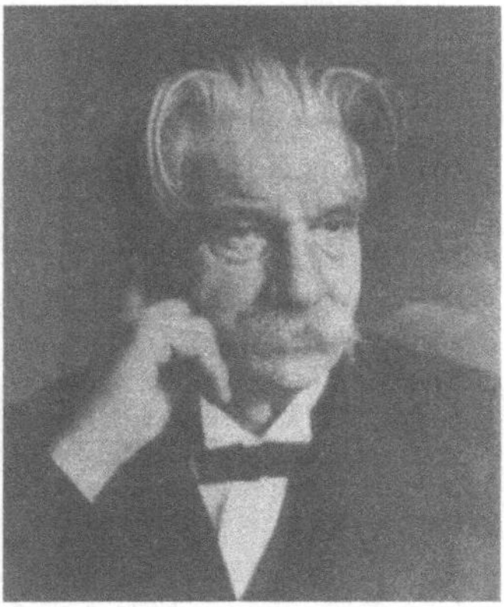

Albert Schweitzer
1875–1965

Albert Schweitzer, geboren am 14. Januar 1875 in Kaisersberg/Elsaß, war zunächst nach seinem Theologiestudium Hilfsprediger und Privatdozent in Straßburg und durch bedeutende theologische Werke, aber auch durch seine Schriften zur Musik bekannt geworden, ehe er sich 1905 zu einem Medizinstudium entschloß, um als Missionsarzt in Afrika zu arbeiten. Dort begründete er 1913 in Lambarene das Urwaldhospital, das er durch Vortragsreisen, Orgelkonzerte und schriftstellerische Arbeit zu finanzieren suchte. Nachdem er 1917 in Europa interniert worden war, kehrte er erst 1924 nach Lambarene zurück, wo er 1927 ein neues, größeres Hospital errichten konnte. In Lambarene ist er am 4. September 1965 gestorben. Schweitzers Philosophie, beeinflußt von Schopenhauer und Nietzsche, aber auch von stoischem Gedankengut, stellte die Ehrfurcht vor dem Leben in den Mittelpunkt, aus dem sich zwangsläufig ein allgemeines Prinzip der Lebenserhaltung und -förderung ergibt. Philosophische Theorie und ärztliches Handeln bildeten so für ihn eine Einheit. Schweitzers Wirken wurde gewürdigt durch die Verleihung des Goethepreises, des Friedenspreises des Deutschen Buchhandels und des Friedensnobelpreises im Jahre 1954.

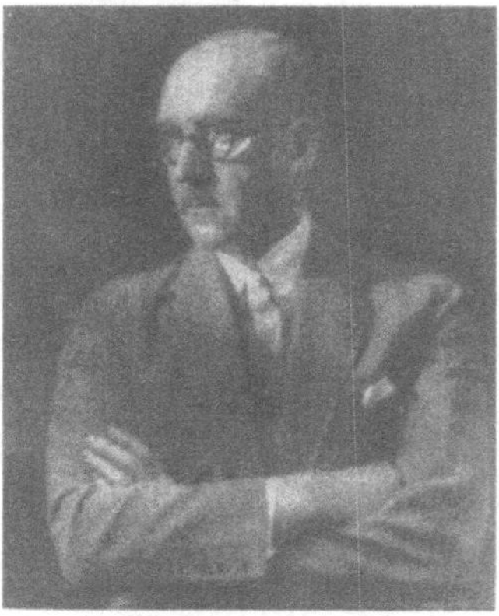

Ferdinand Sauerbruch
1875–1951

Sauerbruch-Arm: Armprothese mit willkürlich beweglichen Fingern.
Sauerbruch-Kammer: Unterdruckkammer für intrathorakale Operationen, bei der sich nur der Kopf des Patienten außerhalb der Kammer befindet.
Sauerbruch-Umkipp-Plastik: nach Entfernung des Femur Umkippen der Tibia in die Oberschenkelweichteile.

Ferdinand Sauerbruch, geboren am 3. Juli 1875 in Barmen, gilt als der genialste deutsche Chirurg der ersten Hälfte dieses Jahrhunderts. Nur auf Umwegen war er zur Medizin gekommen, hatte in Marburg, Jena und Leipzig studiert. Unter Mikulicz wandte er sich in Breslau dem Teilgebiet der Chirurgie zu, auf dem er zum ersten Mal Bahnbrechendes leistete, der Thoraxchirurgie. Der 28jährige konnte seine Unterdruckkammer auf dem Chirurgenkongreß mit Erfolg demonstrieren. 1905 ging er zu Friedrich nach Greifswald und mit diesem nach Marburg, wo er 1908 zum außerordentlichen Professor ernannt wurde. Von 1910 bis 1918 war er Ordinarius in Zürich, dann bis 1927 in München. In dieser Zeit entwickelte er seine Thorakoplastik zur operativen Therapie der Lungentuberkulose, die Umkippplastik und die verschiedenen Modelle des Sauerbrucharms. Seine Laufbahn wurde gekrönt durch den Ruf auf den Lehrstuhl für Chirurgie an der Berliner Charité. Er war zum unumstrittenen Führer der deutschen Chirurgie geworden. Sauerbruch war ein teils beliebter, teils gefürchteter Lehrer und Prüfer, ein Meister der Improvisation, ein geschickter und schneller Operateur, impulsiv und schwer berechenbar. Seine letzten Lebensjahre waren überschattet von einer schnell um sich greifenden Zerebralsklerose. Am 2. Juli 1951 ist er in Berlin gestorben.

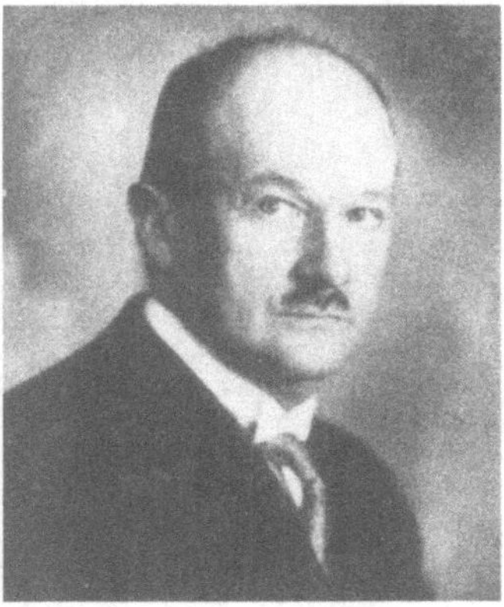

Adolf Windaus
1876–1959

„Wenn ich mir ein Denkmal vorstelle, das eine dankbare Menschheit einmal Windaus errichten wird, so drängen sich darauf um seine Gestalt Scharen von Kindern, die ihm Gesundheit und Heilung verdanken.“ Eine solche Huldigung für einen Nichtarzt ist selten. Adolf Windaus, geboren am 25. Dezember 1876 in Berlin, hatte sein Medizinstudium nach dem Physikum abgebrochen und sich der Chemie zugewendet, 1899 hatte er seinen Doktor gemacht, sich in Freiburg habilitiert, 1913 war er Ordinarius in Innsbruck, 1915 in Göttingen geworden. Dort ist er am 9. Juni 1959 gestorben. Windaus' Verdienste um Gesundheit und Heilung der Kinder beziehen sich auf einen großen Teil seiner Lebensarbeit, die er der Erforschung des Vitamins D widmete. Zwar kannte man den Lebertran als antirachitisch wirksamen Stoff, zwar hatte man gelernt, daß UV-Strahlen eine ähnliche Wirkung haben, was aber dieser geheimnisvolle Stoff war, wußte man nicht. Windaus, als bester Kenner der Sterine ausgewiesen, wurde um Hilfe gebeten, und ihm gelang es, die Provitamine und das Vitamin D darzustellen. 1928 wurde er dafür mit dem Nobelpreis für Chemie ausgezeichnet. Aus der Sterinchemie, die Windaus um die Jahrhundertwende begründet hatte, wurde die Steroidchemie.

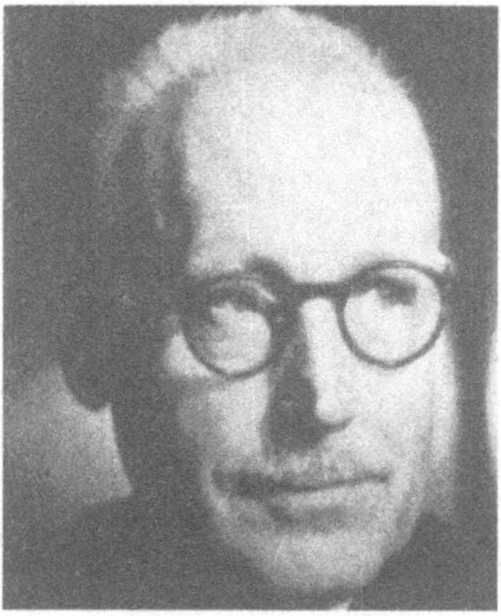

Emil Abderhalden
1877–1950

Abderhalden-Reaktion I: Nachweis sog. Abwehrfermente zur Schwangerschafts- und Krebsdiagnose
Abderhalden-Reaktion II: Nachweisreaktion für Zystin aus dem Harn
Abderhalden-Fanconi-Syndrom: maligne rezessiv-erbliche Störung des Aminosäurestoffwechsels mit Zystinspeicherung

Emil Abderhalden wurde am 9. März 1877 in Oberuzwil bei St. Gallen geboren, studierte in Basel Medizin, machte 1901 das Staatsexamen und promovierte 1902. Danach ging er als Assistent zu Emil Fischer nach Berlin, bei dem er vor allen Dingen über die Struktur der Eiweiße arbeitete. Ihm gelang die Isolierung eines Polypeptids aus Eiweiß und die Entdeckung eiweißspaltender Fermente. 1904 konnte er sich für Physiologie habilitieren und wurde 1908 Professor für Physiologie an der Tierärztlichen Hochschule von Berlin. Aus dieser Zeit stammen seine Arbeiten über Eiweiß-Synthese und spezifische Abwehrfermente. 1911 erhielt Abderhalden einen Ruf nach Halle/Saale, wo er 34 Jahre lang als Ordinarius für physiologische Chemie und Physiologie wirkte. 1945 wurde er von den Amerikanern nach dem Westen gebracht und übernahm danach, obwohl schon schwer krank, bis 1947 den Lehrstuhl für physiologische Chemie der Universität Zürich. Dort ist er am 5. August 1950 gestorben. Neben seinen Handbüchern über biologische und biochemische Arbeitsmethoden trat er mit mehr als 1000 Veröffentlichungen über Eiweißchemie, Fermente und Hormone sowie über die Grundlagen der modernen Ernährungslehre hervor. Die nach ihm benannte Reaktion wurde zunächst zur Schwangerschaftsdiagnostik verwendet.

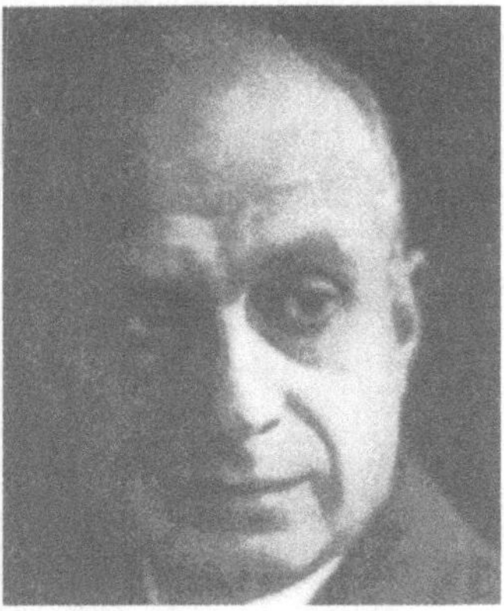

Selmar Aschheim
1878–1965

Aschheim-Zondek-Reaktion: Frühschwangerschaftstest durch Nachweis von Choriongonadoptropin im Harn.

Selmar Aschheims Hauptarbeitsgebiet waren die Hormone der Frau, insbesondere in der Schwangerschaft. Zusammen mit Zondek entdeckte er 1927 den Hormongehalt im Harn schwangerer Frauen und entwickelte die Schwangerschaftsdiagnose aus dem Harn, so der Titel des 1930 erschienenen Buchs. Aschheim beschäftigte sich weiter mit den experimentellen Grundlagen der Therapie mit Ovarial- und Hypophysenvorderlappenhormonen, mit den Beziehungen zwischen Ovar und Hypophyse, mit dem Zusammenhang von Hormon und Funktion des Ovars. Als Aschheim diese Forschungen durchführte, war er Leiter des Laboratoriums der Universitätsfrauenklinik in der Berliner Charité. In Berlin war er auch am 1. Oktober 1878 geboren. Medizin studiert hatte er in Berlin und Freiburg, als Assistent war er in Hamburg, München und Berlin gewesen. 1930 erhielt er einen Lehrauftrag für biologische Forschungen in der Gynäkologie und wurde 1931 zum Honorarprofessor ernannt. 1935 wurde er von den Nationalsozialisten seiner Stellung enthoben und verließ 1937 Deutschland. In Paris fand er eine neue Heimat und ein neues Wirkungsfeld am Centre National de la Récherche Scientifique. In Paris ist er auch am 15. Februar 1965 gestorben.

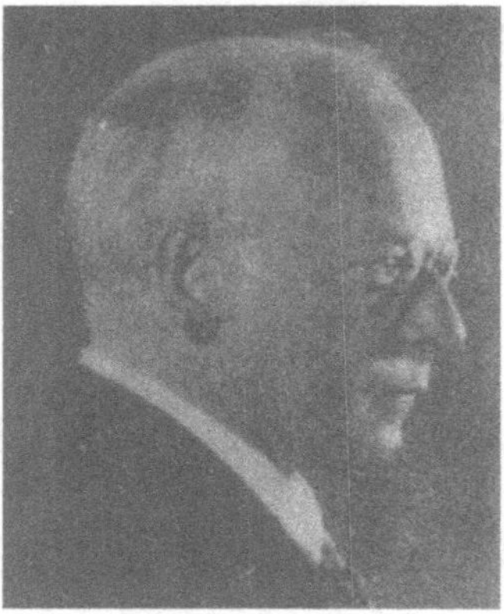

Paul Diepgen
1878–1966

Paul Diepgen ist am 24. November 1878 in Aachen geboren, studierte Medizin in Tübingen, Leipzig, Bonn und Freiburg. Nach dem Staatsexamen und Promotion war er Assistent bei Hegar und ließ sich 1906 in Freiburg als praktischer Arzt und Geburtshelfer nieder. In dieser Zeit gewann er Kontakt zur Medizingeschichte, in der er seine künftige Lebensaufgabe sah. Er gab seine Praxis auf, und studierte Geschichte, vor allem bei dem Mediävisten Heinrich Finke. 1908 promovierte er zum Dr. phil., 1910 habilitierte er sich für das Fach Geschichte der Medizin. Nach dem Ersten Weltkrieg nahm Diepgen seine ärztliche Tätigkeit wieder auf und wurde Chef der gynäkologisch-geburtshilflichen Station des Freiburger Lorettokrankenhauses und ordentlicher Honorarprofessor für Geschichte der Medizin. 1929 erhielt er den Ruf auf das Ordinariat an der Friedrich-Wilhelms-Universität Berlin, wo er in kurzer Zeit ein bedeutendes Institut aufbaute. Nach seiner Emeritierung 1947 wurde er ständiger Gastprofessor an der Universität Mainz und gründete das dortige Medizinhistorische Institut, dessen Direktor er für zehn Jahre war. Paul Diepgen ist am 2. 1. 1966 in Mainz gestorben. Sein Bestreben war es, aus der Medizingeschichte mehr als Fachgeschichte zu machen, sie als Kulturgeschichte, als integratives Element der allgemeinen Geschichte zu sehen.

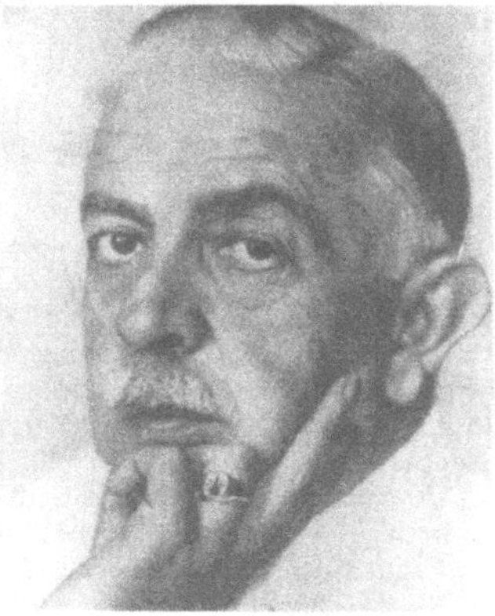

Gustav von Bergmann
1878–1955

Bergmann-Syndrom: bei Hiatushernien des Zwerchfells auftretendes Druck-, Enge- und Schmerzgefühl in der Herzgegend
Bergmann-Elliot-Probe: Bilirubinbelastungsprobe

Als Sohn des Chirurgen Ernst von Bergmann wurde Gustav von Bergmann am 24. Dezember 1878 in Würzburg geboren. Jahrzehntelang hat er, der zunächst nicht Medizin studieren wollte, und dann jedenfalls ein anderes Fach als der Vater wählte, im Schatten eben dieses Vaters gestanden. Nach dem Studium in Berlin, München, Bonn und Straßburg hat er seine internistische Ausbildung in Berlin erhalten, wo er sich 1908 habilitierte. 1916 wurde er Ordinarius in Marburg, 1920 in Frankfurt und 1927 übernahm er die II. Medizinische Klinik der Charité. Von Bergmann war ein gesuchter Arzt, dessen Ruf weit und über die Grenzen Deutschlands hinausging. Nach 1945 nahm er einen Ruf nach München an, wo er noch sieben Jahre lang als Klinikdirektor tätig war. Am 16. September 1955 ist er in München gestorben. Gustav von Bergmann ist der Mitgebründer der funktionellen Pathologie, er führte den Begriff der „vegetativen Stigmatisierung" ein und ebnete einer psychosomatischen Betrachtungsweise den Weg. Er hat die Ärzte zu einem neuen komplexen Verständnis krankhafter Vorgänge geführt und ist der Vertreter einer ganzheitlichen Medizin.

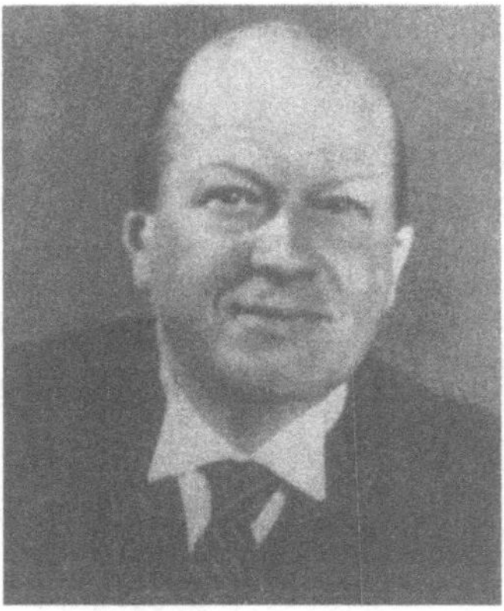

René Leriche
1879–1955

Leriche-Klemme: feine Gefäßklemme
Leriche-Operation: 1. Resektion der Aortengabel bei Leriche-Syndrom; 2. Resektion des Ganglion stellatum; 3. Sympathektomie bei Durchblutungsstörung der Beine; 4. transrektale Hernienoperation
Leriche-Syndrom: Aortenbifurkationssyndrom, entstehend durch Obliteration der Aorta im Bereich ihrer Bifurkation

René Leriche war der bedeutendste französische Chirurg der ersten Häfte des 20. Jahrhunderts, der nicht nur ein glänzender Operateur war, sondern auch die Grundlagen einer modernen Chirurgie legte. Geboren am 12. Oktober 1879 in Roanne/Loire, studierte er in Lyon und wurde 1906 promoviert. Eine ausgedehnte Studienreise führte ihn durch alle bedeutenden chirurgischen Kliniken Europas, ehe er Chef de clinique chirurgiale und 1910 Chirurgien des Hôpitaux de Lyon wurde. Im selben Jahr habilitierte er sich und erhielt 1920 einen Lehrauftrag für experimentelle Chirurgie in Lyon, 1924 folgte ein Ruf als Chirurg nach Straßburg und 1931 kehrte er nach Lyon zurück, am 29. Dezember 1955 ist er in Cassis gestorben. Zu seinen Hauptarbeitsgebieten gehörten die Chirurgie des Magens, der Gelenke und ganz besonders der Gefäße und ihrer nervösen Versorgung. Besondere Verdienste hatte er sich um die Etablierung und Ausgestaltung der experimentellen Chirurgie in Frankreich erworben. In seinen „Grundlagen der physiologischen Chirurgie" trat er nicht nur für ein behutsames und schonendes Arbeiten, wie er es auf seinen Amerikareisen kennengelernt hatte, ein, sondern postulierte auch die Ablösung der pathologisch-anatomischen Methode durch eine moderne Pathophysiologie in der Chirurgie.

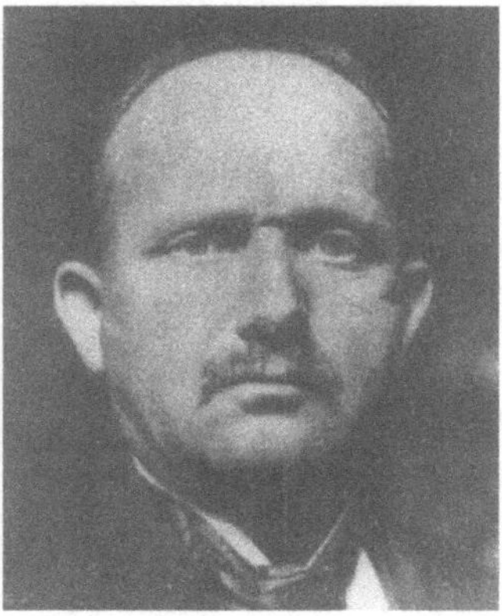

Hans Fischer
1881 – 1945

Fischer-Hemibilirubinreaktion: Nachweis von Urobilinogen im Harn

Hans Fischers Lebensarbeit galt den Blut- und Blattfarbstoffen. Das Interesse daran war während seiner Tätigkeit an der 2. Medizinischen Universitätsklinik in München geweckt worden, wohin er nach seinem Chemiestudium 1904 gekommen war. In München schloß er auch sein Medizinstudium ab und war als 27jähriger, geboren am 27. Juli 1881 in Frankfurt, Dr. phil. und Dr. med. Einem Studienaufenthalt bei Emil Fischer in Berlin folgten Berufungen 1916 nach Innsbruck und 1918 nach Wien als Professor für Klinische Chemie, aber erst die Berufung auf das Ordinariat für Organische Chemie an der Technischen Hochschule in München brachte die Möglichkeiten für einen großzügigen Arbeitsplan mit sich. Als Fischer sich dem Problem zuwandte, war zwar die enge chemische Verwandtschaft von Hämin und Chlorophyll bekannt, der beiden großen Gegenspieler in der Natur, deren einer am Sauerstofftransport und der Energielieferung, deren anderer an der Assimilation und Energiespeicherung beteiligt ist, Vorstellungen von der Struktur gab es jedoch nicht. Fischer gelang es, die Struktur des Hämins, der Gallenfarbstoffe und des Chlorophylls zu ermitteln und die Synthese in die Wege zu leiten. 1930 wurde er mit dem Nobelpreis ausgezeichnet. Hans Fischer wählte am 31. März 1945 den Freitod.

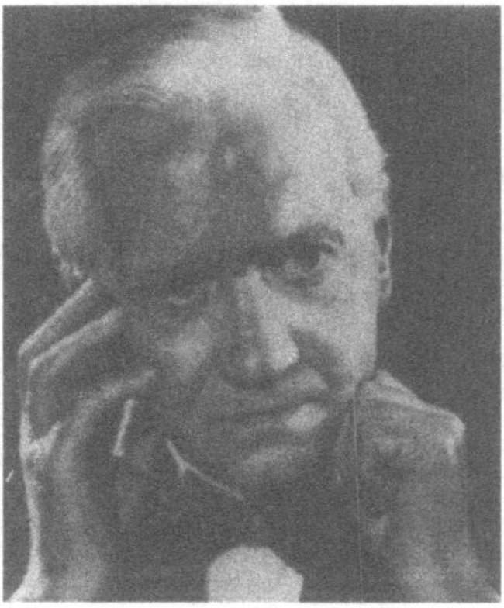

Alexander Fleming
1881–1955

Fleming-Enzym: Lysozym

1928 entdeckte Alexander Fleming die antibakteriellen Eigenschaften des Penizillins, als er die Wirkungen eines zufällig auf eine Staphylokokkenkolonie geratenen Schimmelpilzes näher betrachtete. Es gelang ihm jedoch nicht, das Penizillin rein zu gewinnen und auch nicht, die medizinische Welt für seine Entdeckung zu interessieren. Ganz zufällig war die Entdeckung auch nicht geschehen. Der am 6. August 1881 in Lochfield/Schottland geborene Fleming hatte in London Medizin studiert und war danach in das Laboratorium von Almroth Wright im St. Mary's Hospital eingetreten, wo man sich seit Beginn des Jahrhunderts mit Fragen der Infektabwehr und antibakterieller körpereigener Mechanismen beschäftigte. So war das Opsonin und das Lysozym beschrieben worden. Obwohl die ersten Arbeiten über das Penizillin keine Reaktion in der wissenschaftlichen Welt hervorgerufen hatten, glaubte Fleming weiter daran. Aber erst die Beschäftigung von Howard Florey und Ernst Chain mit dem neuen Stoff führten zum therapeutischen Durchbruch und damit zum Beginn der antibakteriellen Therapie. Fleming, Florey und Chain wurden 1945 durch die Verleihung des Nobelpreises geehrt. Fleming ist am 11. März 1955 in London gestorben.

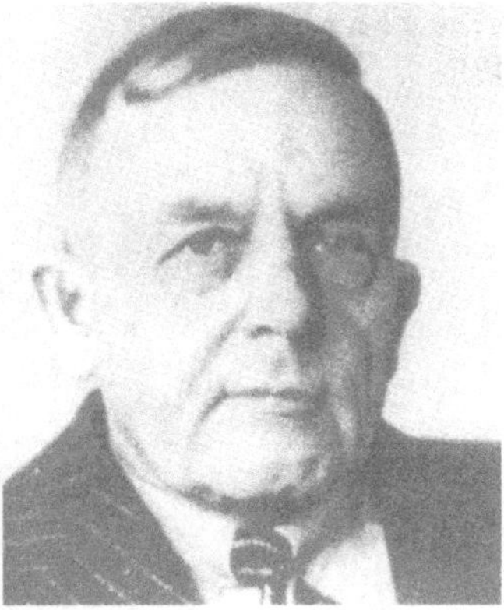

Otto Warburg
1883 – 1979

Warburg-Apparat: Reaktionsgefäß zur Bestimmung von Gasvolumina
Warburg-Ferment: Atmungsferment
Warburg-Hypothese: Krebstheorie, die in den Mittelpunkt die Umwandlung der Energiegewinnung von der Atmung zur Gärung stellt.
Warburg-Theorie: Zellatmungstheorie

Otto Warburg ist am 8. Oktober 1883 in Freiburg geboren, studierte Chemie in Freiburg und Berlin, wo er bei Emil Fischer promovierte, Medizin in Heidelberg, wo er bei Ludolf Krehl arbeitete. Von 1931 an bis zu seinem Tod am 1. August 1970 arbeitete er ununterbrochen im Kaiser-Wilhelm-Institut, heute Max-Planck-Institut für Zellphysiologie in Berlin-Dahlem. Warburg begab sich mit seinen Forschungen in unentdecktes Neuland, so mußte er auch die notwendigen Apparate selbst konstruieren. Er entdeckte, ausgehend von Beobachtungen am Seeigelei und an roten Blutkörperchen, das Eisen als integrierenden Bestandteil des Atmungsfermentes und klärte wichtige Fragen der Photosynthese. 1931 erhielt er den Nobelpreis für seine Entdeckung der Natur und der Wirkungsweise des Atmungsfermentes. Warburgs Krebstheorie paßt ganz in seine Forschungen, die stets um Sauerstofftransport und Sauerstoffverbrauch kreisten. Er sah in dem Aufhören der Atmung in Krebszellen und der Energiegewinnung durch Gärung einen phylogenetischen Rückschritt, der zwangsläufig zu einem Rückschritt in der Differenzierung der Gewebe führen müsse. Auch wenn er die wissenschaftliche Welt nicht von seiner Krebstheorie überzeugen konnte, muß angemerkt werden, daß er schon 1952 auf die Kanzerogenität von Auto- und Industrieabgasen hinwies.

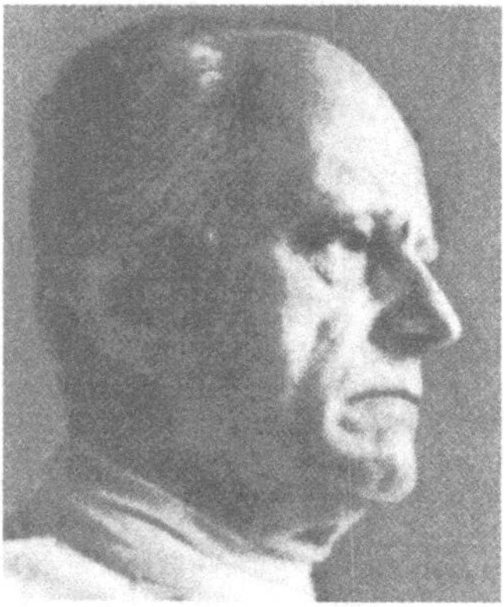

Viktor von Weizsäcker
1886–1957

In den 20er Jahren dieses Jahrhunderts setzte gegen die naturwissenschaftliche Medizin eine Gegenbewegung ein, die den kranken Menschen wieder mehr in den Mittelpunkt stellte. Einer der Hauptvertreter dieser Richtung war Viktor von Weizsäcker. Er ist am 21. 4. 1886 in Stuttgart geboren, studierte in Tübingen, Freiburg, Berlin und Heidelberg, wo er 1911 promoviert wurde. Danach war er an der Medizinischen Klinik in Heidelberg tätig, habilitierte sich 1917 für Innere Medizin und wurde 1923 Extraordinarius und 1930 Ordinarius für Neurologie. 1941 wechselte er nach Breslau und kehrte nach dem Zweiten Weltkrieg nach Heidelberg zurück, wo er am 9. 1. 1957 starb. Weizsäcker entwickelte die Idee des Gestaltkreises, die die Idee der Einheit des Subjekts mit seiner Umwelt ebenso umschließt, wie die Begegnung von Arzt und Patient. Krankheiten entstehen aus lebensgeschichtlichen Situationen, darum erhält Krankheit einen Sinn, ist letztendlich von der Seele abhängig. Daraus folgert, daß es keine abstrakten Krankheiten, sondern nur konkrete kranke Menschen sind, die der Arzt zu behandeln hat. Die von ihm begründete anthropologische Medizin hat Weizsäcker in einer Reihe von Werken vertreten, von denen „Arzt und Krankheit", „Der kranke Mensch" und „Soziale Krankheit und soziale Gesundheit" am bekanntesten wurden.

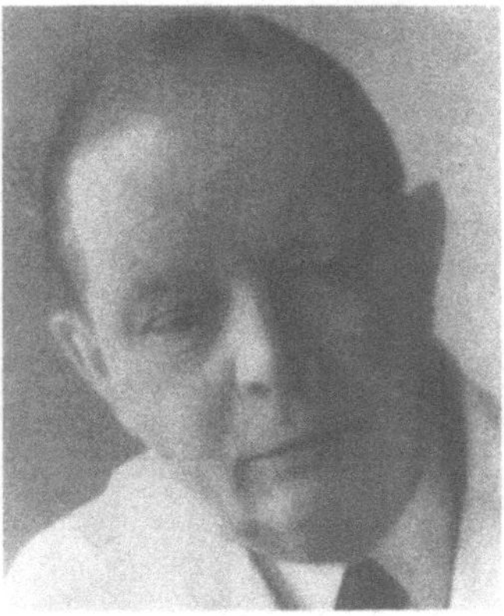

Ernst Kretschmer
1888 – 1964

Kretschmer-Bückversuch: einfacher klinischer Test zum Nachweis der sogenannten zerebralen Gefäßschwäche
Kretschmer-Syndrom: 1. zerebrale Gefäßschwäche; 2. Basalsyndrom, organisches Psychosyndrom mit Störung des Taktgefühls und hypomanieähnlicher Enthemmung auf Grund traumatischer Läsionen des Orbitalhirns

Das Werk Ernst Kretschmers ist gekennzeichnet durch die Auffassung, daß Körperbau und charakterliche Grundstrukturen in einem bestimmten Verhältnis stehen. In Korrelation zu Temperamenten und bestimmten Psychoseneigungen entwikkelte er die Konstitutionstypen des Athleten, des Leptosomen und des Pyknikers. Diesen Ansatz versuchte er nach der biologischen, psychologischen, pathologischen und philosophischen Seite hin auszubauen. Ernst Kretschmer ist am 8. Oktober 1888 in Wüstenrot/Heilbronn geboren, studierte in Tübingen, München und Hamburg nicht nur Medizin, sondern auch Philosophie und Geisteswissenschaften und wurde Assistent an der Tübinger Psychiatrischen Klinik. Seine Habilitationsschrift von 1918 über den sensitiven Beziehungswahn erregte allgemeine Aufmerksamkeit. 1926 wurde er nach Marburg berufen, 1946 kehrte er nach Tübingen zurück, wo er seine Arbeiten auch nach seiner Emeritierung 1959 in der von ihm gegründeten Forschungsstelle für Konstitutions- und Arbeitspsychologie bis zu seinem Tod am 8. Februar 1964 fortsetzte. Kretschmers Hauptwerk „Körperbau und Charakter", zuerst 1921 erschienen, wurde ebenso wie seine „Medizinische Psychologie" in alle Kultursprachen übersetzt.

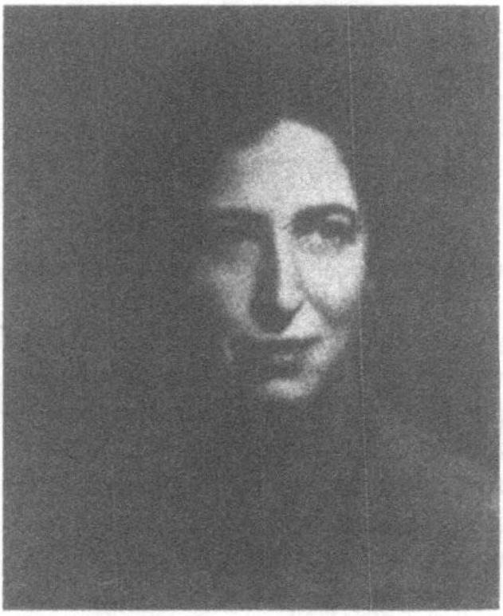

Käte Frankenthal
1889–1976

Käte Frankenthal hat ihrer Autobiographie den Titel gegeben: „Der dreifache Fluch: Jüdin, Intellektuelle, Sozialistin". Damit sind die Probleme ihres Lebens genannt. Geboren wurde sie am 30. Januar 1889 in Kiel. 1909 bestand sie das Abitur und begann das Medizinstudium in Kiel, um es dann in Heidelberg, Erlangen, München, Wien und Freiburg fortzusetzen. 1914 erfolgte die Promotion und eine kurze Krankenhaustätigkeit in Berlin, ehe sie als Militärärztin in die österreichische Armee eintrat. Nach dem Krieg war sie Assistentin an der Berliner Charité und betrieb nebenher eine kleine Privatpraxis. 1928 wurde sie als Stadtärztin in Neukölln gewählt, nachdem sie schon seit einiger Zeit Stadtverordnete war. In dieser Zeit versuchte sie eine sozialistische Gesundheitspolitik gegen Kommunisten auf der einen und Konservative auf der anderen Seite durchzusetzen. Politische Auseinandersetzungen mit Nationalsozialisten und Kommunisten waren an der Tagesordnung. Nach der Machtergreifung wurde sie entlassen und verließ Deutschland fluchtartig. Über Prag und Paris kam sie nach New York, wo sie als Psychiater bis ins hohe Alter praktizierte, ohne in der neuen Welt wirklich heimisch zu werden. Am 21. April 1976 ist sie in New York gestorben.

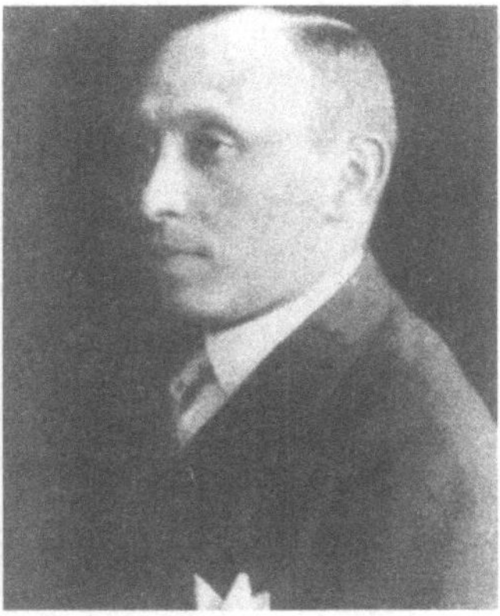

Bernhard Zondek
1891 – 1966

Zondek-Methode: Therapie der Amenorrhoe mit Follikelhormon und Progesteron

Bernhard Zondek ist am 28. Juli 1891 in Wronke/Posen geboren. Von 1911 bis 1919 studierte er Medizin in Berlin, war dann Assistent an der Frauenklinik in der Charité, habilitierte sich 1923 für Gynäkologie und Geburtshilfe und wurde 1926 Extraordinarius. In dieser Zeit wies er zusammen mit Aschheim das Vorhandensein choriogener Gonadotropine in Schwangerenharn nach und entwickelte die nach beiden benannte Methode der Schwangerschaftsdiagnose mit. Von 1929 bis 1933 war Zondek Direktor der gynäkologisch-geburtshilflichen Abteilung des Krankenhauses Spandau. 1933 mußte er Deutschland verlassen und ging zunächst nach Schweden ins Exil, von wo er 1934 nach Palästina ging, wo er bis 1961 Professor an der Hassadah-Hebrew University Medical School in Jerusalem war. Auch nach seiner Emiritierung setzte er seine Forschungen in Klinik und Labor fort und wurde 1966 ans Albert Einstein College of Medicine der Yestriva University New York eingeladen. Dort ist er am 15. November 1966 gestorben. Neben den endokrinologischen Fragen, zu denen vor allem auch die Forschungen über die Hypophyse zu zählen sind, beschäftigten Zondek auch Fragen der hormonellen Therapie. Das Interesse an den Zusammenhängen von Gynäkologie, Geburtshilfe und der Inneren Medizin, das sich schon in seiner Habilitationsschrift gezeigt hatte, blieb ein Leben lang bestehen.

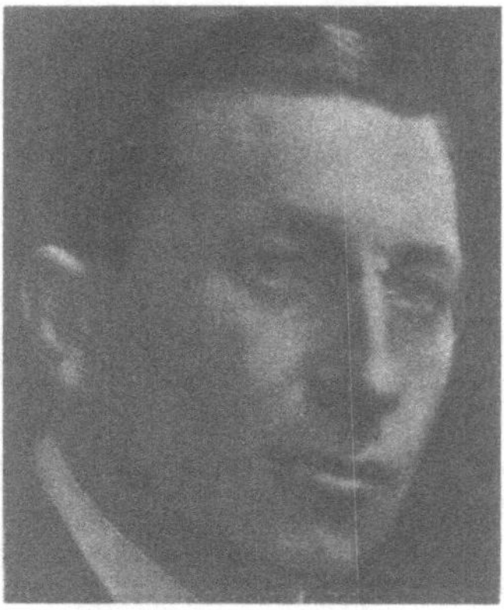

Frederick Grant Banting
1891–1941

1922 erschienen die ersten Arbeiten aus der Feder von Frederick Grant Banting, in denen ein neues Hormon, das Insulin die Hauptrolle spielte und in denen es um die Therapie einer alten Krankheit, des Diabetes mellitus, ging. Von 1920 an hatte sich Banting mit dem Problem der Langerhansschen Inseln und ihrer möglichen innersekretorischen Leistung beschäftigt, hatte im Laboratorium von J. J. R. Maclead, einem anerkannten Spezialisten des Kohlehydratstoffwechsels, einen Arbeitsplatz erhalten, und konnte schon im Sommer 1921 erste Erfolge im Tierversuch vorweisen: Ein Extrakt aus dem Pankreas, intravenös injiziert, konnte die Symptome eines experimentell erzeugten Diabetes beseitigen. Klinische Versuche erfolgten ebenso erfolgreich zu Beginn des Jahres 1922. 1923 erhielten Banting und Maclead den Nobelpreis. Dabei hatte Banting zunächst keine wissenschaftliche Karriere im Auge; der am 14. November 1891 in Alliston, Ontario, geborene Farmerssohn wollte ursprünglich Orthopäde werden und mehr durch Zufall kam er an die Western University in Toronto. Dort hat er dann nach seiner Entdeckung als Professor of Medical Research bis zu seinem Tod bei einem Flugzeugabsturz am 21. Februar 1941 auf Neufundland gewirkt.

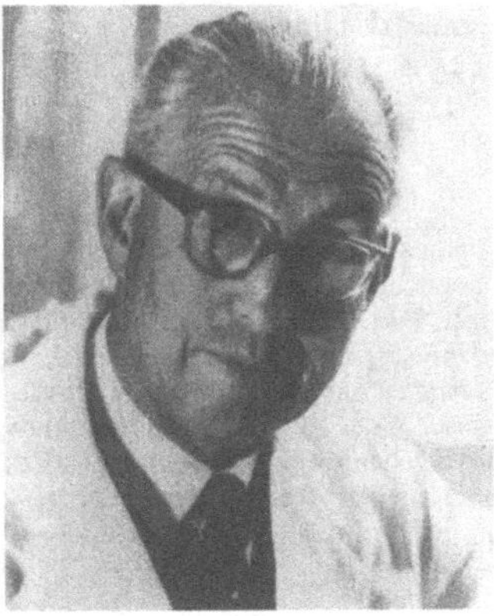

Gudio Fanconi
1892–1979

Fanconi-Anämie: konstitutionelle Anämie
Fanconi-Schlesinger-Syndrom: chronische idiopathische Hyperkalzämie mit Osteosklerose
Fanconi-Hegglin-Syndrom: Wassermann-positive Bronchopneumonie

Guido Fanconi wurde am 1. Januar 1892 in Poschiovo in Graubünden geboren, besuchte die Schule in Schiers in der deutschen Schweiz und studierte Medizin in Lausanne, München, Bern und Zürich. 1918 wurde er als Arzt approbiert und zum Doktor der Medizin promoviert. Seine ärztliche Tätigkeit begann er im Kinderspital Zürich, von wo er 1922 zu Emil Abderhalden nach Halle ging, um dort biochemische Methoden zu erlernen, die er nach seiner Rückkehr nach Zürich dort anwandte. 1926 habilitierte er sich für Kinderheilkunde und wurde 1929 zum Direktor der Kinderklinik gewählt, eine Position, die er bis 1962 innehielt. Am 10. Oktober 1979 ist er in Zürich gestorben. Fanconi war vielfacher Ehrendoktor europäischer und amerikanischer Universitäten, Ehrenmitglied vieler pädiatrischer Gesellschaften. Zu Fanconis Verdiensten gehören die Einführung der biochemischen Forschung in die Klinik, die Beschreibung der komplexen Insuffizienz des proximalen Nierentubulus, die Entdeckung der Vitamin D-resistenten Rachitis, die Beschreibung der konstitutionellen Anämie, aber auch die Erstbeschreibung der zystischen Fibrose und die zuerst geäußerte Vermutung, daß dem Mongolismus eine Chromosomenaberation zugrunde liegt.

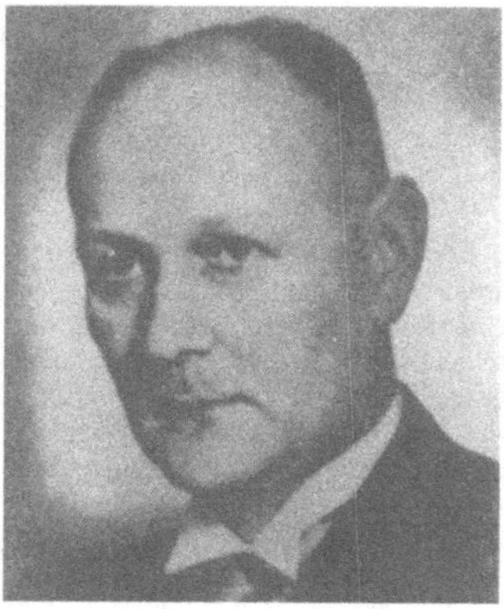

Gerhard Domagk
1895–1964

Domagk-Färbung: 1. Färbung von Übersichtspräparaten mit Eisenhämatin u. Pikrinsäure-Thiazinrot, 2. Plasmafärbung mit Kernechtrotlösung
Domagk-Phänomen: Variation des therapeutischen Effekts der Sulfonamide entsprechend den Schwankungen des individuellen Resistenzpotientials

Gerhard Domagk konnte den ihm 1939 verliehenen Nobelpreis nicht in Empfang nehmen, da die Nazis allen Deutschen die Annahme dieses Preises verboten hatten. Ausgzeichnet worden war er „für die Entdeckung der therapeutischen Wirkung von Prontosil bei verschiedenen Infektionskrankheiten". 1932 hatte Domagk die antibakterielle Wirkung des Prontosils erkannt. Domagk, geboren am 28. Oktober 1895 in Lagow/Brandenburg, hatte sich nach dem Studium in Kiel 1924 in Greifswald für das Fach Pathologie habilitiert und war 1925 nach Münster gewechselt, wo er 1928 apl. Professor wurde. Dieser Wechsel war bedingt durch seinen Eintritt in das Forschungslabor für experimentelle Pathologie und Bakteriologie der I. G. Farben in Wuppertal-Elberfeld. Dort setzte er seine in Greifswald begonnene Suche nach antibakteriellen Wirkstoffen systematisch fort und war 1932 mit dem ihm von Thietzsch und Klarer zur Verfügung gestellten Prontosil erfolgreich. Er konnte damit an die Entdeckung des Salvarsans durch Ehrlich anknüpfen und einen wesentlichen Schritt auf dem Weg einer kausalen Therapie tun. Nach dem Krieg wandte sich Domagk der Therapie der Tuberkulose zu und konnte hier durch die Einführung des Conteben ein wirksames Medikament beisteuern. Domagks letzte Arbeiten galten der Chemotherapie des Krebses. Am 24. April 1964 ist er in Burgberg gestorben.

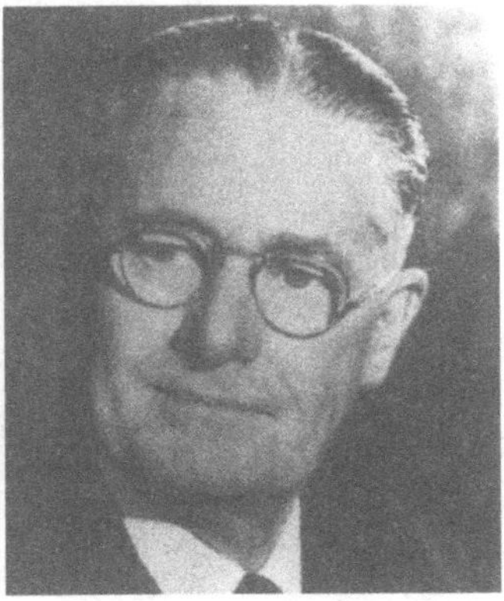

Howard W. Florey
1898–1968

Howard Florey ist am 24. September 1898 in Adelaide geboren, wo er auch Medizin studierte. Ein Stipendium ermöglichte es ihm, 1922 nach Oxford zu gehen, Studienjahre in Cambridge und in den Vereinigten Staaten folgten. In dieser Zeit erhielt Florey eine Ausbildung als Pathologe und als Biochemiker. 1931 wurde er Professor für Pathologie in Sheffield, 1935 in Oxford. 1930 hatte Florey Studien zur antibakteriellen Wirksamkeit verschiedener Substanzen begonnen und war dabei auf das von Alexander Fleming in mehreren Arbeiten seit 1921 beschriebene Lysozym gestoßen. 1935 war ein befähigter junger Biochemiker, ein Flüchtling aus Deutschland, Ernst B. Chain an sein Institut gekommen. Bei der Durchsicht der Arbeiten Flemings stieß Chain auch auf die Penizillinarbeiten von 1929/30. Florey und Chain waren in der Lage, das Penizillin in größeren Mengen und in gereinigter, konzentrierter Form herzustellen, so daß nun die Erprobung am Menschen vorgenommen werden konnte. Aber erst unter dem Zwang des Zweiten Weltkrieges wurde in Großbritannien die Produktion in größerem Rahmen aufgenommen. Florey wurde zusammen mit Fleming und Chain 1945 mit dem Nobelpreis ausgezeichnet. Er ist am 21. Februar 1968 in Oxford gestorben.

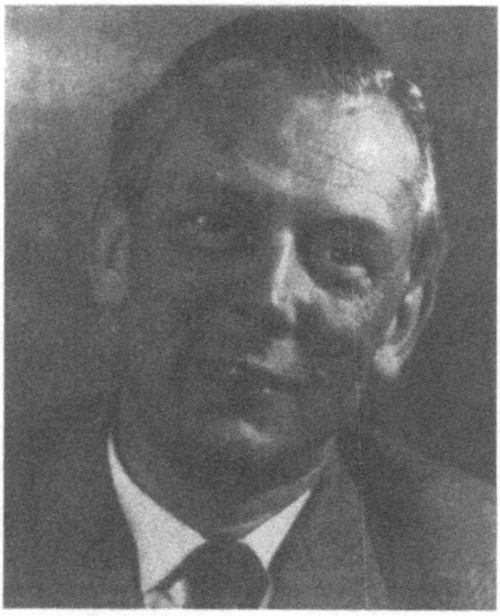

Adolf Butenandt
*1903

Schon als Schüler hatte der am 24. März 1903 geborene Adolf Butenandt sein Interesse für zwei Fächer entdeckt, die Chemie und die Biologie. Sein Lehrer Adolf Windaus ermöglichte ihm, ein Arbeitsfeld in beidem zu finden: er schlug seinen jungen Assistenten vor, als es um die Mitarbeit bei der Erforschung der weiblichen Sexualhormone ging. Schon 1929 konnte Butenandt erste Ergebnisse vorlegen; er konnte das Follikelhormon Östron beschreiben und darstellen. Später folgten die Isolierung des Progesteron und des Androsteron. Für diese Arbeiten erhielt er 1939 den Nobelpreis. Inzwischen war er 1933 als Ordinarius nach Danzig gegangen, um 1936 als Direktor des Kaiser-Wilhelm-Instituts für Biochemie nach Berlin zurückzukehren. Hier konzentrierten sich die Forschungen auf die Steuerung chemischer Vorgänge in der Zelle. Während des Krieges wurde das Institut nach Tübingen verlegt und fand 1956 als Max-Planck-Institut für Biochemie in München seinen Platz. Hier galten die Forschungen vor allem Insektenhormonen und -lockstoffen. 1960 wurde Butenandt zum Präsidenten der Max-Planck-Gesellschaft gewählt und legte seine Lehrämter nieder. Auch auf die Wissenschaftsorganisation und -förderung in Deutschland hat er bedeutenden Einfluß gehabt.

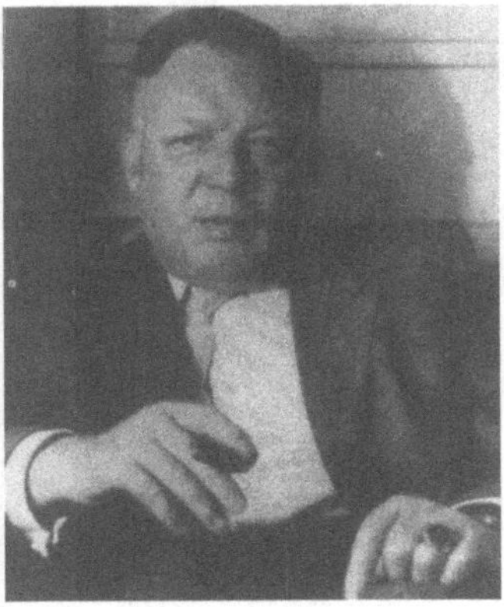

Werner Forßmann
1904–1979

Forßmann-Methode: spezielle Form der Blaseneröffnung durch suprapubischen Medianschnitt
Forßmann-Cournand-Katheter: Herzkatheter

Als einer der letzten Redner der 55. Tagung der Deutschen Gesellschaft für Chirurgie berichtete der am 29. August 1904 in Berlin geborene Werner Forßmann über einen Selbstversuch, ohne daß dieses Thema die Versammlung besonders interessierte. Forßmann hatte sich nach Versuchen an der Leiche einen dünnen Katheter von der Ellenbeuge aus bis ins rechte Herz vorgeschoben, die Lage vor dem Röntgengerät überprüft und dabei keinerlei Schmerzen verspürt. Zu dieser Zeit war Forßmann Assistenzarzt in Eberswalde, nachdem er in Berlin studiert hatte. Ein Überwechseln an die Berliner Charité scheiterte zunächst an Sauerbruchs Widerstand, der bemerkte, an seiner Klinik sei kein Platz für Scharlatane. Wenig später fand Forßmann dann doch den Weg an die Charité, war kurzfristig in Mainz tätig und kehrte nach Berlin ans Rudolf-Virchow-Krankenhaus zurück, von wo er nach einem kurzen Aufenthalt in Dresden ans Robert-Koch-Krankenhaus wechselte. Nach dem Krieg war er zunächst in freier Praxis in Bad Kreuznach, danach als Chefarzt in Düsseldorf tätig. Erst als Cournand und Richards in den 50er Jahren den Herzkatheterismus entwickelten, entsann man sich Forßmanns Selbstversuch. Mit den beiden Amerikanern erhielt er 1956 den Nobelpreis.

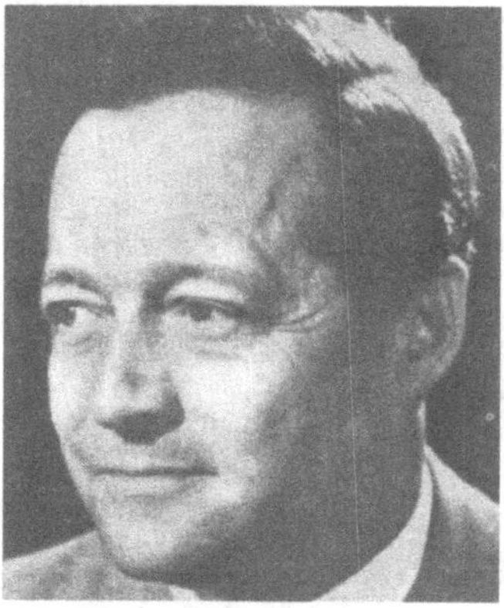

Fedor Lynen
1911–1979

Im Jahr 1964 erhielten zwei Chemiker den Nobelpreis für Medizin für ihre Arbeiten zum Cholesterin- und Fettstoffwechsel, Konrad Bloch und Fedor Lynen. Lynen ist am 6. April 1911 in München geboren, studierte und promovierte in München und nahm 1942 seine Lehrtätigkeit auf. 1957 wurde er zum Extraordinarius, 1953 zum Ordinarius und 1954 zum Direktor des Instituts für Zellchemie ernannt, das im Max-Planck-Institut für Biochemie aufgehen sollte. Am 6. August 1979 ist Lynen kurz nach seiner Emeritierung gestorben. Im Laboratorium Heinrich Wielandts war Lynen zum ersten Mal mit den Problemen in Berührung gekommen, die sein Leben lang seine Forschung bestimmen sollten. Ihm gelang es die chemische Struktur der aktivierten Essigsäure, des Coenzyms A und des Cholesterins zu ermitteln und schließlich den Weg des Auf- und Abbaus der Fettsäuren, den Fettsäurezyklus, zu ermitteln. Diese Entdeckungen haben direkten Einfluß auf die Therapie gehabt. Die Kenntnis der Fettstoffwechselvorgänge machte einen medikamentösen Eingriff mit dem Ziel der Senkung der Lipid- und Cholesterinwerte im Blut möglich und schufen damit die Basis einer Prophylaxe der Arteriosklerose und damit auch der koronaren Herzkrankheit.

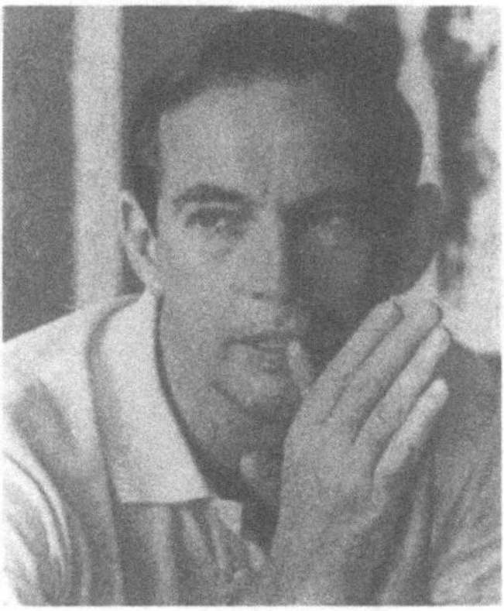

Christiaan Barnard
*1922

Am 3. Dezember 1967 wagte es zum ersten Mal ein Chirurg, einem Patienten das Herz eines anderen an die Stelle des eigenen, nicht mehr leistungsfähigen, einzusetzen. Der Patient war Louis Washkansky, der Chirurg Christiaan Barnard, die Operation fand statt im Grooteschuur-Krankenhaus in Kapstadt. Mit dieser Operation wurde für die Transplantationschirurgie ein neues, zunächst heiß diskutiertes Feld eröffnet. Christiaan Barnard hatte die Operationstechnik seit 1963 in Tierversuchen erprobt, nachdem er bei einem Studienaufenthalt in Minneapolis bei Wangensteen den Umgang mit der Herz-Lungen-Maschine gelernt hatte. Zuvor hatte er schon durch bemerkenswerte chirurgische Experimente auf sich aufmerksam gemacht: ihm war im Tierversuch der Nachweis gelungen, daß die Darmatresie des Neugeborenen auf eine fetale Mangeldurchblutung bestimmter Darmabschnitte zurückzuführen sei. Barnard, am 8. November 1922 in Beanfort geboren, war erst über Umwege als praktischer Arzt, Internist und Assistenzarzt in einem Infektionskrankenhaus zur Chirurgie gekommen.

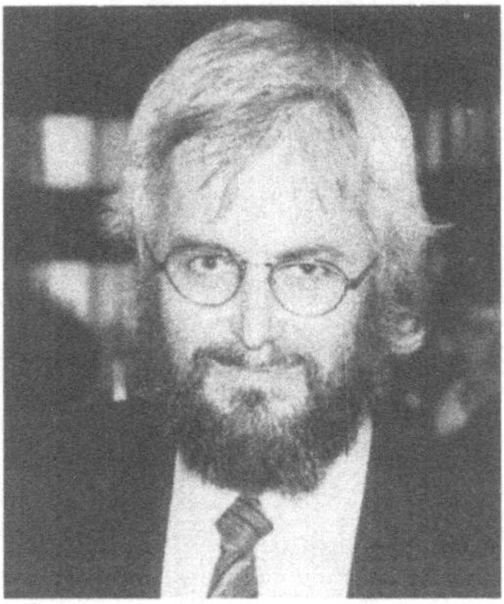

Georges Köhler
*1946

Im August 1975 veröffentlichten César Milstein und Georges Köhler einen Artikel über die Herstellung monoklonaler Antikörper. Köhler war nach Cambridge aus Basel gekommen, wo er bei Niels Jerne gearbeitet hatte. 1984 trafen sich die drei Wissenschaftler wieder, um gemeinsam den Nobelpreis entgegenzunehmen. Georges Köhler ist am 7. April 1946 in München geboren, studierte Biologie in Freiburg und trat 1971 in das gerade gegründete Basler Institut für Immunologie ein. In Basel begannen Köhlers Studien zum Problem der Antikörper, in Cambridge vervollkommnete er sie. Der Körper muß in der Lage sein, gegen jedes nur denkbare Antigen Antikörper zu bilden, Antikörper, die nur gegen ein Antigen gerichtet sind, werden als Klon bezeichnet, ihre Abkömmlinge sind monoklonal. Die geniale Idee von Köhler war es, ein Verfahren zu entwickeln, das eine Züchtung solcher Zellen außerhalb des Körpers ermöglicht. Diese Entwicklung hat erhebliche Bedeutung für Biologie und Medizin. Von den Möglichkeiten seien nur erwähnt die Reinigung biologischer Substanzen, die Identifizierung einzelner Zellen, die Diagnostik bei bakteriellen und Virus-, aber auch bei Tumorerkrankungen. Georges Köhler kehrte 1976 nach Basel zurück, seit 1984 ist er Direktor des Max-Planck-Instituts für Immunologie in Freiburg.

Literatur

Chr. W. Kestner: Medicinisches Gelehrtenlexikon, Jena 1740.

J. C. Poggendorf: Biographisch-literarisches Wörterbuch zur Geschichte der exakten Wissenschaften, 7 Bde., Leipzig, Berlin 1863–1980.

J. L. Pagel: Biographisches Lexikon hervorragender Ärzte des neunzehnten Jahrhunderts, Berlin, Wien 1901.

A. Hirsch (Hrsg.): Biographisches Lexikon der hervorragenden Ärzte aller Zeiten und Völker, 5 Bde., 3. Aufl., München 1962 (= unveränderter Nachdruck der 2. Aufl. 1929–1935).

J. Fischer (Hrsg.): Biographisches Lexikon der hervorragenden Ärzte der letzten fünfzig Jahre, 2 Bde., 2. u. 3. Aufl., München 1962 (= unveränderter Nachdruck der 1. Aufl. 1932).

C. C. Gillespie (Hrsg.): Dictionary of Scientific Biography, 16 Bde., New York 1970–1980.

L. Grote (Hrsg.): Die Medizin der Gegenwart in Selbstdarstellungen, 8 Bde., Leipzig 1923–1929.

P. Diepgen: Unvollendete. Vom Leben und Wirken frühverstorbener Forscher und Ärzte, Stuttgart 1960.

R. Dumesnil, H. Schadewaldt (Hrsg.): Die berühmten Ärzte, 2. Aufl., Köln 1966.

Der Eid des Hippokrates. Ärzteerinnerungen aus vier Jahrhunderten, Berlin 1968.

H. E. Sigerist: Große Ärzte, 6. Aufl., München 1970.

G. Albrecht, W. Hartwig (Hrsg.): Ärzte. Erinnerungen, Erlebnisse, Bekenntnisse, 5. Aufl., Berlin 1982.

P. Wiench (Hrsg.): Die großen Ärzte, München 1982.

R. Winau, E. Vaubel: Chirurgen in Berlin. 100 Portraits, Berlin 1983.

P. Diepgen: Geschichte der Medizin, 3 Bde., Berlin 1949–1965.
L. Aschoff, P. Diepgen, H. Goerke: Kurze Übersichtstabelle zur Geschichte der Medizin, 7. Aufl., Berlin, Göttingen, Heidelberg 1960.
H. E. Sigerist: Anfänge der Medizin, Zürich 1963.
H. Schipperges: Moderne Medizin im Spiegel der Geschichte, Stuttgart 1970.
Ch. Lichtenthaeler: Geschichte der Medizin, 2 Bde., Köln 1974.
E. Fischer-Homberger: Geschichte der Medizin, 2. Aufl., Berlin, Heidelberg, New York 1977.
H. Schipperges, E. Seidler, U. Unschuld (Hrsg.): Krankheit Heilkunst, Heilung (= Historische Anthropologie Bd. 1), Freiburg, München 1978.
E. H. Ackerknecht: Geschichte der Medizin, 4. Aufl., Stuttgart 1979.
K. E. Rothschuh: Konzepte der Medizin, Stuttgart 1979.
H. Goerke: Arzt und Heilkunde, München 1984.

Namensverzeichnis

Zeitfracht Medien GmbH
Ferdinand-Jühlke-Straße 7
99095 Erfurt, Deutschland
produktsicherheit@kolibri360.de